ヘルスサポートの方法と実践

田中 滋／小林 篤／松田晋哉 ──［編］

東京大学出版会

Methodology and Implementation of Health Support Services
Shigeru TANAKA, Atsushi KOBAYASHI and Shinya MATSUDA, Editors
University of Tokyo Press, 2007
ISBN 978-4-13-060407-9

まえがき

　科学と技術は進歩する．医学も，それを用いる医療システムも，50年前どころか，25年前，10年前と比べた進歩は著しい．一方，社会はそう単純ではない．逆にしばしば科学と技術の進歩が新たな問題を生んでしまう．典型は介護である．20世紀後半，人類は初めて大規模な介護ニーズの発生に直面した．平均的な栄養水準の向上と同時に，多数の人々が長生きできるほど医学と医療が発達したからに他ならない．生活習慣病患者増大に伴うヘルスサポートへのニーズ拡大も同様の理由による．大量に食品を生産する技術が発達すると共に，20世紀前半までたくさんの人命を奪った感染症に対する医学と医療システムが発達したことが生んだ問題と理解してよい．

　こうした新たに発生した問題については，「昔に帰れ」「一人ひとりの心がけが大切」等の精神論は誤った処方箋である．そうではなく新たな仕組みを構築しなくてはならない．幸い，わが国は新たな仕組みづくりの成功例を知っている．それは介護ニーズに対する取り組みの経験である．具体的には，ゴールドプラン以来の提供体制整備と，介護保険制度の導入・活用が挙げられる．

　次はヘルスサポートに関わる本格的な取り組みが求められる．2006年国会における健康保険法等の改正に示された，特定健診・特定保健指導事業の2008年度以降の義務付けは，そうした努力を促す仕組みと言えよう．なお，政治的に扱われる状況ゆえに，健診プログラムに始まる一連のプロセスが医療費適正化とからめて論じられている点が目立つが，それについては懐疑的意見も少なくないことは周知の通りである．われわれは，より上位の目的として，人々の生活の質（QOL）の向上と健康寿命の延び，そして若年期のヘルスサポートが果たす介護予防などを強調しておきたい．

　以下に本書の主要な内容を示す．第1章ではヘルスサポート学の目的を述べる．目的は，健康づくりに関し，個人に動機付けを行い，インセンティブに応じた努力の支援を行うための方法論の開発と表される．第2章ではヘルスサポート学の理論的基礎を明らかにする．とりわけ，評価を伴う科学としてのプロ

グラムの基本的方法論と，基礎となるデータベースシステムおよび予測モデルの活用の重要性を説く．また，医学，行動科学，看護学，心理学，法学，経済学，経営学等々との学際性も指摘される．第3章においては，アメリカ合衆国におけるヘルスサポートプログラムについて，発生の背景からはじまり，その後の沿革と現状，同国で用いられる概念とビジネスモデル，そして今後の展開等を詳細に紹介する．

後半の第4章から第7章では日本での先行事例を分析していく．まず，医療機関をベースとしたシステムとしては，千葉県山武医療圏における千葉県立東金病院を中心とした「わかしお医療ネットワーク」を取り上げ，生活習慣病診療の底上げを目指す地域医療支援システムを学ぶ．続いて職域に関しては，松下電器高槻健康管理室による冠疾患発症ハイリスク者に対するプログラム，ならびに日立健康管理支援センタのメタボリックシンドローム対象の"はらすまダイエット"の意義が語られる．また地域については，あいち健康の森健康科学センターによる糖尿病予防教室，福岡県行橋市で市と産業医科大学公衆衛生学教室が実施した介護予防事業を記述する．最後に，複数の民間事業者──ヘルスケア・コミッティー社，ウエルネスリサーチ社，帝人ファーマ社──の事業にも触れている．

何より，ヘルスサポート分野での研究と実践を重ね，あるいはアメリカでの実態に関する専門的な調査に長けるなど，多彩な著者による執筆を本書最大の特徴として指摘できるだろう．ヘルスサポート学のこれまでの集大成，そして今後への出発点として世に問う次第である．

2006年12月

田中 滋

目次

まえがき　田中　滋

第Ⅰ部　ヘルスサポート学と現代の医療制度

第1章　ヘルスサポートプログラムとは何か …………3
1. ヘルスサポートプログラムの概念　小林　篤　5
2. わが国の医療制度における健康づくりの現状と課題　松田晋哉　8
3. 特定健診・特定保健指導について　松田晋哉　22

第2章　ヘルスサポートプログラムの方法論 …………31
1. 疾病管理プロセス　坂巻弘之　33
2. ヘルスサポートプログラムのための情報インフラ　松田晋哉　42
　　——健康管理総合データベースシステムの開発
3. ヘルスサポートプログラムと予測モデル　矢倉尚典　49
4. 予防的介入の効果推計への診断群分類の活用　松田晋哉　67

第3章　アメリカにおけるヘルスサポートプログラムの展開 ……小林　篤　73
1. アメリカにおけるディジーズマネジメントの沿革と現状　75
2. アメリカにおけるディジーズマネジメントの概念・プロセスと手法　105
3. ディジーズマネジメントのビジネスモデル　121

4．ディジーズマネジメントの今後　135

第Ⅱ部　事例から考えるヘルスサポートプログラム
――日本型プログラムの提案――

第4章　医療機関をベースとしたヘルスサポートプログラム　………145
1．総 論　松田晋哉　147
2．わかしお医療ネットワーク　平井愛山　152

第5章　職域をベースとしたヘルスサポートプログラム　…………163
1．総 論　田中政幸・松田晋哉　165
2．冠疾患発症ハイリスク者に対するプログラム　伊藤正人　169
3．「はらすまダイエット」によるメタボリックシンドローム対策　中川 徹　177

第6章　地域をベースとしたヘルスサポートプログラム　…………187
1．総 論　松田晋哉　189
2．糖尿病をターゲットとしたヘルスサポートプログラム　津下一代　192
3．ヘルスサポートプログラムとしての介護予防　西山知宏・矢野純子・松田晋哉　202

第7章　民間事業者の取り組み………………………………………211
1．総 論　小林 篤　213
2．生活習慣病予防・管理のためのコンソーシアム　古井祐司　215
3．大学発ベンチャー企業によるコンサルティング事業　久野譜也　220
4．喘息テレメディスンシステムの取り組み　中村 岳　230

用語集　………………………………………　田中 滋・小林 篤・松田晋哉　239

あとがき　**松田晋哉**　253

索引　255

第Ⅰ部
ヘルスサポート学と現代の医療制度

第 1 章

ヘルスサポートプログラムとは何か

　第1章では，ヘルスサポートの概念および意義について，日本の医療制度との関連から説明する．生活習慣に関連した糖尿病などの慢性疾患の増加が，先進国共通の問題となっている．日本においても，2002年に厚生労働省から公表された糖尿病実態調査報告によると，糖尿病が強く疑われる人および可能性が否定できない人は合計で1,620万人，成人人口の15％強に達すると推計されている．高齢化が進む中で，中高年期における生活の質を保つために生活習慣病を予防することが重要となっている．生活習慣病対策の基本は，生活習慣の改善にある．しかし，生活習慣を個人の努力だけで改善することは難しい．ヘルスサポート学は，健康づくりに関して，個人に動機付けを行い，個人の努力を支援するための方法論を開発することを目的としている．そのために，医学，行動科学，心理学，社会学，法学，経済学，経営学といった広範な領域からの学際的アプローチが求められる．

　日本においては，従来から様々な制度的枠組みの中で，疾病，介護予防事業が行われてきている．事業者は，労働安全衛生法に基づき，従業員に定期健康診断を提供する義務があり，健康診断の結果に基づき，産業医，産業保健師などが健康教育，健康指導を行う体制が作られており，予防活動に関する様々なプログラム開発が行われてきている．介護保険法においては，保険給付の急激な増大に対応して，軽度要介護高齢者およびその前段階にある高齢者に対して，2006年度から介護予防事業が開始された．老人保健法では，地域住民を対象として基本健康診査が行われ，健康教育，機能訓練，健康相談などの事業が行われている．また，2002年度以降，厚生労働省は，全国の市町村において国保ヘルスアップ事業を展開している．これは，生活習慣病の第一次予防を目的とし

た個別健康支援プログラムである．

　さらに，2006年の医療制度改革において，中期的な医療費適正化の具体的方法として内臓脂肪型肥満（メタボリックシンドローム）の概念に着目した特定健診・特定保健指導事業が，2008年度から開始されることが決定している．この特定健診・特定保健指導事業は，異論はあるものの中期的な医療費の適正化に寄与することが期待できるほか，中高年期の生活の質を維持させ，高齢者が生産活動に携わることによる社会保障制度への間接的な効果も期待される．特に，生活習慣病が，中高年期の生活の質に与える影響の大きさを考えれば，国として生活習慣病に取り組むことは，重要と考えられる．

　第3章で詳述するアメリカにおけるディジーズマネジメント事業では，すでに発症した患者における重症化予防が中心となっているのに対し，日本においては，定期健診等での早期の異常把握が可能であるため，より軽症レベルからの取り組みが可能である．「ヘルスサポート」という用語は，このような特徴をも指して用いている．

1. ヘルスサポートプログラムの概念

小林　篤

　日本を含む先進国が加盟している経済協力開発機構（OECD）は，2004年に加盟国の医療制度について分析した報告書「世界の医療制度改革」を公表した[1]．その報告書によると，OECD諸国では死亡率などで見る健康水準は確かに向上しているが，他方，生活習慣に関連した糖尿病などの慢性疾患の増加という新しい問題が深刻化していることが示されている．OECD諸国では今後も高齢化とそれに伴う生活習慣病患者の増加が予想されることから，この問題にどのように対処するかがまさに各国共通の課題となっているのである．

　2006年の医療制度改革によって，生活習慣病対策は2008年度から大幅に強化されることとなった．健康保険組合，国民健康保険などの医療保険の保険者が，2008年度からは，法律上の義務として，生活習慣病について健康診断とその後の保健指導を行う「特定健診・特定保健指導事業」に取り組むこととなった．すなわち医療保険者は，単に被保険者から保険料を集めてプールし，加入する者が医療サービスが必要になった時にその給付を行うという事業を行うだけでなく，より積極的に被保険者が病気にならないようにする健康づくり事業を体系的に行うことが義務付けられたのである．もちろんこのような保険事業はこれまでも各保険者が取り組んできたものであるが，それは体系的なものではなく，またその効果について評価されることもほとんどなかった．

　それでは，なぜ特定健診・特定保健指導事業が，新たに取り入れられ重要視されるようになったのであろうか．それは，社会が高齢化し，傷病構造が変わってきたからである．例えば，2002年に公表された糖尿病実態調査報告（厚生労働省健康局）によると，2002年時点で糖尿病が強く疑われる人の数は約740万人，糖尿病の可能性を否定できない人の数は約880万人と推計されている[2]．合計すると1,620万人となり，成人人口の15%強が糖尿病か，その前段階にあることになり，まさに糖尿病がわが国の新しい国民病になっているのである．

---

[1] OECD [2004].
[2] 厚生労働省健康局 [2002].

糖尿病は適切な生活習慣を持つことで予防可能な傷病である．糖尿病が慢性腎不全，網膜症による視力障害，虚血性心疾患を始めとする種々の深刻な病態の最も大きなリスクとなっていることを考慮すると，中高年期における生活の質を保つためにも糖尿病などの生活習慣病を予防することが重要である．「ピンピンコロリ」という言葉に代表されるように，高齢期においていかに障害のない生活を長く送れるかは，中高年者にとって最も関心の高い事柄であろう．

病気と社会の構造が変わっただけではない．人々の健康に対する意識もここ数年で大きく変化している．健康的な生活を重要視するライフスタイルが，人々の関心を集める時代になったのである．健康志向の商品に関する需要が拡大し，多様化している．健康増進法に基づく，「特定保健用食品」の数は，500品目を超えている．例えば，血糖値を気にする人は，特定保健用食品として許可されているお茶を飲むようになった．テレビでは健康をテーマとする番組が高い視聴率を得ている．

特定健診・特定保健指導事業の目指しているのは疾病予防で，健康診断と保健指導から成り立っている．健康診断は，生活習慣病になっているかどうかを判断するためだけに行われるのではない．生活習慣病に関する保健指導がどの程度必要かを判断するために行われるのである．特定健診・特定保健指導事業の中心は，保健指導である．しかもその保健指導はエビデンスに基づいた体系的なものであることが求められている．

生活習慣病対策の基本は生活習慣の改善である．内臓脂肪を減らすことが糖尿病予防に有効なことは医学的に明らかにされている．しかし，そのリスクのある個人が医学的なエビデンスを提供されるだけで健康的な生活習慣をとるようにはならない．おいしいものを食べる，あまり体を動かさないといった生活は，楽しいこと，楽なことであるがゆえに，問題があるとわかっていてもそれを個人の努力だけで改善することは難しい．医学だけでなく，行動科学，心理学や社会学といった学問の成果，あるいは制度そのものを考えていく法学やその経済性を考える経済学，さらにはそのような事業を効率的かつ効果的に運営していくための経営学など，まさに学際的な新しいアプローチが必要となるのである．しかもこの新しい学問体系は，健康づくりに関して，個人にその動機付けを与え，そしてそれに取り組もうとする個人の努力を支援するための方法

論の開発が求められる．これがヘルスサポート学の目的である．

2. わが国の医療制度における健康づくりの現状と課題

松田 晋哉

2.1 はじめに

　社会の高齢化と成熟化に伴う疾病構造の変化により，生活習慣病が国民のQOL（Quality of Life：生活の質）の面でもまた，医療財政の面でも大きな課題となっている．例えば，生活習慣病と考えられる疾患による死亡者数を2004年人口動態統計でみると，がん・32.0万人（死亡者数全体の31.1％：以下同じ），脳卒中・12.9万人（12.5％），心臓病・16.0万人（15.5％），腎不全など・1.9万人（1.8％），糖尿病・1.3万人（1.3％）などとなっており全体の60％以上を占めている[3]．

　また，2002年患者調査結果における生活習慣病の患者数を見ると高血圧性疾患・607.5万人，虚血性心疾患・100.5万人，糖尿病・219.9万人，脳血管障害・350.1万人，悪性新生物・259.1万人などで合計1,500万人以上となっている．ただし，患者調査では医療機関を受診していないものは含まれておらず，また主たる病名しか統計に入れていないのでこれを含めると高血圧性疾患や糖尿病の患者はさらに多くなる．

　さらに，生活習慣病と考えられる疾患による医療費を2003年国民医療費で見ると悪性新生物・2兆4,813億円，高血圧性疾患・1兆9,114億円，脳血管疾患・1兆7,182億円，糖尿病・1兆1,465億円，虚血性心疾患・6,954億円となっており，その合計は医療費全体の約33％に相当している[4]．

　このような現状を踏まえて，2006年度の医療制度改革に基づき2008年度から，各医療保険者が加入する40歳以上の者に対して生活習慣病健診を毎年行うという「特定健診・特定保健指導事業」制度が導入されることとなった．図表1-2-1はその概要を示したものである．2006年度に千葉県，福岡県などいくつかの

---

[3] 厚生統計協会［2006］．
[4] 厚生統計協会［2006］．

図表 1-2-1　標準的な健診・保健指導プログラムの流れ

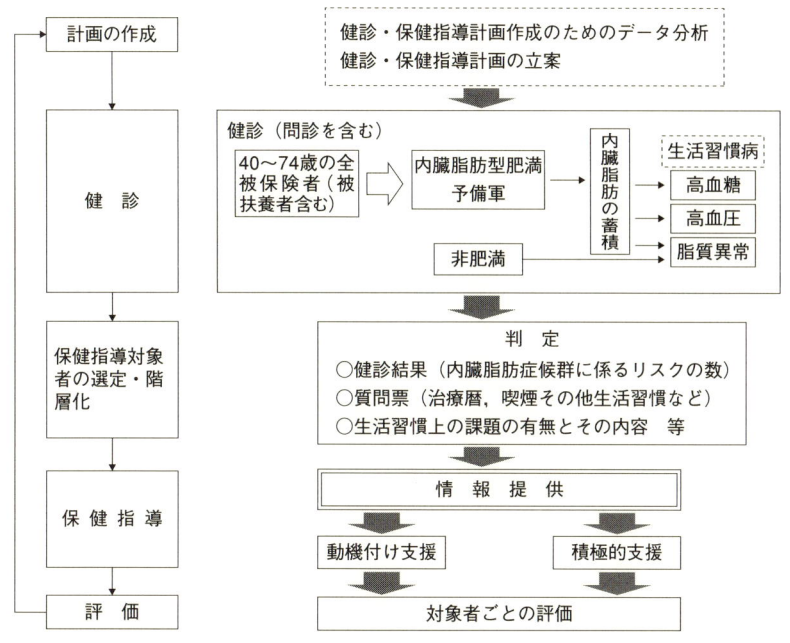

　都道府県においてモデル事業が行われているが，この成果を受けて 2007 年度は全医療保険者での試行，2008 年度に制度化という非常にタイトなスケジュールとなっている．

　今回の事業の主たる対象はいわゆるメタボリックシンドロームである．図表 1-2-2 にメタボリックシンドロームの定義を示した．本書で中川がデータに基づいて詳述しているように（第 5 章 3），内臓脂肪型肥満は，糖尿病，高血圧，高尿酸血症，高脂血症のリスクファクターであり，それを予防することは確かにこれらの傷病，さらにはこれらの傷病に基づく重篤な傷病（脳血管障害や虚血性心疾患など）を予防する効果がある．

　厚生労働省はこのような健康づくり対策を推進することで中期的に医療費増を抑制することを目的としており，図表 1-2-3 のような推計を提示している．しかしながら，健康づくりの推進が医療費の適正化を可能にするのかについて

図表1-2-2　メタボリックシンドローム診断基準

ウエスト周囲径	男性 85 cm 以上 女性 90 cm 以上
（内臓脂肪面積が男女とも 100 cm² 以上に相当）	

上記に加え，以下の3つのリスクのうち2つ以上のリスクを有する場合に，メタボリックシンドロームと診断する．

高トリグリセリド血症 かつ／または 低 HDL コレステロール血症	150 mg/dL 以上 40 mg/dL 未満
収縮期血圧 かつ／または 拡張期血圧	130 mmHg 以上 85 mmHg 以上
空腹時高血糖	110 mg/dL 以上

出典：メタボリックシンドローム診断基準検討委員会［2005］．

図表1-2-3　医療費適正化の効果

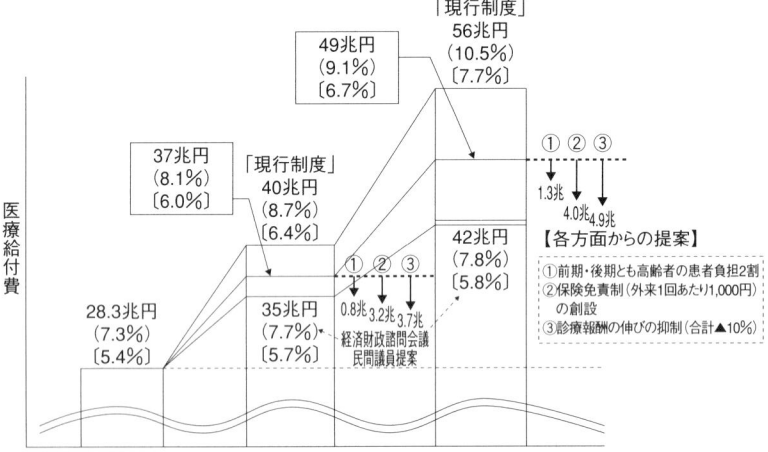

(注1) 医療給付費の（ ）内は対国民所得比．〔 〕内は対 GDP 比．GDP の伸び率は，平成18 (2006) 年 2.1%，平成19 (2007) 年 2.4%，平成20 (2008) 年 2.8%，平成21 (2009)〜平成22 (2010) 年 1.9%，平成23 (2011) 年以降 1.6% として推計．

(注2)「現行制度」は，平成18年度概算要求を起算点とし，平成16年5月の「社会保障の給付と負担の見通し」に即して推計したもの．

出典：厚生労働省ホームページ（http://www.mhlw.go.jp/topics/2005/10/tp 1019-1c.html）．

は懐疑的な意見も多い．

　新しい健康づくり事業について考える前に，わが国においてこれまでどのような類似事業が行われ，それらがどのような成果をあげてきたのかについて整理しておく必要がある．なぜならば，その経験の反省がなければ，新しい予防事業がその本来の目的を達成することは難しいからである．

　わが国の公衆衛生行政においては，老人保健法や労働安全衛生法，あるいは介護保険法や健康保険法の枠踏みの中で種々の予防的活動が行われてきている．そこで，ここではまず現行制度における予防活動の現状と課題について整理した上で，欧米諸国で近年注目されている疾病管理（Disease Management）の概念について紹介し，最後に今後のわが国の医療保険における健康管理事業のあり方についての私見を述べてみたい．

2.2　現行制度における予防対策の仕組みと問題点

　諸外国に比較すると，わが国においては種々の形態の予防に関する仕組みがある．具体的には労働安全衛生法，健康保険法，介護保険法および老人保健法などに基づいて種々の予防対策が展開されている．

①　労働安全衛生法および健康保険法

　労働安全衛生法（以下安衛法）では，事業者の責務として，従業員に定期健康診断を提供しなければならず，また従業員はそれを受けることが義務となっている．そして，健診で異常を指摘された者に対しては，事後措置を行うことも義務化されている．加えて，多くの企業においては図表 1-2-4 に示したように，安衛法における法定健診に，健康保険法に基づく健康保険組合の補助によるがん検診などが上乗せで提供されている．そして，健診結果に基づいて，産業医，産業保健師などの産業保健職が健康教育や健康指導を行う体制が作られている．図表 1-2-5 は 2005 年度における職域健診の項目とその異常率を示したものであるが，第一位が高脂血症（29.4%），第二位が肝機能異常（15.6%），第三位が高血圧（12.3%）というように，いわゆる生活習慣病に関連する異常が上位を占めている．

図表 1-2-4　T社K工場における健康管理システム

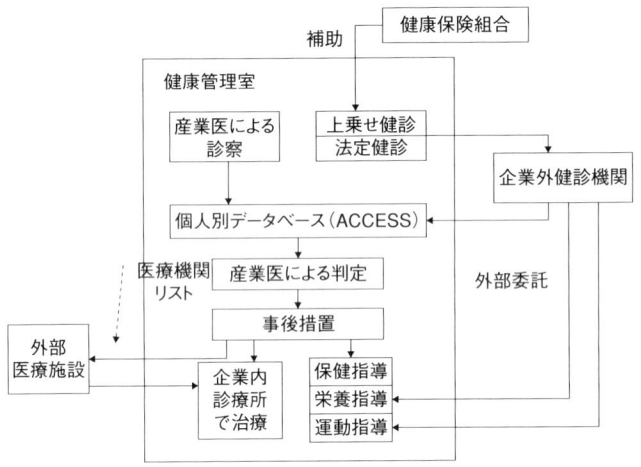

図表 1-2-5　労働安全衛生法に基づく定期健康診断の結果（2005年）

項　　目	有所見率（％）
聴力（1000 Hz）	3.7
聴力（4000 Hz）	8.2
胸部X線検査	3.7
喀痰検査	1.5
血　　圧	12.3
貧血検査	6.7
肝機能検査	15.6
血中脂質検査	29.4
血糖検査	8.3
尿検査（糖）	3.1
尿検査（蛋白）	3.5
心　電　図	9.1
所見の有った者の割合	48.4

出典：中央労働災害防止協会（2006）

図表1-2-6　労災保険予防給付の枠組み

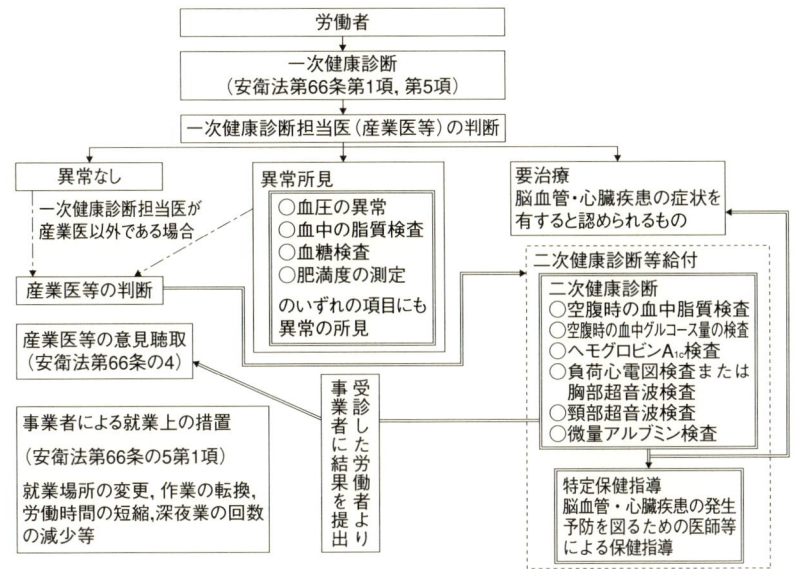

　さらに，2001年から，健康診断で高血圧，高脂血症，高血糖，肥満の4症状（いわゆる死の四重奏）すべてがある者については，労災保険の枠組みの中で精密検査が行われ，その結果に基づいて産業医が就業上の制限などを助言する仕組みとなっている（図表1-2-6：労災保険予防給付）．労働者の場合，傷病のために就業制限がかけられることは，夜勤手当の減少など生活設計に大きな影響を持つだけに，そのコンプライアンスは高い．
　このような中で，産業保健職も予防活動に関する種々のプログラム開発を行ってきており，その成果は日本産業衛生学会などで発表されてきている．以上のように，安衛法における予防活動については，それが充実している大企業等に限定されているという批判はあるものの，一定の効果が示されている[5]．

---

[5] 松田・坂巻 [2004].

② 介護保険法

　介護保険法においては，現在，その給付の急激な増大が問題となっているが，その主たる原因が要支援，要介護度1といった要介護度の低い高齢者であることなどから，介護予防の実践が重視されるようになっている．そして，福祉自治体ユニット加盟自治体等における筋力リハビリテーションや栄養改善などの予防活動の成果として，その高齢者のQOL改善及び介護保険財政増の抑制効果が明らかになってきている．

　このような成果を受けて，厚生労働省も介護保険制度における介護予防事業を強化することとし，2006年度からは地域包括支援センターを中核として，要支援1，要支援2と判定された軽度要介護高齢者と，その前段階にいる特定高齢者を対象とした介護予防事業が開始されることとなった．ここで重要な点は，これまで地域保健において困難であった予防事業の効果の評価が介護保険では可能となっている点である．これは介護保険が全国共通の評価指標を設けていること，利用額に上限が設定されていること，予防事業の対象となるターゲットが明確であることの3つの特徴が重要である．以下，この点について詳述する．

　介護保険は，全国のすべての保険者が同じ調査票と評価基準を用いて要介護高齢者を評価する．その評価手法に種々の批判はあるとしても，このような標準化された仕組みが導入されたことの意義は大きい．なぜならば，介護保険制度という枠組みを用いることで，これまでの地域保健活動では困難であった地域公衆衛生活動が，経済的側面も含めて種々の方法で評価できるようになったからである．しかも，ある地域で行われた評価は，介護保険制度という共通の枠組みであるために他の地域でも利用可能であり，したがって，全国レベルでベンチマーキングを行うことができるのである．さらに付け加えれば介護保険で公的に収集される情報の多くはすでに電子化されており，医療保険や老人保健法における各種事業に比較するとその加工は格段に容易である．

　例えば，これまで健康に関する地区診断にはSMR（Standardized Mortality Ratio：標準化死亡比）等が多く用いられてきたが，社会の高齢化とともに健康概念が疾病モデルから障害モデルに変化した今日，死因に基づく情報で地域の

健康を計ることは難しくなっている．例えば，死亡を評価指標とした場合，それに対する介入効果を評価するためには，長い期間が必要となる．ところが介護保険制度で集めている情報は，障害モデルで重要となるADL（Activities of Daily Living）やIADL（Instrumental Activities of Daily Living）に関する情報であり，介入の効果が比較的短期間で評価できるなど，その利用可能性は大きい．

筆者は介護保険制度によってこのような評価が可能になったということは，これからのわが国の健康政策を考える上で，非常に重要な基盤になると考えている．例えば，要介護状態になる三大傷病としては筋骨格系疾患（骨関節系疾患），脳血管障害，認知症があるが，それぞれを要介護状態の原因とするグループは異なっている（図表1-2-7）[6]．すなわち，要支援・要介護1といった軽度の要介護高齢者は筋骨格系疾患が主たる原傷病であり，要介護度が高いところでは脳血管障害が主たるものになる．また，認知症は要介護度が上昇するにつれ，それを原疾患とするものが増加する．介護保険制度ではこれらの情報を「主

図表1-2-7 要介護状態の原因疾患

主治医意見書に記載された要介護状態の原因と考えられる疾患

在宅	要支援	要介護度1	要介護度2	要介護度3	要介護度4	要介護度5
1位	高血圧性疾患	高血圧性疾患	高血圧性疾患	脳梗塞	脳梗塞	脳梗塞
2位	関節症	関節症	脳梗塞	高血圧性疾患	血管性及び詳細不明の痴呆	血管性及び詳細不明の痴呆
3位	骨の密度及び構造の障害	脳梗塞	血管性及び詳細不明の痴呆	血管性及び詳細不明の痴呆	高血圧性疾患	高血圧性疾患
施設	要支援	要介護度1	要介護度2	要介護度3	要介護度4	要介護度5
1位	高血圧性疾患	脳梗塞	脳梗塞	血管性及び詳細不明の痴呆	脳梗塞	脳梗塞
2位	脳梗塞	高血圧性疾患	血管性及び詳細不明の痴呆	脳梗塞	血管性及び詳細不明の痴呆	血管性及び詳細不明の痴呆
3位	骨の密度及び構造の障害	血管性及び詳細不明の痴呆	高血圧性疾患	高血圧性疾患	高血圧性疾患	高血圧性疾患

出典：北九州市[2002]．

---

[6] 北九州市[2002]．

図表1-2-8 介護保険におけるデータに基づく健康づくり事業の展開の例

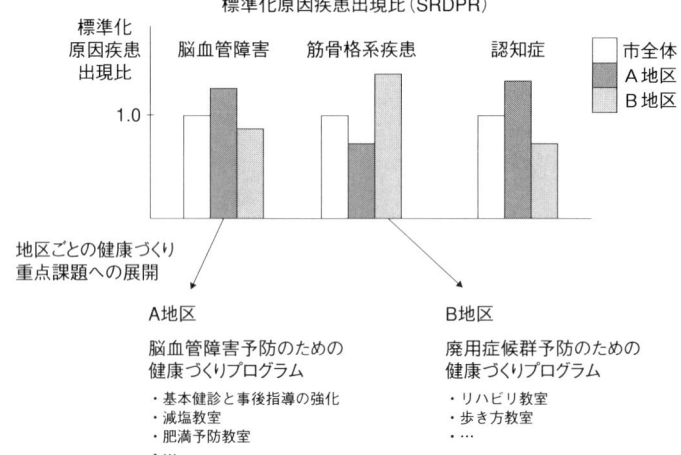

標準化原因疾患出現比＝（各地域・各介護区分における当該疾患を持つ高齢者数）
÷（標準集団における当該介護区分当該疾患の出現率×当該地域の高齢者数）

治医意見書」として収集しており，それを分析することで，例えば当該地域ではどのような傷病で要介護状態になっているのかを標準化死亡比と同様の考え方で計算することができる．そしてこのようなデータを作成することで，当該地域の住民が持つ問題に応える形で地域健康づくり活動（広義の介護予防活動）を展開することが可能になる（図表1-2-8）[7]．

③ 老人保健法

老人保健法では，労働安全衛生法など職域の健康管理の対象者以外の地域住民を対象とした基本健康診査が行われてきた．そして，この健診で異常を指摘された者については，精密健診の勧奨や健康教育，機能訓練，健康相談などが行われる（図表1-2-9）．

しかしながら，老人保健法の諸事業については，その参加が任意であること，介入の効果を検証する方法論が制度に内包されていないことなどのために，そ

---

[7] 松田［2003a］，松田［2005］．

図表1-2-9　地域老人保健事業の体系

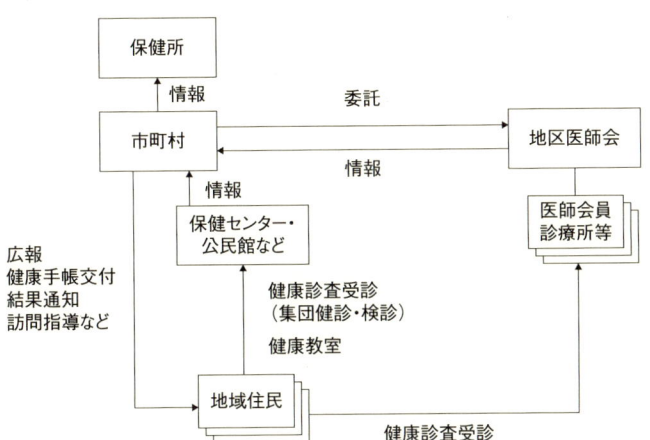

の意義について疑問が出されている．老人保健事業においては基本健康診断が行われてきたが，その結果として，当該地域における生活習慣病の有病率やそれによる死亡率は減少してきたのであろうか．集団の平均値を用いた研究はいくつか有るものの，個人レベルでの健診の効果に関する評価はあまり行われてこなかったのが現状である．

　また，保健所レベルで作成される事業報告書も単に健診受診者数や健康教室の延べ開催回数などが記載されているだけであり，その効果についての具体的な評価がないのがほとんどである[8]．

　このような状況を踏まえて，同法に基づく事業については，「参加している住民のニーズと同法が提供しているプログラムに乖離があるのではないか？」「老人保健法の諸事業に参加している住民は，本来同法がターゲットとしている集団と異なるのではないか？」「現在，老人保健法に基づく諸事業に参加している者の多くは高齢者であり，青壮年の生活習慣病をこの枠組みで捕まえることは難しいのではないか？」といった疑問も出されている．その結果，老人保健事業は，もはや国が責任を持つべき特別な事業ではなく，地方自治体レベルにお

---

[8] 松田［2003b］．

図表 1-2-10　地域と職域の健康診断の比較

	地域保健	職域保健	
		産業保健	健康保険
根拠法	老人保健法	労働安全衛生法	健康保険法
実施主体	市町村長	事業主	健康保険組合
健診内容	法定項目	法定項目	左記に追加、人間ドック
健診受診	任意	義務	任意だが左記に包括化
事後措置	任意	義務	任意だが左記に包括化
対象者のコンプライアンス	低い	高い	比較的高い
継続性	低い	高い	高い
時系列での評価	難しい	比較的容易	比較的容易
実施主体が健診を行うことの経済的利益	国保財政の点では期待できる	作業関連疾患については期待できるが、一般健診については疑問	健保財政の点では期待できる

　一般的に見て、職域における健診の方が地域における健診より有効性が高い。その理由としては、健診受診及びその後の介入の強制力、対象者のコンプライアンス、継続的な評価の可能性、担当するスタッフの充実度などが挙げられる。

いて一般財源化することが望ましいという意見が出されるようになった．

④　各健診事業の比較

　図表 1-2-10 は老人保健法，労働安全衛生法，健康保険法に基づく各健康診断の特徴を比較したものであるが，これを参考に論点を整理してみたい．まず，第一に考えなければならない点は，老人保健制度には系統的な評価の枠組みが組み込まれていない点である．例えば，基本健診による生活習慣病の早期診断・早期介入が効果的なものであるならば，それは当該対象者における医療費の減少につながるはずである．しかしながら，老人保健事業が国民健康保険と切り離されており，しかも健康診断の受診やそれに続く保健事業への参加が住民の自由意志に任されている現行制度では，その評価を行うことは難しい．健康診断はそれに続く事後の対策が充実していてこそ効果がある．

　また，老人保健事業における保健事業の本来の対象であるべき住民層と実際にそれに参加している住民層は異なっているのが実態である．すなわち，例えば健診に参加している住民層は，健康問題に関心がある集団であり，何らかの健康問題がある場合には，すでにかかりつけの医療機関による管理を受けている．したがって，そのような対象者，例えば糖尿病の患者に対して追加的に自

治体の保健師や栄養士によって行われる健康相談や健康教育は，限られた財源の効果的利用という点から考えて問題がある場合も少なくない．

筆者らが福岡県内のある自治体の高齢者を対象に行った調査結果によると，基本健診を受診していない高齢者の実に85%が「医療機関にかかっていること」をあげていた[9]．すなわち，現行の老人保健法は対象集団および対象とする傷病について，枠組みの見直しが必要となっているのである．

これに対して職域健診は受診させること・することが事業主，被用者双方の義務となっており，健診異常者に対する事後指導も義務化されている．もちろん事業者の規模が小さくなるにつれてその遵守状況が低くなることが知られているが，法的にこのような枠組みがあることは重要である．

2.3 日本の医療制度と疾病管理

疾病管理という概念はアメリカのマネジドケアにおける医療費コントロールを背景に，医療資源利用の効率化とともに患者満足度と医療の質向上を目的として発展してきたものである．疾病管理に関する考え方は種々のものがあるが，DMAA (Disease Management Association of America) はそれを以下のように定義している．

「自己管理の努力が必要とされる患者集団のために作られた，ヘルスケアにおける介入・コミュニケーションのシステム．医師と患者との関係や医療計画をサポートする．エビデンスに基づく診療ガイドライン，患者を主体とする医療の戦略により，症状悪化・合併症の防止に重点をおく．総体的な健康改善を目標として，臨床的，人的，経済的アウトカムを評価する」．

図表1-2-11はその基本的な枠組みをモデル化したものである．疾病管理プログラムは現状分析・目標設定，介入，評価という3つのコアから構成されており，それぞれのコアプログラムのためのツールが多く開発されてきている．詳細については本書の第3章を参照されたい．

近年，わが国においても，医療費の適正化と療養生活におけるQOLの向上を

---

[9] 松田 [2003b].

図表1-2-11　疾病管理プログラム

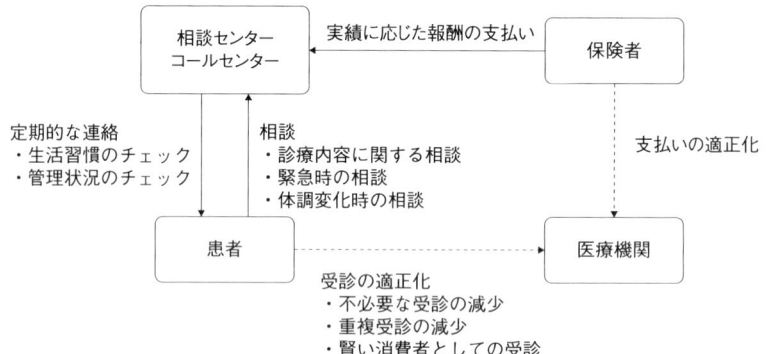

近年わが国においても，疾病管理プログラムに対する関心が高まっている．
疾病管理プログラムの目的は「質の保証」であり，単なる医療費適正化策ではない．
プログラムの鍵を握っているのは，「保健職（特に看護職）による患者管理」．
このような業務は新しいものではなく，すでに職域では多くの蓄積がある．

両立させる方法論として疾病管理に対する関心が高まっており，欧米諸国における諸事業の研究が活発に行われるようになっている．また，アメリカの疾病管理会社との契約により，わが国での展開を試みている企業も出始めている．筆者もわが国のこれからの医療制度においては疾病管理的な枠組みが必要であるということに異存はないが，それは必ずしも欧米の仕組みを模するものではないと考えている．すでに述べたように，わが国には種々の枠組みの中で，これまで健康管理的な事業が行われてきており，またその方法論も開発されてきている．したがって，まずはこれまでのわが国における健康管理の取り組みを疾病管理的な視点から整理した上で，わが国の医療制度にあった仕組みを考えていくべきではないかと考えている．

ここで重要な点はアメリカのディジーズマネジメント事業のほとんどが，すでに発症した患者における重症化を予防するものであるのに対し（例えば糖尿病患者における合併症悪化の予防），わが国のシステムの場合，定期健診等で早期の異常が把握されており（例えば耐糖能異常），諸外国に比較して，より軽症レベルでの（したがってその費用対効果も高い）介入が可能であることである．これが筆者らが「疾病管理」ではなく，より予防的な視点を重視した「ヘルスサポート」という用語を用いている理由である．

ところで，生涯健康管理という視点から見ると，30代から40代の生活習慣病のリスク形成期にいかにハイリスク者に介入できるかが重要である．筆者らの職域での研究結果によると，肥満度，血圧，血糖，血中脂質，血中尿酸値のいずれにおいても異常のない者が，5年後に肥満となっていた場合，そうでない者に比較して有意に高血圧や高血糖のリスクが高まっていた[10]．しかも，その影響は30歳未満や30歳代といった若年者ほど大きいことが示唆されており，生活習慣病対策には，この年齢層での介入が重要であると考えられる．職域健康管理の枠組みでは，この生活習慣病におけるリスク形成期にそのリスク評価と介入が可能であり，したがってより効果の大きいヘルスサポートモデルの構築が可能である．2008年度から導入される特定健診・特定保健指導事業の準備にあたっては，まず職域においてモデル的なプログラムを作成し，それを他領域に拡大していくのが実際的であるかもしれない．

---

[10] 松田［2000］．

3. 特定健診・特定保健指導について

松田晋哉

3.1 はじめに

　2006年度の医療制度改革では，中期的な医療費適正化の具体的方法として生活習慣病をターゲットとした疾病予防対策が導入されることとなった．具体的には，2008年度から40歳以上のすべての被保険者は，1年に1回，加入する健康保険が提供する生活習慣病健診を受け，そして，その健診結果に基づいて各個人のリスクに応じた保健指導が行われることになった（図表1-2-1）．

　この事業の実施については，適切な主体への外部委託など民間活力の積極的活用が謳われている．すなわち，本書の第3章で小林が詳述しているアメリカの疾病管理（ディジーズマネジメント）プログラムなどのモデルがわが国においても今後積極的に活用されていくことが予想されるのである．実際，40歳以上の被保険者全員という膨大な数の利用者に対して，市町村の保健センターなどの公的な機関のみで対応することは不可能であり，民間事業者の積極的な活用がこの事業を運営していくためには不可欠である．したがって，この特定健診・特定保健指導の導入を契機としてわが国のヘルス領域におけるビジネス化の流れは急速に進むことが予想される．しかしながら，健康管理を含めたヘルスサポートプログラムを単に営利的なビジネスと考え事業展開していくことは危険である．

　本節では特定健診・特定保健指導事業の内容についてその問題点も含めて検討してみたい．

3.2 特定健診・特定保健指導事業の内容

　今回の健診事業の主たるターゲットは内臓脂肪型肥満，いわゆるメタボリックシンドロームと呼ばれているものである（図表1-2-2）．メタボリックシンド

ロームについては，その定義の明確さなどについていろいろの議論があり，一部では単に医療費をあげるだけの結果に終わるのではないかという批判もある．しかし，今回の取り組みが目的としているのはメタボリックシンドロームそのものをスクリーニングして治療するというものではなく，生活習慣病の共通のリスクとして重要な内臓脂肪型肥満を検出し，それを改善するための健康指導をしっかりやっていこうということであり，一部で批判が出されたような，製薬メーカーのための事業では決してない．

保健指導の内容として厚生労働省は標準的な指導ガイドラインの策定を行っている．2006年9月時点では「標準的な健診・保健指導プログラム（暫定版）」と「保健指導における学習教材集（暫定版）」（いずれも厚生労働省健康局）が公表されている．

今回の健診では腹囲で評価される内臓脂肪量あるいはBMI（Body Mass Index）による肥満の判定と，血中脂質，血糖，血圧などの検査結果と生活習慣に関する問診の結果とを総合的に評価して，対象者を積極的支援レベル，動機付け支援レベル，情報提供レベルの3段階に階層化し，それぞれの状況に応じた標準的な保健指導を行うこととなっている．

保健指導の例としては，これまで全国の自治体で行われた国保ヘルスアップ事業の事例が暫定版プログラムに示されている．国保ヘルスアップ事業は厚生労働省保険局国民保険課が中心となり，2002年度以降都道府県に1カ所の市町村を指定し，生活習慣病の第一次予防を目的とした個別健康支援プログラムを展開したものである．各事業にはそれぞれの都道府県にある医療系大学の社会医学系研究者が参画し，科学的な評価を行う構造となっている．

3.3 特定健診・特定保健指導事業の効果

このような健診プログラムが本当に医療費を適正化する効果があるのかについては，懐疑的な意見も出されている．軽度の異常者がより多く医療機関にかかることにつながるため，医療費は却って増加するのではないかという意見もある．また，健康という個人の価値観に強く関係するものを医療費適正化という経済的動機で律していいのかという批判も出されている．

ここで筆者の見解を述べておきたい．過去の知見の有無はともかくとして，内臓脂肪型肥満を予防することで糖尿病を始めとする生活習慣病をある程度防ぐことができることに関して異論は少ないと思われる．本書で中川が示しているように（第5章3），内臓脂肪が多い者ほど高血圧症・高脂血症・高尿酸血症・糖尿病の4疾患を複数持つ割合が高くなる．また，中川たちのグループは内臓脂肪をCTで測定し，メタボリックシンドロームと判定された者を対象に，食習慣と運動習慣の改善を中心とした保健指導を行い，成果を挙げている．すなわち，内臓脂肪の減少に伴って，血糖値などの検査結果は確かに改善するのである．

　このようなデータを見る限りにおいて，健康づくり対策の推進による医療費の適正化は中期的にはそれなりに期待できるのではないかと筆者は考える．もちろん，それにかける事業費次第では，そのような効果が相殺されてしまう，あるいは赤字になってしまう可能性は否定できない．また，死亡前の1年間に生涯医療費の大部分が使用されるというこれまでの研究成果を考えると，生涯医療費という点では健康づくりの医療支出に対する抑制効果はあまり期待できないのかもしれない．

　しかしそれでも健康づくりに資源を導入する意味はあると筆者は考える．なぜならば中高年期において健康は生活の質を維持する上でもっとも重要なものの1つだからである．筆者は地域や職域の公衆衛生活動やフィールド研究の中でこれまでいろいろな事例を経験してきた．高度の肥満と高血圧，高脂血症，糖尿病があり（いわゆる死の四重奏），再三の受診勧奨にもかかわらず，それに応じず勤務中に心筋梗塞になり逝ってしまった40歳代の男性や，やはり糖尿病を放置していたために慢性腎不全と糖尿病性網膜症を併発し，人工透析と視力障害になってしまった50歳代の会社員など，筆者だけでなく，ほとんどの保健医療職はこのような事例を数多く経験しているであろう．彼らの無念さや残された家族の悲しみを知っているだけに，我々公衆衛生職は予防にこだわるのである．当たり前のことではあるが，健康は失われてしまってからでは遅い．

　ところで，筆者が健康づくりの経済的効果として重要であると考えているのは以上のような直接的な効果よりは，高齢者，特に前期高齢者が何らかの形で生産活動に携わることで得られる社会保障制度への間接的な効果である．国際

的にみるとわが国の前期高齢者の就業意欲は非常に高い．また，働いている高齢者は受診率が低いことが経験的に明らかになっている．もちろん，これは健康であるがゆえに働いているということの裏返しであり，当たり前といえば当たり前のことであるかもしれない．しかしながら，現在の60歳代の高齢者の心身の状況およびサービス産業が主体となっている今日の産業構造を考えると，65歳定年制のように年齢で就業制限を行う仕組みは時代にそぐわなくなっているのではないだろうか．

高齢化社会がもたらす種々の問題を解決する方法の1つは高齢者の定義を変えることである．例えば，75歳以上を高齢者とした上で，会社等を退職した60歳以降は，地域のNPOなどで働くのが当たり前の社会になれば，社会保障財政が好転するだけでなく，高齢期の生きがい形成にもつながるのではないだろうか．清家は，高齢期に働くことが可能な条件として，健康であることに加えて，専門的な技能があること，職住近接であることの3つを研究成果として明らかにしている[11]．

40歳以降に健康づくりを積極的に行うことは，前期高齢期における就業確率をあげ，それによって高齢者の生きがいづくりと社会保障財政の適正化に間接的に貢献すると期待されるのである．筆者はこの効果こそが健康づくりでもっとも重視されるべきものではないかと考えている．

3.4 特定健診・特定保健指導事業の問題点

これまで述べてきたような効果が期待される特定健診・特定保健指導事業ではあるが，それを展開していくためには多くの問題があることも事実である．社会保険庁長官を務めた堤修三氏は特定健診について以下のような批判を行っている[12]．

① 健康という個人の価値観に強く関係するものを医療費適正化という経済的動機で律していいのか？

② 仮に健康の保持という価値が医療費の適正化という価値に従属するの

---

[11] 清家・山田［2004］．
[12] 堤［2006］．

であれば，その延長には「節制ができずに不健康である者は穀つぶしである」という差別と抑圧の構造が待っている．
　③　そもそも健康づくりが「医療費適正化に有効である」という証拠はあるのか？
　④　住民の健康保持は市町村の役割ではなかったのか？　このような形で地方自治体中心主義を捨てていいのか？
　批判の各項目について検討してみよう．
　①については健康に関する社会的コンセプトをどのように形成していくかという問題である．健康的な生活は享楽的な生活の対極にある．したがって，それは刺激の少ないつまらない生活というイメージがある．その意味で，健康的な生活は「楽しく気持ちのよい」ものである，あるいは「格好のよいものである」というコンセプト化が必要である．いわゆる LOHAS (Lifestyles of Health and Sustainability：健康と環境，持続可能な社会生活をこころがける生活スタイル）をわが国にいかに定着させるかが課題なのである．そのためには行政や医療関係者だけでなく，マスメディアや健康関連産業全体によるコンセプト作りが重要である．医療費適正化という経済的な動機で律するのではなく，このような社会的価値観の形成によって行うことが望ましい．
　②についてはわが国が社会保険制度を維持する限りにおいて，個人に対する抑圧や差別は生じることはほとんどないと思われる．しかしながら，介護保険の広域連合における支部間の保険料の格差問題に顕著なように，保険者間の財政調整において，そのような圧力は生じかねず，それが保険者の統合の阻害要因となる危険性はある．
　さらに，仮に将来公的保険の給付範囲が限定されて民間保険の役割が増大したときには，アメリカの民間保険で問題となっている cream skimming や cherry picking[13] といった保険者による巧妙な選別が起こる可能性は否定できない．
　③についてはすでに説明したように，長期的に見ると直接的な効果は少ないかもしれない．いずれにしても事業を運営しながら評価を行い，不都合が生じればそれを修正するという漸進主義的な枠組みでよいのではないかと筆者は考

---

[13] 任意加入の保険制度において，保険者が同一保険料水準の加入者グループのなかで，高リスク加入者より低リスク加入者を特に選好すること．

えている．

　④については，これまで地方自治体が住民の健康づくりを十分にできていたのかということを検証しなければならない．すでに前節で説明したように，例えば老人保健法に基づく健康管理は，必ずしもそこに居住する住民が等しく受けることができる枠組みではなかったし，またニーズが高い者にサービスが届く仕組みにもなっていなかった．そして，何よりも医療費や介護給付費などのデータとの連結がされていないために評価を行う枠組み自体が設定されていなかった．堤氏が指摘するように，筆者も住民の健康づくりは地方自治体の責任であると考えている．しかしながら，現行の仕組みでは地方自治体がその責任を果たすことは困難である．その意味で保険者が健康づくりから医療サービスまでを担い，その仕組みづくりと質の保証を自治体が行うというのが現実的ではないだろうか．民間をうまく活用しなければ，増大しかつ多様化するニーズに応えることは難しい．

　ところで，特定健診・特定保健指導の運営を考える上で，今後最も重要な問題となるのは，誰が，いつ，どこで，どのようにサービスを提供するかという具体的な方法論である．特に国民健康保険者においてこの問題は重要である．メタボリックシンドロームを主とした特定健診・特定保健指導事業の最も重要なターゲットは40・50歳代の中年男性である．この集団はたとえ国民健康保険の加入者であっても，平日の昼間は仕事をしている割合が高い．したがって，彼らに対する健診・保健指導は平日の5時以降か土日祝祭日に設定する必要性が強いのである．労働安全衛生法の枠組みで健診が行われる被用者群とは前提が異なっている．しかも，これまで市町村保健師が保健指導の対象としてきた主たる集団は中年女性と高齢者である．40・50歳代の中年男性を対象にどのように健康指導を行っていくのかについては，市町村保健師は経験が必ずしも十分でない．しかも，対象となる者の数が非常に多いのである．介護保険における要支援1，要支援2の者よりも多くなることが予想される．

　この問題に対処するためには，民間事業者などを活用するしかないであろう．その意味で，特定健診・特定保健指導の運営体制について，各市町村は十分な検討が必要となる．また，特定健診・特定保健指導そのものも，より manageable なものにするために，内容の見直しが必要になると予想される．

3.5 まとめ

　以上，2006年度の医療制度改革で導入が決まった特定健診・特定保健指導についてその内容と問題点について説明を試みた．糖尿病を始めとする生活習慣病が国民病となった今日，それが医療費や介護給付費などの社会保障負担に与える影響だけでなく，中高年期における生活の質に与える影響の大きさを考えれば，国として生活習慣病に取り組むことの重要性には異論はないであろう．

　しかしながら，今回の特定健診・特定保健指導のような父権主義的な枠組みで行うことが望ましいのかどうかについては議論がある．国民の側が健康づくりの重要性に気づき，今回の枠組みを自ら積極的に活用するようなものでなければ，効果も小さいであろう．

　その意味で健康づくりに関するコンセプトメーキングが重要である．単に知識を与える，あるいは必要性を訴えるだけでは国民はついてこない．健康づくりが自らのライフスタイルとして選択されなければならない．多様な媒体による唱導が必要なのである．ヘルスサポート学とはまさにそのような枠組みを研究する分野であると筆者は考えている．

第1章参考文献

北九州市保健福祉局［2002］，介護保険認定審査会資料解析による地域支援事業報告書
厚生統計協会［2006］，国民衛生の動向　2006年
厚生労働省健康局［2002］，糖尿病実態調査報告
清家篤・山田篤裕［2004］，高齢者就業の経済学，日本経済新聞社
中央労働災害防止協会［2006］，労働衛生のしおり　平成18年度
堤修三［2006］，医療制度改革法案を読んで（上），（下），社会保険旬報 No.2275（2006年4月1日），No.2276（2006年4月11日）
松田晋哉［2000］，個人別時系列データを基にした有所見の発生に関する検討，健康診断の有効的活用に関する評価調査研究　最終報告書（平成11年～12年度・厚生労働省委託研究　労働安全衛生に関する調査研究）
松田晋哉［2002］，欧州の医療制度改革，医療と社会，Vol.12(1)：51-69
松田晋哉［2003a］，介護保険制度における評価指標——介護予防に役立つ指標の構築に向けて，介護保険情報，2003年10月号：54-60

松田晋哉［2003b］，保健医療計画の策定と現状について，公衆衛生，第67巻(3)：237-244
松田晋哉［2005］，介護予防入門，社会保険研究所
松田晋哉・坂巻弘之編著［2004］，日本型疾病管理モデルの実践，じほう
メタボリックシンドローム診断基準検討委員会［2005］，メタボリックシンドロームの定義と診断基準，日本内科学雑誌第94巻(4)：188-203
行橋市介護保険課［2004］，平成15年度行橋市高齢者実態調査報告書
OECD［2004］，世界の医療制度改革——質のよい効率的な医療システムに向けて，経済開発協力機構

第 2 章

ヘルスサポートプログラムの方法論

　第 2 章では，ヘルスサポートプログラムの理論的基礎を説明した上で，これを支える技術的な基盤としてのデータベースシステムおよび予測モデルの活用について概説する．

　米国で実施されてきた疾病管理（ディジーズマネジメント）のプロセスは，3つのコアから形成されている．第 1 のコアは，「現状分析・目標設定」である．このコアにおいては，介入対象集団の設定とリスクに応じた層別化（階層化）が行われる．第 2 のコアは，「介入」である．患者など介入対象集団の日常生活や治療遵守に関する教育プログラムが実施されるとともに，医師およびコメディカルスタッフなどに対する情報の共有化，連携システムなどが提供される．第 3 のコアは「分析・評価」である．このコアでは，プログラムの成果が分析され，評価結果が目標にフィードバックされる．疾病管理プロセスは，PDCAサイクルとして継続的改善が行われていく．3 つのコアをすべて提供するものが本来の疾病管理であるが，その実施のためのツールを提供する事業もあり，このような事業を「サポートサービス」と呼ぶ．

　日本では，各種法的枠組みの中で，一般健診が行われてきている．この特徴を活かし，対象者が継続的な健康管理を行うために，総合的な健康診査の仕組みを構築していくことが求められている．産業医科大学公衆衛生学教室では，複数の事業所における健康管理活動のデータを一元的に集約し，各事業所の健康管理担当者が多次元的に分析を行い，ヘルスサポートプログラムの有効性を検証するシステムとして，健康管理総合データベースを開発している．同データベースは，調査協力事業所から提出された健康管理データをデータベース化し，統計解析ソフトによる各種解析結果をレポート化するとともに，ユーザー

は，同データベースにインターネットを通じてアクセスすることにより，独自の分析をオンラインで行うことが可能となっている．いくつかの課題はあるが，同データベースは，特定健診・特定保健指導プログラムの評価への活用が可能である．

予測モデルは，ヘルスサポートプログラムにおいて対象者の特定，層別化に利用される．米国の疾病管理においては，プレディクティブ・モデル（Predictive Model）と呼ばれている．ここで用いられている予測モデルは，各個人の過去または現在の状態を表わす数値を入力し，各個人の将来の状態を予測した指標を計算する．予測指標の大きさをもとに働きかけの対象とするか，階層への分類が行われる．モデル構築は，(1) 予測の目的とする変数（目的変数），例えば，特定の疾病に関連した医療費など，の決定，(2) 予測する時期の選択，(3) 予測の判断材料（説明変数），例えば，デモグラフィック・データ，医療費などの請求データ，電子カルテ，健康調査からの情報など，の再検討，(4) 重要な説明変数の選択および係数（ウェイト）の決定，というプロセスにより行われる．米国における予測モデルの実例として，ジョンズ・ホプキンス大学が開発したacgPM，フラミンガムで開始されたマサチューセッツ州フラミンガムスタディによる冠疾患発生予測モデルなどがある．

ヘルスサポートプログラムが成立するためには，対象集団における当該傷病の大きさを計測することが必要となる．米国では，CRG，ACGといった分類が開発されているが，日本においては，独自の診断群分類であるDPCが同様の目的で利用可能である．

1. 疾病管理プロセス

坂巻弘之

1.1 疾病管理について

　疾病管理をどのように定義するのか．疾病管理の原語である"disease management"をPubMedで検索すると1950年代から使われていることがわかる．しかしこの頃のdisease managementは感染症や急性疾患の予防を目的とした管理であり，現在の慢性疾患を対象とした疾病管理とは異なることが明らかである．現在の疾病管理は，その主たる目標によって提供されるサービス内容も異なってくるため，適切な用語が存在せず，定義も様々である．disease managementは，欧州を中心にDMP（disease management program）と表記されることが多い[1]が，本節では原則として「疾病管理」と表することにする．

　現在，疾病管理は，米国にとどまらずオーストラリア，アルゼンチン，欧州諸国，アジアでも韓国，台湾，シンガポールなどで導入されている．疾病管理の形態はその国の制度にも大きく影響を受ける．米国ならびに諸外国の状況，疾病管理システムの詳細については他稿に譲るが，米国では医療保険も民間保険が主体となっており，疾病管理サービスの提供も民間企業が中心である．これに対し，英国やドイツをみると英国ではNHS（National Health Service）とPCT（Primary Care Trust）との契約に疾病管理の考え方が導入されているし，ドイツでは保険者である疾病金庫が中心的な役割を担っており，それぞれの国の医療保障制度の中に位置づけられており，主体は保険者である．いずれにしても，それぞれの国で実施している疾病管理プロセスにも特徴があるため，疾病管理プロセスを一般化して論ずることにはやや無理があるが，本節では，米国で

---

[1] WHO Regional Office for Europe's Health Evidence Network (HEN), "Are disease management programmes (DMPs) effective in improving quality of care for people with chromic conditions?", World Health Organization Regional Office for Europe 2003. 〈www.euro.who.int/document/e82974.pdf〉

実施されてきたプロセスをもとにしながら，一部他国との比較で疾病管理プロセスを解説していく．

1.2 疾病管理の定義

上述の通り，疾病管理の定義は多様であるが，疾病管理を導入している他国でも多くの場合，米国疾病管理協会（Disease Management Association of America；DMAA）の定義が汎用されている．DMAAの定義では，疾病管理とは「自己管理の努力が必要とされる患者集団のために作られた，ヘルスケアにおける介入・コミュニケーションのシステム．医師と患者との関係や医療計画をサポートする．エビデンスに基づく診療ガイドライン，患者を主体とする医療の戦略により，症状悪化・合併症の防止に重点をおく．総体的な健康改善を目標として，臨床的，人的，経済的アウトカムを評価する」とされている[2]．

その後，多くの国や組織が疾病管理への取り組みを進めるなかでその定義も広がってきたが，事例をもとに疾病管理を再定義すると，「主に慢性疾患を対象とし，疾病の重症化を予防するために，住民や患者の自己管理をサポートすることで，総合的な健康改善とそれに基づく費用コントロールを目標とするもの」とされ，特徴として，

- 住民，患者への介入に当たっては，実際のデータをもとに介入すべき集団の特定とリスクによる層別化を行い，リスクに応じた適切なタイミングと手法での介入を行う，
- 医師とコメディカルスタッフなどの職種の連携，プライマリケア医と専門医などの医療機関間の連携がなされる，
- 医療現場からの情報をもとに目標や介入戦略にフィードバックする，

などがあげられる．

疾病の重症化予防が目的であるため，一般には，すでに罹患した患者が対象であるが，疾病罹患リスクの高い集団に対して一次予防を目的とした介入も，

---

[2] Disease Management Association of America： http://www.dmaa.org/definition.html （2003.1.6）

最近では疾病管理と捉えられるようになってきている[3].

1.3 疾病管理の3つのコア

疾病管理は，集団のリスク評価をもとに介入すべき対象を明らかにする「現状分析・目標設定」のコア，目標を達成するために，それぞれの状態に応じた実施ガイドラインをもとに医療関係者への教育ツール・患者啓蒙ツールの作成と医療現場での周知徹底を行う「介入」のコア，そして疾病管理プログラムの成果を分析する「分析・評価」コアの3つに整理して考えることができ，評価結果は目標へフィードバックされる．このサイクルは品質管理の考え方をもとにPlan-Do-Check-Action（PDCA）サイクルとして継続的改善につなげてゆく．3つのコアに実際に用いられる疾病管理ツールを重ね合わせたものが図表2-1-1である．

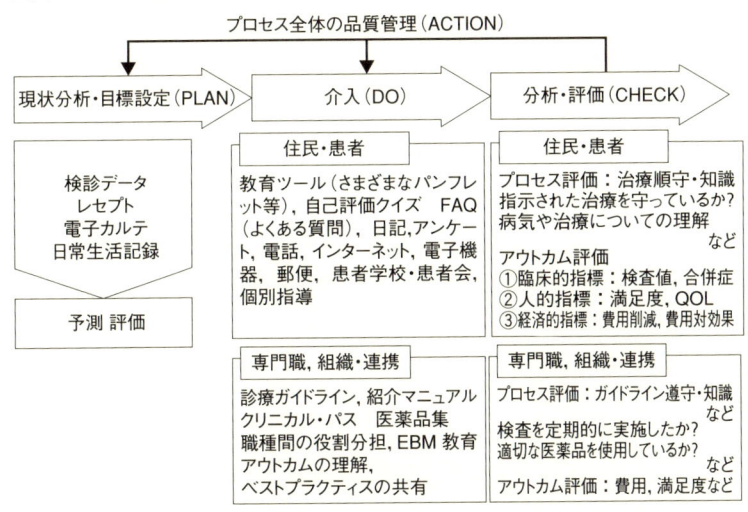

図表2-1-1 疾病管理の3つのコアとマネジメントツール

プロセス全体の品質管理（ACTION）

現状分析・目標設定（PLAN）	介入（DO）	分析・評価（CHECK）
検診データ レセプト 電子カルテ 日常生活記録 予測 評価	**住民・患者** 教育ツール（さまざまなパンフレット等），自己評価クイズ FAQ（よくある質問），日記，アンケート，電話，インターネット，電子機器，郵便，患者学校・患者会，個別指導 **専門職，組織・連携** 診療ガイドライン，紹介マニュアル クリニカル・パス　医薬品集 職種間の役割分担，EBM教育 アウトカムの理解， ベストプラクティスの共有	**住民・患者** プロセス評価：治療順守・知識 指示された治療を守っているか？ 病気や治療についての理解 など アウトカム評価 ①臨床的指標：検査値，合併症 ②人的指標：満足度，QOL ③経済的指標：費用削減，費用対効果 **専門職，組織・連携** プロセス評価：ガイドライン遵守・知識 検査を定期的に実施したか？ 適切な医薬品を使用しているか？ など アウトカム評価：費用，満足度など

---

[3] 坂巻［2005］．また，ドイツはじめ欧州に関する記述は，2006年10月の現地調査結果ならびに2007年1月11，12日にボンで開催された"Disease Management in the European Context"会議での議論に基づく（未公表）．

① 現状分析・目標設定コア

　疾病管理では，まず，母集団の中から介入の対象となる候補者を明らかにするとともに（特定），母集団について健康リスク評価を行い（評価），それらの情報を収集・分析し，介入を行おうとする対象疾患に関して高リスク・グループから低リスク・グループまで階層ごとに分けることから始まる（層別）．

　米国モデルでの従来の健康増進や健康関連サービスと比較した場合の疾病管理の特徴において異なる点は，特定の疾病に関する患者（予備軍）についてライフスタイルや健康状態，医療サービスの内容などのデータをもとにリスクを層別し，介入戦略を立案することにある．

　高リスク・グループは，近い将来に医療費がかかる確率がより高いことを意味し，この層別のためにレセプト，カルテ情報あるいは，検診データや日常生活記録などのデータを基に作成される「予測モデル」による評価が行われる．

　そこで疾病管理では，特定の疾病について，人口学的要因（性，年齢，人種など），疾病の重症度，治療遵守や患者行動，費用構造，再発頻度などのデータをもとに，費用削減となりうる集団を特定する．また，個々の患者，住民に対する介入目標などの設定も行われる．

　日本で2008年より導入される「特定健診・特定保健指導事業」でも健診結果ならびにレセプトデータをもとに，「情報提供」グループ，「動機付け支援」グループ，「積極的支援」グループに層別した介入がなされることになっている．

　こうした予測モデルによる対象者の層別は米国モデル疾病管理の特徴ともいえるが，一方で予測モデルを使用しない疾病管理を行っている国も多い．ドイツは，糖尿病をはじめ5疾患が疾病管理の対象となっているが，疾病管理プログラムの対象となるかどうかは，医学的基準で定められており，予測モデルでの層別は行われていない．また，韓国も国民健康保険公団[4]が疾病管理（後述のように韓国では「事例管理」とよんでいる）を行っているが，予測モデルは開発途上である．

　わが国では，健診と健康指導とを組み合わせた疾病罹患予防が主眼であり，

---

[4] 韓国は，2000年に保険者を統合し，全国単一の保険者である国民健康保険公団となった．

これまでの研究でも健診結果と10年後の医療費との関係が示されている．しかしながら10年後の予測に意味があるのか，検査値の善し悪しに加え新たな知見が付加された予測モデルが開発できるのか課題が残されている．

② 介入コア

疾病管理では，患者や住民の日常生活や治療遵守に関する教育プログラムが中心となる．同時に患者や住民の自己管理のサポートを効果的に実施するためには，サービス提供者の資質（スキル）も向上させる必要がある．また，提供者に求められる専門知識の度合いによっては，機能分化のもとでの連携も必要になる．そこで，介入においては，対象を「患者・住民」，「専門職種」，専門職種の所属する組織や地域など「組織・地域」のそれぞれに分けて考えることが重要である．この分類は，それぞれの対象に対して何を行うのかの目標設定と介入後の評価にも役立つ．

住民患者を対象とした介入においては，欧米の疾病管理で用いられる教育プログラムは，多くの場合，診療ガイドラインをもとに作成されており，診療ガイドラインもエビデンスに基づいて作成されたものが用いられる．米国での糖尿病における米国糖尿病協会（ADA）の診療ガイドラインや英国で National Institute for Clinical Excellence（NICE）開発のガイドラインなど，エビデンスレベルの高い公的な診療ガイドラインをベースにしていることが一般的である．

疾病管理の考え方の基本は「集団的介入」にある．すなわち，基本的に同程度のリスクを持つ集団には同一の介入プログラムが提供される．一方，重症患者や予測モデルで将来重症化することが予想される対象者には，個々の対象者がもつ問題に合わせた介入が行われる．こうした個別に作成された介入プログラムで個別介入が行われるものを「事例管理 case management」とよぶ．さらに集団のなかのリスクグループごとに集団的介入と個別介入を組み合わせる考え方を「集団健康管理 Population Health Management」とよぶことがある．

日本ならびに欧米の疾病管理は，基本的に集団健康管理である．これに対し，韓国は，原則としてすべて個々の患者毎の個別介入であり，疾病管理といわず「事例管理 case management」とよんでいる．韓国では2000年にレセプトの100％

図表 2-1-2　集団的介入と個別介入

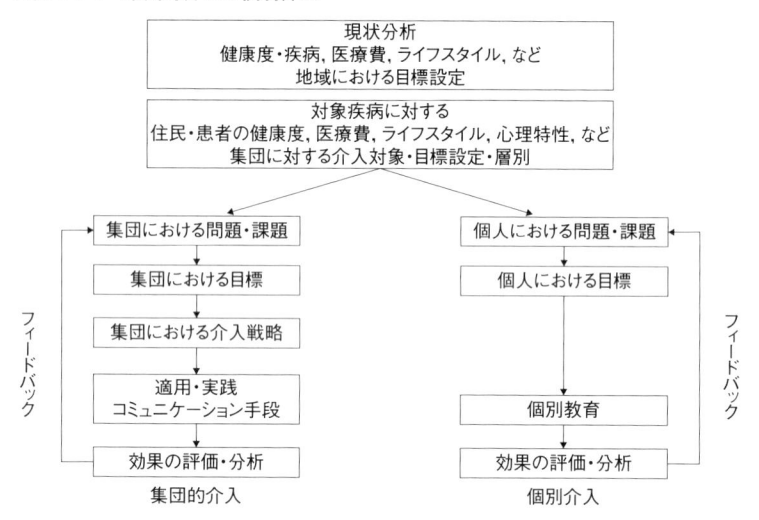

```
現状分析
健康度・疾病, 医療費, ライフスタイル, など
地域における目標設定

対象疾病に対する
住民・患者の健康度, 医療費, ライフスタイル, 心理特性, など
集団に対する介入対象・目標設定・層別
```

集団的介入：
集団における問題・課題 → 集団における目標 → 集団における介入戦略 → 適用・実践 コミュニケーション手段 → 効果の評価・分析 → フィードバック

個別介入：
個人における問題・課題 → 個人における目標 → 個別教育 → 効果の評価・分析 → フィードバック

電子化を達成し，レセプトデータから保険者である国民健康保険公団が個々の患者の状況を把握できることから個別介入を原則としている．この集団的介入と個別介入の関係を図表2-1-2に示した．

疾病管理では，医師だけでなく，コメディカルスタッフも含めた連携が必要になる．慢性疾患への介入を効率的に行うためには，単一の医療機関での介入ではなく，プライマリケア医－専門医，医師－コメディカルスタッフなどの連携が必要になり，それぞれが，どのタイミングでサービスを提供するのかを明確にしておく必要があり，それぞれの間の情報の共有化，連携システムも作成される必要がある．

英国の疾病管理の考え方は，診療ガイドラインをベースに医療提供者に「正しいことを正しく」実施してもらうことにあり，医療提供者の教育を行うなどの強い介入は行われないが，医療提供者が介入対象の主体である．

欧米では，機能連携を意味する"integrated care"が疾病管理の一部として位置づけられるようになっているが，保険者が傘下の医療機関・専門職の役割と連携を規定し，全体的な効率性を向上することが目的とされている．医療機関内で入院患者を対象とするものは「クリティカル・パスウェイ」とよばれる

が，地域での連携について，これにならって「疾病管理パスウェイ」と呼ばれることがある．

③ 分析・評価コア

医療現場からの情報をもとに目標や介入戦略にフィードバックすることが疾病管理における特徴としてあげられる．すなわち，介入して終わりでなく，介入による帰結を評価し，評価結果をもとによりよい医療サービスを提供する点にある．

評価においては，大きく分けてプロセスの評価とアウトカムの評価に分けることができ，さらにアウトカム評価は臨床的指標，人的指標，経済的指標とにわけることができる．上述の通り，介入対象が患者・住民なのか，専門職，組織・連携なのかによって評価は異なる．

住民・患者を対象とした介入では，短期的に患者の行動や知識の変化が評価される．すなわち，指示された治療や日常生活行動について守っているか（順守 adherence），疾病の内容や治療についての科学的根拠などについて患者データが収集される．アウトカムのうち，臨床的指標については，糖尿病を例にとれば血糖値や糖尿病合併症の罹患率などで評価され，人的指標ではQOLや満足度が，経済的指標では費用が検討されるが，単純に費用削減だけでなく，疾病管理プログラム作成や運用のための費用と比較したROI（Return of Investment）や費用対効果も検討される．

同様に専門職種に対して介入が行われる場合も，当該職種が診療ガイドラインをどの程度守っているか（遵守 compliance）などのプロセス面，どの程度の医療資源を必要としたか，専門職種の満足度などのアウトカムからの評価が行われる．

さらには，疾病管理にかかわる一連のプロセスが正しく実行されているかという「品質管理」も重要である．ドイツの疾病管理では，保険者が作成した疾病管理プログラムにそって医師が患者の教育・指導を行うが，プログラムに沿って正しく実行されたかどうかをチェックするための書類管理（ドキュメンテーション）も義務付けられている．特に疾病管理サービスの提供を外注する場合には，ドキュメンテーションを含めた品質管理の方法について規定しておく

ことが重要である．

いずれにしても，疾病管理の有効性評価については方法論的に確立したものではない．現在，疾病管理プログラムについていくつかのシステマティックレビューがなされているが，そこでは，疾病管理の評価がプロセスに偏りすぎていること，ROIでみた費用削減効果が必ずしも明確でないこと，などの問題指摘がなされている．

④ 疾病管理の3つのモデル

現在，わが国において国民医療費の伸長をコントロールする観点から様々な議論が行われている．そのひとつに国民医療費の中でも特に伸びの著しい糖尿病をはじめとする生活習慣病対策があげられる．とりわけ糖尿病の医療費に焦点をあてると，糖尿病の罹患をいかに防止するかという点と，糖尿病治療のなかで特に医療費のかかる糖尿病合併症についてそれらの罹患予防や重症化予防をどのように行うかとの2つの視点がある．前者は，予防医学的には一次予防が中心で，後者は三次予防になる．糖尿病の疾病管理については，これらが混在した形で議論されることが多く，そのための混乱もみられる．

そもそも，一次予防（および二次予防）と三次予防とでは，それぞれサービス提供主体が異なるため財源も異なる．一次予防では，医療サービスではないため，通常保険者や自治体がサービス提供主体である．これに対して三次予防は疾病に罹患した患者が対象となるため，医療で扱われるため，医療提供者が主体となった取り組み形態が考えられなければならない．そこで，前者を「保険者モデル」，後者を「地域（医療）モデル」と呼ぶことにする．

また，上述の疾病管理の3つのコアをすべて提供するものが本来の疾病管理であるが，疾病管理を実施するためのツールを提供する組織・企業も数多く存在する．このツール提供を行うものを「サポートサービス」と呼ぶことにする（図表2-1-3）．

2008年度からの特定健診・特定保健指導事業の運営にあたっては，上記モデルを区別した上で，それぞれをどのように組み合わせるのかについて整理が必要である．

疾病管理は世界的潮流で広がりをみせているが，課題もいくつか指摘されて

図表 2-1-3　疾病管理のモデル

種　類	特　徴
保険者モデル	・職域では産業保健職＋職域健康保険が主体． ・保険者は医療行為への介入はできないため，一次予防・二次予防が中心で，三次予防については日常生活サポート． ・検診，レセプトデータによるアセスメントとアウトカム評価． ・健保組合の医療費の削減によるビジネスモデル．
地域（医療）モデル	・医療機関の連携が中心．医師がサービスプラン立案の主体となり，看護師，栄養士，薬剤師がサービス提供． ・すでに疾病に罹患している患者が対象となるため，疾病重症化予防が中心． ・診療においてアセスメントのためのデータを収集． ・診療報酬からサービス提供費用を補填．
サポートサービス	ディジーズマネジメントに関わる以下のサービスの提供 　(1) 集団特定プロセス 　(2) エビデンスに基づく診療ガイドライン 　(3) 医師とサポートサービス提供者の連携による診療モデル 　(4) 患者自己管理のための教育・啓発 　(5) プロセスとアウトカムの計測，評価ならびにマネジメント 　(6) 定期的な報告とフィードバック

いる．例えば，①エビデンスの確立していない介入方法を疾病管理プログラムに組み入れるべきか，②疾病の精神的問題に対する介入をどう行うか，③社会経済的に低階層の集団に対する介入，④複数の疾病を持つ患者に対する介入，⑤組織運営（責任の所在と意思決定メカニズムとの調整）などの課題があげられている．

　諸外国の疾病管理とわが国の生活習慣病対策とを比較すると，これらの課題に加え，不十分な予測モデルの導入により健康意識の低い集団が除外され，健康格差を広げる危険性もあるし，外部委託企業の品質管理の問題もある．

　いずれにせよ本書で松田が指摘しているように（第1章2），現時点では5W1H（いつ，どこで，誰が，誰を対象に，どのように，どんな）サービスを提供するのかの具体的な方法論や仕組みづくりについての議論が不十分であり，導入後にこれらの検証作業を行わなければ，たとえ健診や保健指導の標準的内容が提示されたとしても，実行可能なプログラムにはなりえない．

　以上，疾病管理における3つのコアをもとにマネジメントモデルを整理し，わが国の特定健診・特定保健指導事業を運営する上での課題について論述した．

2. ヘルスサポートプログラムのための情報インフラ
―― 健康管理総合データベースシステムの開発　　　松田晋哉

2.1 はじめに

　社会の少子高齢化に伴い保健医療サービス体系のあり方が問題となっている．特に生き生きとした長寿社会を実現するために，効果的な予防プログラムの開発が課題となっている．このためには予防が有効なターゲット集団を適切に把握し，またそれを評価するための仕組みが必要となる．諸外国に見られない，わが国の保健医療制度のユニークな特徴として，老人保健法，健康保険法，労働安全衛生法など種々の法的枠組みの中で一般健診が行われていることが指摘できる．そして，過去数十年にわたる経験の中で，種々の健康管理手法が開発されてきた．しかしながら，異なる法体系の中で行われてきたために，生涯健康管理という視点での有効性が十分に発揮できていないという指摘がある．

　また，労働安全衛生法に基づく職域の健康管理についても，要指導者に対する介入方法は事業所によって異なっており，その有効性を相互比較に基づいて評価することはこれまでなされていない．

　さらに対象者個々の生活習慣に強く結びついた傷病の予防および管理のためには，対象者が健康管理に積極的にかかわるための動機付けの仕組みも必要である．自分が現在行っている健康管理の取り組みの効果がリアルタイムに近い形で，対象者自身にフィードバックされる仕組みがなければ，継続的な健康管理を行っていくことは難しい．

　すなわち，わが国の保健医療システムが持っている長所を活かしながら，生涯健康管理の視点から総合的な健康診査の仕組みを構築していくことが求められている．そのためには介入の効果に関する科学的エビデンスに基づいて，現在の健診制度を見直し，それを整合性のあるものに再構成していくための枠組みが必要になる．

　筆者はこのような問題意識から，異なった事業所で行われている健康管理活

動のデータを一元的に集約し，それを対象事業所の健康管理担当者（産業医，保健師など）が多次元的に分析し，さらに他の事業所の類似プログラムとの比較などを通してプログラムの有効性を検証できるシステムの開発を行っている．このようなシステムを持つことにより，現在国レベルで検討されている標準的な保健指導方法論の有効性の評価と継続的な精緻化を行うことが可能になる．

2.2 システムの概要

図表2-2-1は現在産業医科大学公衆衛生学教室で開発している健康管理総合データベースシステムの概要を示したものである．

システムの中核となるのは産業医科大学公衆衛生学教室の保有するサーバー内に導入されたビジネスインテリジェンスツール Cognos 8（Cognos社）である．調査協力事業所から提出された健康管理データは代表的な Relational Database（RDB）の1つである Oracle でデータベース化される．このデータベー

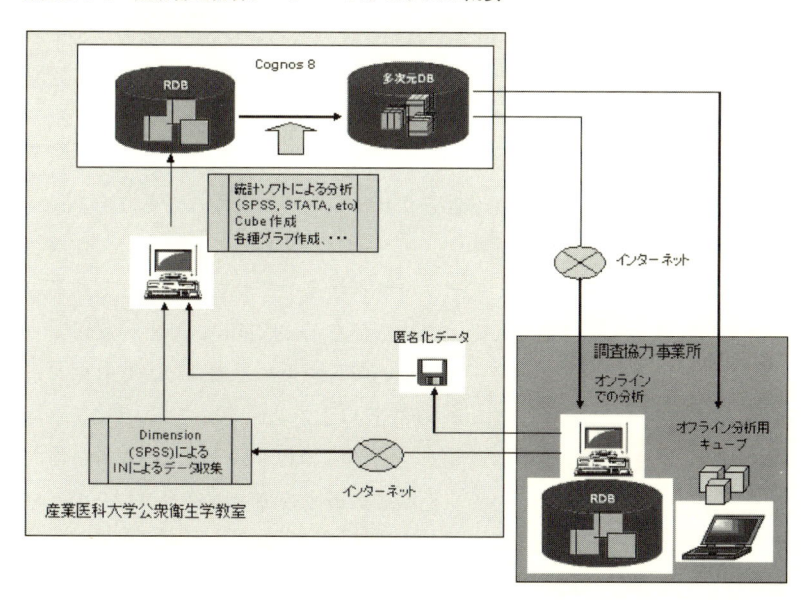

図表 2-2-1 健康管理総合データベースシステムの概要

スをもとに教室が保有する統計解析ソフト（SPSS, STATA, S-Plus など）により基本統計に加えて目的に応じた種々の解析が行われ，その結果が各種グラフ化ツール（Kareida graph など）で図式化され，それが PDF あるいは HTML の形でレポート化される．

さらに RDB をソースとして OLAP ツールである Cognos 8 により，ユーザーの分析の用途に応じて Cube と呼ばれる多次元データベースが作成される．ここで OLAP（On-line Analytical Processing）について説明する．OLAP とは蓄積したデータベースを多次元的に解析し，視覚化するシステムをいう．データウェアハウスなどを使って集められた大量の元データを多次元データベースに格納し，これを様々な角度から検索・集計して問題点や解決策を発見する．例えば，被保険者の給付データを解析し，給付の状況を地域別や傷病別，月別，年齢階級別，性別など様々な次元から瞬時に分析することができる．情報技術部門ではなく，解析結果を必要としている部門の人間（エンドユーザ）が直接システムを操作して解析を行う点が従来の解析システムと異なる．具体的には図表 2-2-2 に示したようにユーザーの分析の視点により，種々の分析が可能となる．

Cognos 8 のシステムを使うことにより，ユーザーはインターネットを通じて産業医科大学公衆衛生学教室に設置されたサーバー内の多次元 DB にアクセスし，種々の視点からの分析をオンラインで行うことが可能となる．ここで重要な点は Cube 化された DB においては，その元となった Oracle 上のデータに戻ることはできず，個人別の粒度で Cube を作らない限り，個人の特定が不可能となり，個人情報保護の面からも安全性が保証されるシステムとなることである．

さらに各ユーザーは分析の途中で，それぞれの関心項目に対応して作成されている分析結果のレポート（上述の統計解析結果やそれをグラフ化したもの）を適宜参照することが可能となる（この機能を Drill Through という）．

データ分析の過程で各ユーザーが追加の解析を求める場合は，それに対応した Cube を作成する，あるいはレポートを作成するという形で対応する．このようにして，これまではマンパワーやハードウェアあるいは統計的な分析能力の制限から十分に活用されてこなかった職域の健康管理データおよびそのノウハウを，今回作成したシステムを用いることにより，実務担当者と研究者の協力のもと総合的に検討することが可能になる．

図表 2-2-2　OLAP を用いた健康管理総合データベースでの分析内容

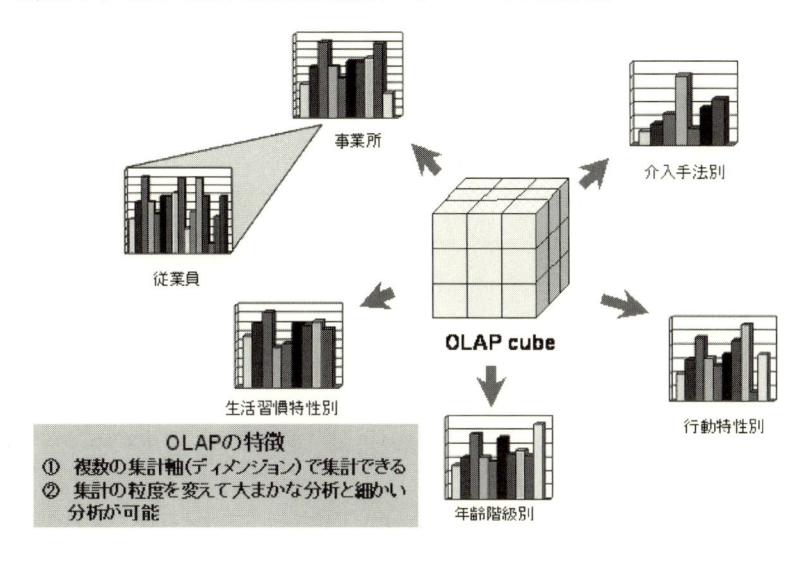

　図表 2-2-3 はある地域における事業所別・年齢階級別にみた 1995 年から 2000 年の総コレステロール値の個人別の変化率の平均を OLAP によって分析した結果を示したものである．事業所 A の 30 歳未満，事業所 F の 30 歳代で著しく総コレステロール値（TC）が上昇していることがわかる．このようなデータを見ることで，それぞれの事業所の健康管理担当者は精査すべき対象集団を把握することが可能となる．そして，その年齢階級における総コレステロール値の変化があまりないあるいは改善している事業所の健康管理担当者と情報を交換することにより，問題点を把握するための手がかりを得ることが可能となり，例えば，問診票から得られる生活習慣の特性や勤務形態の特徴などを検証することができる．

　このような分析を行うことで健康管理担当者は，ハイリスクグループの把握や，対象者の特性に応じた介入方法の選定などが可能となり，エビデンスと PDCA サイクルに基づく効果的な健康管理を行うことができるのである．

　そして，例えば職域において腹囲改善対策として 3 つの方法を採用した場合，その効果についても図表 2-2-4 に示したような形で評価を行うことが可能であ

図表 2-2-3 OLAP を用いた健診データの分析例 (1)

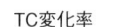

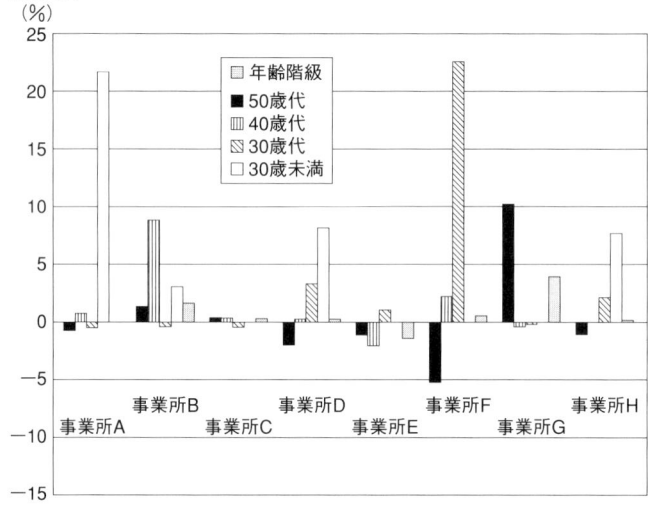

事業所別・年齢階級別にみた総コレステロール変化率（1995-2000年）

図表 2-2-4 OLAP を用いた健診データの分析例 (2)

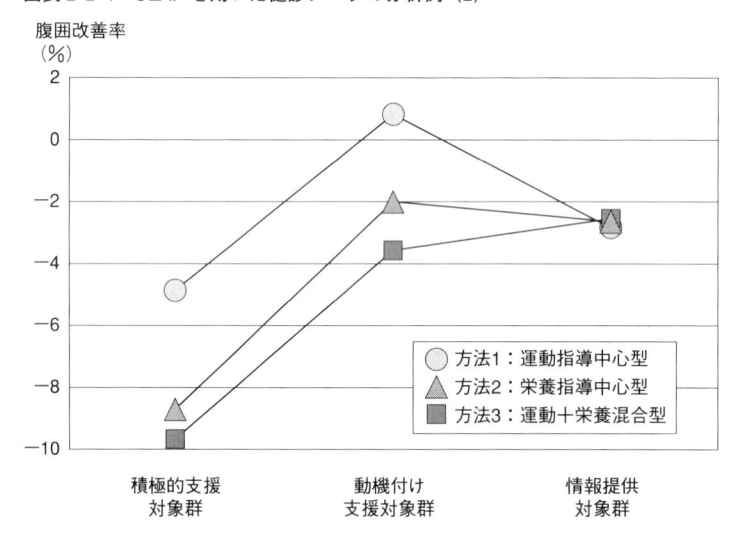

る．

現在，厚生労働省では標準的な保健指導のプロトコールに関する検討が進んでいるが，保健指導が行われる環境および場所や対象者の特性によってその内容は当初は異なるものにならざるを得ない．したがって，保健指導や介入の方法を例えば運動指導中心型，栄養指導中心型，運動＋栄養混合型などと類型化した上で，その有効性を比較検討する枠組みが必要となる．そして，そのような比較検討を通して，対象者の特性別の標準的な保健指導の方法論を確立していくことが可能になる．

2.3 今後の課題

このシステムを活用した特定健診・特定保健指導プログラムの評価のための課題としては以下のような点が挙げられる．

① 検査値の比較可能性の確立

仮にメタボリックシンドロームを対象に介入研究を行った場合，異なった事業所での介入の効果を評価するためには，総コレステロール値などの標準化が必要となる．これらの臨床検査値については，検査機関によって標準値の範囲が異なっており，そのままでは比較することができない．したがって，その比較可能性を保証するための標準化が必要である．もちろんこの前提として検査項目の標準化も必要である．すでに厚生労働省から標準的な検査方法についての指針が出されていることから，関係検査機関はそれに対応することが求められる．

② 介入方法の類型化

現在，国レベルでは保健指導の標準化に関する検討が進んでいるがすでに指摘したように，その内容は指導が行われる場所とその対象者の特性によって異なるものにならざるを得ない．しかしながら，実証的な評価を行うためには，何らかの形で類型化を行う必要がある．保健指導の主たる項目が栄養指導と運動指導であることに着目して，そのバランスおよび内容に着目して類型化する

ことは可能であろう．

③ 問診情報の標準化

保健指導プログラムは対象者の特性によって変わるものである．したがって，そのような行動特性などを評価するための貴重な情報源である問診票について，行動科学的な知見を十分踏まえた上で標準化を図っていく必要があると考える．

④ 評価指標の確立

プログラムを適切に評価するためには，構造（Structure），過程（Process），結果（Outcome）のそれぞれについて評価するための指標をあらかじめ設定しておく必要がある．この点については，すでに述べたようにアメリカ等でディジーズマネジメントという枠組みの中で種々の取り組みが行われてきている（第3章）．今後，諸外国の事例などを参考に，わが国の実情にあった評価指標を作成していく必要がある．

⑤ 人材の育成

健康づくり事業に関しては完全なものはありえず，各プログラムを実行しながら，評価を行い，継続的にその改善を図っていくべきものであろう．したがって関係者が事業を評価するための基礎資料を作成できる人材の育成が必要である．仮に保険者がこのような業務を行うのであれば，保険者にそのような業務を担当する人材をそろえる必要がある．今回作成したシステムはそのような担当者の業務を支援するものになりうるが，このシステムを効果的に活用できるためには，保健医療福祉システムに関する知識に加えて保健統計学や医療経済学，あるいは経営学の知識・技能が必要となる．現在のところそのような人材育成のシステムは確立していない．2008年から新しい仕組みが始まることを考慮すると，現行事業の枠組みの中でOJT的に人材育成を図っていくことが必要であろう．

3. ヘルスサポートプログラムと予測モデル

矢倉尚典

3.1 はじめに

ヘルスサポートプログラムを効率的に運営していくためには，母集団の中から介入すべき集団を特定し，リスクによる階層化を行い，必要な人に適切なタイミングと手法で介入することが必要であり，そのための重要なツールの1つが予測モデルであると考えられる．本節では，ヘルスサポートプログラム運営における予測モデルの役割を初めとして，予測モデルの基本を説明する．

3.2 ヘルスサポートプログラム運営における予測モデルの役割

ヘルスサポートプログラムでは，全員に同じ働きかけを行うのではなく，特定（Identification），階層化（Stratification）というプロセスを経て，働きかけ方の強度・頻度を調整している．これは，人数的には比較的小さなセグメントが医療費の大部分を費消しているという知見（パレートの法則）に基づき，有限で高価な医療関連資源の効果的・効率的な投入を意図していることの表れである．パレートの法則は，1国の富の80％が20％の人口に集中していることを観察した20世紀初頭のイタリアの経済学者 Vilfredo Pareto が起源であるが，経済学以外の分野にも一般化され，米国においてはヘルスケアコストの構造に関する理解においても適用されて，人口のおおよそ20％が直接的な医療費のおおよそ80％を費消すると考えられている．この認識に基づき，ヘルスサポートプログラムでは，働きかけるべき比較的少人数のセグメントを特定し，階層化して投入する資源を調整することにより効果的・効率的な運営を実現しようとしているのである．

働きかけるべき比較的少人数のセグメントの特定・階層化においては，働きかけるべき対象者を適切に選び出して階層分けができているかが，重要なポイ

ントとなる．すなわち，選び出し方が粗く，働きかけるべき対象者以外の人も含めて選び出してしまうと，働きかけるべき対象者以外の人にも働きかけを実施することになり，資源を不効率に投入することになる．また，逆の意味で選び出し方が粗く，働きかけるべき対象者の選び出し漏れが多いと，働きかけて効果を出すべき機会をみすみす逃していることになる．

例を挙げて説明する．例えば，翌年の医療費が高額となる上位10%の人を選び出す場合を考える．母集団が1,000人で構成されているとして，翌年の医療費の高い順に並べたときの1番から100番までになるだろう人を選び出したいとする．今仮に使える情報が何もないとすればどうするだろうか．何も情報がない，すなわち，どの人についても翌年上位10%に入るかどうかについて同じ情報しかないので，無作為に（ランダムに）100人を選んだとする．この場合，選び出した結果にどの程度のことが期待できるだろうか．全員に同じ情報しかないのだから，誰についても翌年上位10%に入る確率は0.1である．選んだ100人のうち平均的には10人しか翌年上位10%の人が含まれず，90人は翌年上位10%でない人が含まれる．この100人に資源投入しても効果が期待できるのは10人で，90人は資源投入しなくてもよかった人である．逆に翌年上位10%の人の9割，90人が選ばれずに残ることになる．効果が期待できたはずの人に資源投入できなかったことになる．選んだ100人がすべて翌年上位10%の人である確率は，$(100/1{,}000) \times (99/999) \times (98/998) \times \cdots \times (1/901)$ となり，0.1の100乗よりさらに小さな値で，もうほとんど期待できない．

次に，例えば，各人の前年の医療費データが利用可能であったとすると，前年医療費上位10%の人を働きかけ対象とするという方式が考えられる．人工透析の必要な腎臓機能障害のように慢性疾患を持っている人は翌年も高額の医療費がかかるだろうから前年の医療費を基準に選び出せば，まったく無作為に選び出すよりは確からしいと期待できる．しかし，前年は医療費が高額であったが翌年はそうではなくなる人，前年は高額な医療費ではなかったが翌年浮かび上がってくる人が多く見られ，前年医療費上位10%の人と翌年医療費上位10%に人には入れ替わりがあることは想像に難くない．この方式はThreshold-based Model（閾値を基準としたモデル）と呼ばれているモデルの一例で，本節第4項で説明するように「選択バイアス，平均値への回帰」の影響を強く受けること

が指摘されている[5].

米国のディジーズマネジメントプログラム（DMプログラム）で対象者の特定・階層化（選び出し）に使用されているツールがPredictive Modelと呼ばれている予測モデルである．この予測モデルは，一般的には，各個人の過去もしくは現在の状態を表す数値を入力し，各個人の将来の状態を予測した指標を計算するモデル（数式）である．各個人について計算された予測指標の数値の大きさにより働きかけの対象とするかどうか，どの階層に分類するか等が決定される．将来の状態として何を予測するか，すなわち，予測指標を何にするかはDMプログラムの内容による．翌年の医療費を予測指標とする場合もあれば，翌年に入院の発生する確率を予測指標とする場合もある．

3.3 予測モデルとはどんなものか

予測モデルとは既知のデータを入力することにより将来の出来事を予測する数式である．この数式（モデル）は過去のデータを基に各種の既知のデータと予測したい出来事との経時的な関係を統計学的に解析することによって構築される．予測モデルは過去のデータを基に構築されるが，ひとたび構築されテストされれば，現在のデータを使って目的とする将来の出来事を予測することに適用・使用することが可能となる．モデル構築の主要なステップは，①予測の目的とする変数（目的変数）の決定，②予測する時期（時間の長さ）の選択，③予測の判断材料（説明変数）候補の再検討，④重要な説明変数の選択および係数（ウエイト）の決定，であるといわれている．以下，脚注5の小論を参考に各ステップを簡単に説明する．

予測の目的とする変数を選択することがモデル構築プロセスの第1ステップである．予測の目的とする変数とは，予測したい将来の状態を表す変数のことで，例えば，特定の疾病に関連した医療費，疾病を問わない医療費の合計（医療費は健康状態の代理変数である），合併症の発生といった特定の健康に関する出来事の発生等，いろいろなものが考えられ得る．以下では，説明の便宜上，

---

[5] Cousins, Shickle, et al.［2002］

モデルの目的変数を（予測された翌年の）医療コストと定義したとして説明を進める．

予測モデル構築の第2ステップ，時間の長さの選択は，目的変数（医療コスト）のいつの状態を予測の対象とするのかを決めることである．医療コストといっても，これから6カ月間の医療コストなのか，1年間なのか，数年間なのかを決めなければならない．たとえば，目的変数を1年間の医療コストと定義することとした場合は，モデルの構築のために，まず，実際の（予測値でない）過去の医療コストを各対象者について合計し，Year-1（予測する期間の前の1年間）の医療コストを計算する．

第3ステップでは，予測したい期間の2年前の1年間（Year-2）の説明変数候補がデータ収集される．レビュー対象のデータのどれもが説明変数候補となり得る．これには，性別，既婚・未婚，年齢といったデモグラフィック・データや，医療費・薬剤費，診断名，医療処置，主要な手術，検査結果，合併症，受診のパターンといった医療費・薬剤費・検査費の請求データからの情報が含まれる．他のデータソースとして，電子カルテ，健康調査の情報もある．モデルが目的とする変数を正確に予測する能力は正確で完全な説明変数候補が利用可能かどうかによって向上するので，利用可能なすべてのデータソースを検討する．

第4ステップでは，統計解析ソフト等のツールを使って，Year-2におけるすべての変数（この時点では説明変数候補である）とYear-1における目的変数の実現値との関係を重回帰分析等の手法を用いて統計学的に評価する．説明変数候補は単独にも組み合わせでも評価され，各説明変数候補のもつ影響の大きさを表す係数（ウエイト）が算出される．ウエイトの大きさは，説明変数の目的変数に対する関係の強さに関連する．つまり統計学的手法を用いて，Year-1における目的変数の値の予測を最適にするためのYear-2における説明変数の組み合わせとウエイトを求めるのである．求められた説明変数の組み合わせとウエイトを用いて目的変数の予測値を算出する数式が作成され，予測モデルが出来上る．この予測モデルにYear-1における説明変数の値を代入して計算すると翌年（Year-0）における目的変数の値が予測できる．

3.4 選択バイアス，平均値への回帰

　本節第2項において，Threshold-based Model（閾値を基準としたモデル）と呼ばれているモデルは「選択バイアス，平均値への回帰」の影響を強く受けることが指摘されていると述べたが，「選択バイアス，平均値への回帰」がどういうもので，その影響を強く受けるとどうなるのかについては説明を省略した．本項で，その点を簡単に説明する．

　所定の指標が所定の基準値・閾値に該当する人をハイレベルの介入の対象とするという特定・階層化の方式は，rules-based, criterion-based, もしくは threshold-based model（閾値を基準としたモデル）と呼ばれる．このモデルでは，医療上の有害事象やリスクの高い医療行為の発生の有無，再入院の種類や頻度，かかった医療費（特定の病態に関連する医療費とすることもあれば，疾病を限定せずかかった医療費総額とすることもあろう）を指標として，それらの指標が所定の閾値を超えた個人に対して集中的な管理を行う．こうした指標は単独で用いられることもあれば，組み合わせて用いられることもある．予測モデルの構築と同様に，閾値をベースとする方法論においても，測定できるデータであればなんでも利用することが可能である．しかしながら，予測モデル構築と異なり，閾値をベースとする方法論では，選択バイアス，平均値への回帰という負の効果を受けやすい．

　選択バイアスは，指標が設定した閾値を超える外れ値を示したことを理由に対象者を選択した場合に発生する．選択バイアスは閾値に基づいたアプローチに内在する問題点で，モデルに組み込む変数の数を増やしても回避できない．選択バイアスを抱えたモデルの重要な問題点は，平均値への回帰として知られている概念である．平均値への回帰とは，所定の指標に関する測定値が時間の経過とともに自然と平均値に近づくという現象のことである．それゆえ，極端な値を示した人を介入対象に選択するという問題は，時間がたてば自然と（介入がなかったとしても），健康の改善，医療費の減少といったよりよいアウトカムを示す可能性が高いということに帰着する．

　閾値に基づいたモデルに関連した選択バイアスと平均値への回帰には2つの重要な意味合いがある．第1は，資源の不適切な配分につながるという問題で

ある．例えば，前年の年間医療費に基づいて高度な介入の対象者を選択した場合，対象者として選択された人々は，介入がなくても翌年は医療費が減る（すなわち，平均値へ回帰する）傾向があり，かつ高コストになる人を管理する機会を逸すので，資源の不適切な配分となり，一般的には好ましくない財政的成果，臨床上の成果に終わってしまう．第2の意味合いは，プログラムの成果・効果の評価に関するものである．高コスト対象者に対する対照群として管理されていない群を設定して比較しない限り，高コスト者の医療費コストが下がったことを介入の効果であると誤って評価してしまう可能性がある．

設定する閾値の種類や個数にかかわりなく，選択バイアスと平均値への回帰は問題をはらんでいる．複数の閾値を組み合わせることは，高度な介入を不適切な人に提供してしまうケースを減らすことに役立つが，平均値への回帰から生ずる制約を軽減することにはならない．

要約すると，閾値を基準とした方式では，単一基準であろうが数十の基準に基づこうが，介入の対象者を選択するときに，選択バイアスが内蔵されているので，平均値への回帰の可能性が高いと考えられる．

一方，予測モデルは選択バイアス，平均値への回帰による負の影響がないので，閾値を基準としたモデルに対して理論的に優位性を持つ．予測モデルは閾値を基準としたモデルよりも正確であると一般には考えられている．その論拠は，予測モデルでは外れ値を示した人を対象者として特定し，そのリスクの程度によって階層化するのではないから，選択バイアスは起こらない，選択バイアスがなければ平均値への回帰の可能性も除去されるというものである．この推論は理には適っているが，論文審査のある学術専門誌で公表された研究論文で検証される必要があろう．脚注5の小論では，閾値を基準としたモデルの正確性と予測モデルの正確性を明示的に比較した論文で論文審査のある学術専門誌で公表されているものは見当たらないとしている．

3.5 介入効果の評価

前項までは，主として，特定と階層化のプロセスにおける予測モデルの役割を述べてきた．本項では，ヘルスサポートプログラムの効果の評価に関連した

3. ヘルスサポートプログラムと予測モデル

予測モデルの役割について解説する．

ヘルスサポートプログラムは多くの医療資源を必要とする（あるいは将来そうなる可能性の高い）集団を特定し，そのようなハイリスク集団に対して自己管理支援を含めた働きかけを行うことにより，患者 QOL の向上と医療資源利用の効率化を図るものである．現実にヘルスサポートプログラムを一定期間運用した後，果たして効果があったのかどうかをどのように評価すればよいのだろうか．対象者がヘルスサポートプログラムに参加したときにどうなったかと参加しなかったときにどうなったかの両方が観察できれば，その2つの結果を比較することによって効果を評価することが可能であるが，両方は観察不能である．対象者 A がヘルスサポートプログラムに参加した場合には，既に働きかけを受けているので対象者 A についてプログラムに参加していなかったらどうなっていたかは観察できない．

次に考えられる方法は疫学の手法である．ヘルスサポートプログラムは効果があるという仮説を検証する目的の研究であれば，無作為化比較試験（randomized controlled trial : RCT）が実施されるだろう．RCT では，対象者集団を無作為に2群に分けることによって，年齢構成等の属性が似かよった集団を2つ作り，一方にはヘルスサポートプログラムを実施し，もう一方には実施しないで，両群の結果を比較する．無作為に2群に分けることにより，ヘルスサポートプログラムを実施したか否か以外の条件は両群で均等になっていることが統計的に期待できるので，この両群を比較すればプログラムの実施の有無による効果が把握できることになる．新薬の開発の場合などでは，盲検化も行われる．盲検化は，薬を飲んでいるということ自体の持つ心理的な効果が結果に影響することを避けるために行われる．具体的には，新薬を飲む群・飲まない群に分けるのではなく，新薬を飲む群とプラセボ（検証目的の成分を含まず，それ以外の色・形状等は新薬とまったく同じもの）を飲む群とに分け，対象者もどちらを飲んでいるかを知らされないし，薬の効果を判断する医師にもそれぞれの対象者がどちらを飲んでいるかを知らされない状態で試験を実施する．この例のように対象者と医師の両方を盲検化するケースを二重盲検化と呼ぶ．ヘルスサポートプログラムの場合は薬におけるプラセボのような設定を行うことは困難であるので，RCT を行う場合でも，ヘルスサポートプログラムに参加してい

るということ自体の持つ心理的な効果を排除することは困難であるという特徴がある．また，仮説検証目的の研究としてではなく，事業としてサービス提供する場合の効果の評価は，仮説検証が目的ではなく，サービスの提供が目的であり，付随的にその活動の成果を評価するのであるから RCT は馴染まない．

次に考えられる方法は，対象者についてヘルスサポートプログラム参加前の状態と参加後の状態を比較するという方法であろう．この方法で問題となるのは，参加前の状態と参加後の状態との差はすべてプログラムによるものであると評価してよいかという問題である．前節で触れたように，対象者の選定を過去における指標の値が設定した閾値を超える外れ値であることを理由に行っている場合は，選択バイアスによる平均値への回帰の影響に留意しなければならない．平均値への回帰により，時間がたてば自然と，介入がなかったとしても，健康の改善，医療費の減少，よりよいアウトカムを示す可能性が高い場合には，プログラムの評価者は高コスト者の医療費コストが下がったことを高度な介入を実施したプログラムの効果であると誤って過大に評価してしまうことが起こり得る．

最後にひとつの考え方として，予測モデルの活用が考えられる．予測モデルに前年の状況を入力し，算出されたものを介入がなければどうなっていたかの予測であると考えて，今年の実績値と比較することで，効果を把握するという方法である．この効果の把握方法が納得性を持つかどうかは，予測モデルの精度（予測結果の確からしさ）にどの程度の信頼を置くかにかかっている．

3.6 米国における予測モデルの実例

① **ACG**

a. 概要[6]

ACG とは "Adjusted Clinical Groups" の略で，米国ジョンズ・ホプキンス大学が開発した「病気の状態・年齢・性別で定義された健康状態に関する分類

---

[6] ジョンズ・ホプキンス大学のサイト〈http://www.acg.jhsph.edu/what/what.html〉visited May 29, 2003 の情報を中心にまとめた．

カテゴリー」である．この分類カテゴリーを利用して医療費推計を行うソフトウェア"The Johns Hopkins ACG® Case-Mix System"がJohns Hopkins Bloomberg School of Public Healthからリリースされている．従来，このシステムには予測モデルに特化した機能は組み込まれておらず，ACGにグルーピングするアルゴリズムを活用してユーザーが予測モデルをカスタマイズしていたが，2003年4月にリリースされたVersion 6.0から"The acgPM"と呼ばれる予測モデルの機能が追加されている．

ACGでは，まず集団の各人に記録されたICD 9-CMのすべてのコードに対して32個のADG（診断名グループ分類 Adjusted Diagnosis Groups）のどれか1つを割り振り，次に各人の持つADGの組み合わせおよび年齢・性別を基にその人が93個のどのACGに属するかを決定する．したがって，ACGはカテゴリー間相互に排他的である（1人の人が2つ以上のACGコードを持つことはない）という特徴を持っている．

b. acgPMの概要[7]

このモデルでは2種類のリスク予測指標（probability scoreとpredicted resource index）が算出される．probability scoreはその人が翌年ハイリスク・グループとなる確率であり，predicted resource indexはその人が翌年どれくらいの医療資源を要するようになるかを相対値で表わしたものである．

ここで言うハイリスクとは，各人別に予測された翌年の医療費がその集団における上位5％以内に入ると予想される人と定義している[8]．疾病別に（あるいは，ある特定の疾病について）ハイリスクとなるアルゴリズムを設定しているのではない．もちろん，ACGをベースにしているので，ハイリスクと分類されたグループの疾病を見ていけば，例えばハイリスクで糖尿病を持っている人という識別は可能である．

---

[7] The Johns Hopkins ACG® Case-Mix System Version 6.0 Release Notes,〈http://www.acg.jhsph.edu/library/pdf_docs/Doc 60/releasenotes 60.pdf〉visited July 10, 2003

[8] この5％という水準は，各種の水準でテストを重ねた結果，モデル開発目的で設定したものであり，ユーザーがハイリスクの定義として他の水準（例えば上位1％）を採用することを妨げるものではないと説明している．

このモデルにリスクファクターとして組み込まれている変数は次の7つである．

(1) 年齢（新生児から64歳までの7つの年齢区分）
(2) 性別
(3) ACG（特定の個別ACGコードに加え，罹患率の大きさによる3区分）
(4) "hospital dominant" マーカー（ケアは様々な形態で提供されうるが病院でのケアが主要である診断名を示す）
(5) 妊娠の有無
(6) 薬剤費額水準（過去の薬剤費履歴に基づく5区分）
(7) EDC（Expanded Diagnosis Clusters 影響の大きな慢性症状を示す区分）

モデルの開発に際しては，複数のヘルスプランの200万人以上のデータを split half approach[9] で使用し，probability score にはロジスティック回帰モデルを，predicted resource index には通常の最小二乗法による多重回帰モデルを適用した．

現在のモデルの予測対象は非高齢者（65歳未満）であり，probability score と predicted resource index は，総医療費を対象にしたものと薬剤費のみを対象にしたものの2セットが用意されている．

probability score で各人が翌年ハイリスク・グループとなる確率が算出されるから，probability score が例えば0.4以上の人は誰か，何人いるか，また，0.6以上とすればどうかといったシミュレーションを行い，そのときの該当者の疾病による分類集計や医療費の相対指数の集計ができる．具体的な集計例として Version 6.0 Release Note に図表2-3-1に示した表が掲載されている．

c. acgPM の予測精度

acgPM の予測精度に関し，Version 6.0 Release Note では次のように説明されている．上記のとおり，acgPM は疾病ごとにハイリスクを予測しているのではないが，ハイリスク予測により抽出された者を疾病ごとに分類集計して，それぞれの疾病の患者全体に対してハイリスクと予測された者の割合として図表

---

[9] 対象データをランダムに2グループに分け，一方をモデルの作成に使用し，他方を作成したモデルの検証に使用する方式．

3. ヘルスサポートプログラムと予測モデル

図表 2-3-1　acgPM による予測結果集計例 (1)

主要慢性疾患別, probability score 区分別の人数および医療費相対指数予測値

疾患区分	人数				医療費相対指数予測値の平均			
		Probability Score 区分			Probability Score 区分			
	Total	≥0.4	≥0.6	≥0.8	<0.4	≥0.4	≥0.6	≥0.8
関節炎	17,649	940	463	172	2.18	6.82	9.31	15.71
喘息	27,863	764	386	136	1.43	6.75	9.29	14.85
糖尿病	16,991	1,307	716	345	2.67	7.59	10.62	17.36
高血圧症	50,122	2,064	1,011	457	2.06	7.25	10.27	17.57
虚血性心疾患	9,330	971	514	242	3.27	7.40	10.35	17.33
うっ血性心不全	1,634	460	292	184	5.17	8.81	12.26	19.61
高脂血症	31,240	1,170	529	186	1.97	7.13	9.49	15.46
腰痛	61,980	1,493	723	279	1.76	6.53	8.77	14.27
うつ病	10,190	599	298	113	2.09	6.63	9.03	14.30
慢性腎不全	742	308	253	183	13.11	16.48	19.40	25.21
慢性閉塞性肺疾患	6,204	545	301	147	2.58	7.71	10.24	16.68

出典：The Johns Hopkins ACG® Case-Mix System Version 6.0 Release Note

2-3-2 を示し, acgPM で抽出した場合の方が, 前年度ハイコストであったという条件で抽出した場合 (以下, PC 方式という) に比べ, DM プログラム対象疾病の者 (言い替えると, DM プログラムにより介入効果の期待できる疾病の患者) が多く含まれるので, DM プログラム対象者特定の精度が PC 方式より優れていると主張している.

また, 図表 2-3-3 を示し, Sensitivity (真の人全体のうち真として抽出された人の割合), Positive Predictive Value (真として抽出された人のうち事実真であった人の割合) とも, acgPM の方が PC 方式より優れていると主張している.

図表 2-3-3 の確率閾値 0.4 の場合の諸数値を当てはめて, 人数規模 1 万人の集団における人数分布を試算してみると図表 2-3-4 のとおりとなる.

すなわち, ハイリスクの定義は上位 5％ だから, 1 万人に対してハイリスク者は 500 人である. 例えば, 確率閾値＝0.4 の場合, 抽出される人数比率が 1.33％ だから, acgPM による抽出結果は 133 人 (②) であり, その PPV (陽性適中率：ハイリスクと予測された人のうち現実にハイリスクである人の割合) が 0.59 だから, 抽出された 133 人のうち真にハイリスクである者は 78 人 (③) だった

図表 2-3-2　acgPM による予測結果集計例 (2)

ハイリスクと予測された集団における主要慢性疾患患者の割合の比較

疾患区分	ハイリスク集団における割合		比率 B/A
	acgPM(A)	PC 方式(B)	
高血圧症	37.91	26.96	1.41
腰痛	27.42	17.19	1.60
糖尿病	24.00	13.39	1.79
虚血性心疾患	17.83	22.72	0.78
関節炎	17.26	13.33	1.29
脂質代謝異常	21.49	13.30	1.62
うっ血性心不全	8.45	7.42	1.14
喘息	14.03	6.87	2.04
慢性閉塞性肺疾患	10.01	7.05	1.42
うつ病	11.00	4.85	2.27
慢性腎不全	5.66	5.40	1.05

出典：The Johns Hopkins ACG® Case-Mix System Version 6.0 Release Note
ただし，比率欄は筆者が試算し追加した．

図表 2-3-3　acgPM による予測結果集計例 (3)

総医療費に関するモデルの精度比較

probability score 閾値	集団内の構成割合	acgPM		PC 方式	
		感度	陽性適中率	感度	陽性適中率
.4	1.33%	0.16	0.59	0.12	0.46
.5	0.89%	0.12	0.66	0.09	0.50
.6	0.63%	0.09	0.72	0.07	0.54
.7	0.42%	0.06	0.76	0.05	0.57
.8	0.25%	0.04	0.80	0.03	0.62
.9	0.10%	0.02	0.84	0.01	0.69

約 41 万人の検証用サンプルによる試算である．
PC 方式の集団は acgPM によるハイコスト集団と同人数となるよう抽出した．すなわち，acgPM において probability score 0.7 以上として抽出したハイリスク者が 100 人ならば，PC 方式では前年医療費の上位 100 人を抽出した．

出典：The Johns Hopkins ACG® Case-Mix System Version 6.0 Release Note

3. ヘルスサポートプログラムと予測モデル

図表 2-3-4　acgPM のパフォーマンスのイメージ

確率閾値＝0.4 の場合		翌年の実績		
		ハイリスク	その他	計
予測結果	ハイリスク	③78	55	②133
	その他	422	9,445	9,867
	計	①×0.05 500	9,500	①10,000

(注)　検算：Sensitivity＝78/500＝0.16
　　　②＝①×0.0133
　　　③＝②×0.59

ということである．つまり，抽出された者のうちハイリスクでない者が55人含まれており，また，ハイリスク者のうち422人は抽出されていないということである．

　ここで留意すべき点は，PPV の値をどう理解するかである．すなわち，PPV＝0.59でハイリスクでない者が41%（55人）も含まれているからモデルの予測精度が悪いと考えるべきなのかどうかという点を補足しておく．まず基本的に「誰々はハイリスクになる，誰々はハイリスクにならない」と決定論的に予測できるものとは考えておらず，「誰がハイリスクになるかは不確実（各人ともハイリスクになる確率を持っており，その大きさは各人によって異なる）」と考えている．モデルにより各人のハイリスク確率を算出するわけであるが，モデルの確率予測が正しい場合でも，仮に，ハイリスク確率0.8の人が63人，ハイリスク確率0.4の人が70人，他の9,867人はハイリスク確率が0.4未満であったとすると，期待値通りに実現した場合，133人に対するハイリスク発生数の期待値は $63 \times 0.8 + 70 \times 0.4 \fallingdotseq 78$ で，PPV＝0.59は期待値が実現しただけということになり，予測精度の問題ではなく，もともとの確率分布の問題ということにもなる．（また，ハイリスクでないとされた集団9,867人についても，ハイリスク者が422人発生しているが，発生率の標本平均は0.0428，有意水準5%の信頼区間は [0.0388, 0.0468] であり，ハイリスク確率が0.4未満と予測されている分布にもよるが，予測精度の問題は見られないかもしれない．）ただし，PPVを比較する場合，すなわち，同じ集団に対して A 方式を適用した場合と B 方式

を適用した場合を比較するなら，PPVの大きい方が優れていると判断することができる．

PC方式の場合の数値について，同様に人数規模1万人の集団における人数分布を試算してみると図表2-3-5のとおりとなる．

PC方式で，すなわち，前年度医療費の高かった人から順に133人を抽出した場合，そのうち翌年ハイリスクである者は61人であったので，ハイリスクでない者が72人含まれていたということである．

acgPMの方が17人多くハイリスク者を抽出できている勘定になり，それがacgPMの方が予測精度が優れているとの主張の根拠であるが，Version 6.0 Release Noteには，「リスク・ファクター・データが限られているから，モデルの予測能力にも限界がある．」との記述もある．

なお，一般的に言えることであるが，確率閾値を高く設定するほどPPVは高くなり，抽出した人が真にハイリスクである割合は向上するが，抽出される人数が小さくなるので，Sensitivity（感度：現実のハイリスク者のうちハイリスクと予測される者の割合）は小さくなり，真にハイリスクでも抽出されない割合が高くなるというトレード・オフの関係が存在する．

② フラミンガムスタディによる冠疾患発生予測モデル

特定の疾患の発症を予測するモデルも開発されている．本節を締めくくるにあたって，フラミンガムスタディによる冠疾患発生予測モデルについて説明し

図表2-3-5　PC方式のパフォーマンスのイメージ

確率閾値＝0.4の場合		翌年の実績		
		ハイリスク	その他	計
予測結果	ハイリスク	③61	72	②133
	その他	439	9,428	9,867
	計	①×0.05 500	9,500	①10,000

(注) 検算：Sensitivity＝61/500＝0.12
　　　②＝①×0.0133
　　　③＝②×0.46

ておきたい．フラミンガムスタディは1948年に米国のマサチューセッツ州フラミンガムで開始された冠状動脈性心疾患に関するコホート研究で，各種の研究成果が発表されている．ここでは，1998年に発表された論文[10]に基づいて，個人ごとに10年間の冠疾患発生リスクを算出する予測モデルを説明する．この論文となった研究では，白人で年齢が30歳から74歳の男性2,489人，女性2,856人を12年間追跡した結果を解析して予測モデルが提示された．

このモデルで予測に使っているリスクファクターは，性別，年齢，総コレステロール，HDLコレステロール，血圧，糖尿病の有無，喫煙状況である．これらのリスクファクターを用いて，個人ごとに10年間の冠疾患発生リスクを算出するステップは以下のとおりである．この論文では，リスクファクターとして総コレステロールを用いるモデルと，LDLコレステロールを用いるモデルとが提示されているが，ここでは，総コレステロールを用いた男性の場合のモデルを例として取り上げる．女性の場合は係数が異なる．詳しくは原著論文を参照されたい．

リスクの算出は次の5ステップで行う．

ステップ1：下記算式で，値Lを計算する

$L = 0.04826 \times$ 年齢

+ $\begin{cases} -0.65945 & (総コレステロール<160 \text{ mg}/dl) \\ 0.0 & (160 \leq 総コレステロール \leq 199) \\ 0.17692 & (200 \leq 総コレステロール \leq 239) \\ 0.50539 & (240 \leq 総コレステロール \leq 279) \\ 0.65713 & (280 \leq 総コレステロール) \end{cases}$

+ $\begin{cases} 0.49744 & (HDL コレステロール<35) \\ 0.24310 & (35 \leq HDL コレステロール \leq 44) \\ 0.0 & (45 \leq HDL コレステロール \leq 49) \\ -0.05107 & (50 \leq HDL コレステロール \leq 59) \\ -0.48660 & (60 \leq HDL コレステロール) \end{cases}$

---

[10] Wilson, Agostino, et al. [1998].

$$+ \begin{cases} -0.00226 & （血圧は optimal） \\ 0.0 & （血圧は normal） \\ 0.28320 & （血圧は high normal） \\ 0.52168 & （血圧は stage I hypertension） \\ 0.61859 & （血圧は stage II hypertension） \end{cases}$$

$$+ \begin{cases} 0.42839 & （糖尿病あり） \\ 0.0 & （糖尿病なし） \end{cases}$$

$$+ \begin{cases} 0.52337 & （喫煙者） \\ 0.0 & （非喫煙者） \end{cases}$$

血圧に関するカテゴリー分けは図表2-3-6のとおりである．

図表2-3-6　血圧に関するカテゴリー分け

		拡張期血圧				
		＜80	80〜84	85〜89	90〜99	≧100
収縮期血圧	＜120	optimal				
	120〜129	normal				
	130〜139	high normal				
	140〜159	stage I hypertension				
	≧160	stage II hypertension				

ステップ2：上記算式の各変数を平均で評価して，値Gを算出する．

$G = 0.04826 \times 48.5926$

$$+ \begin{cases} -0.65945 & \times 0.07433 \\ 0.0 & \times 0.31217 \\ 0.17692 & \times 0.38851 \\ 0.50539 & \times 0.16673 \\ 0.65713 & \times 0.05826 \end{cases}$$

$$+ \begin{cases} 0.49744 & \times 0.19285 \\ 0.24310 & \times 0.35476 \\ 0.0 & \times 0.14866 \\ -0.05107 & \times 0.19646 \\ -0.48660 & \times 0.10727 \end{cases}$$

3. ヘルスサポートプログラムと予測モデル　65

$$
\begin{aligned}
&+ \left\{ \begin{array}{ll} -0.00226 & \times 0.20048 \\ 0.0 & \times 0.24027 \\ 0.28320 & \times 0.20048 \\ 0.52168 & \times 0.22820 \\ 0.61859 & \times 0.13057 \end{array} \right. \\
&+ \left\{ \begin{array}{ll} 0.42839 & \times 0.05223 \\ 0.0 & \times 0.94777 \end{array} \right. \\
&+ \left\{ \begin{array}{ll} 0.52337 & \times 0.40458 \\ 0.0 & \times 0.59542 \end{array} \right. \\
&= 3.0975
\end{aligned}
$$

ステップ 3：$A = L - G$ を算出する．
ステップ 4：$B = e^A$ を算出する．
ステップ 5：$P = 1 - [S(t)]^B$ で 10 年間の冠疾患発生確率を求める．ここで，$S(t)$ は平均者における冠疾患未発生の確率を示す値で，本例の男性の場合は 0.90015 とされている．

　たとえば，男性 55 歳，総コレステロール 250 mg/dl，HDL コレステロール 39 mg/dl，血圧 144/88 mmHg，糖尿病なし，喫煙者の場合を計算してみると，
　　$L = 0.04826 \times 55 + 0.50539 + 0.24310 + 0.52168 + 0.52337 = 4.4478$
　　$A = 4.4478 - 3.0975 = 1.3503$
　　$B = e^{1.3503} = 3.85874$
　　$P = 1 - 0.90015^{3.85874} = 1 - 0.66637 = 0.3336$
となり，10 年間に冠疾患を発症する確率は 33％ と計算される．

　これは米国のフラミンガムにおける調査結果から推計された予測モデルであるので，日本人についても同じ計算式が当てはまるとは限らない．わが国の職域における研究によると，このフラミンガムの予測モデルによる冠疾患発生期待数はある職域における実測数の約 5.9 倍であったことが報告されている[11]．この予測モデルでは実測数より高い冠疾患リスクとして算定されるが，カットオフ値を使ってハイリスク群の選定に使用する目的では，かなり妥当なツールと

---

[11] 松田・坂巻編著 [2004]．

考えられたとコメントされている．また，働きかけ支援の場面においても，それぞれのリスクファクターを改善すると発症確率がどのように下がるのかをシミュレートして数字で示すことができるので，動機付けに有効との評価もある．

4. 予防的介入の効果推計への診断群分類の活用

松田晋哉

4.1 健康づくりの効果判定をどのように行うのか

　疾病管理プログラムを含めて，予防的介入がプログラムとして成立するためには対象集団における当該傷病の大きさ（患者数およびその財政的負担など）が計測できることが必要となる．本章の第3節で矢倉が詳説しているように，米国ではこの目的のためにCRGやACGといった分類が開発されている．

　わが国の特定健診・特定保健指導事業においても，その効果を検証するためには類似の仕組みが必要となる．ここで留意すべき点は評価のための仕組みはできるだけルーチンワークの中で作成されるようにすることである．さもないと評価のために多大の労力が必要となり，プログラムの継続が困難となりかねない．

　本節では，そのような枠組みとして，わが国独自の診断群分類であるDPC（Diagnosis Procedure Combination）が利用可能であることを説明する[12]．

4.2　DPCの構造

　図表2-4-1にDPCの構造を示した．DPCの構成は，14桁コードになっている．数字の羅列で見づらい形になっているが，実はこの14桁の数字は，それぞれに意味がある．

　最初の6桁は病名に相当する．初めの2桁が主要診断群MDCで，図表2-4-2に示したとおり，例えば，これが「01」であれば神経，「02」であれば眼科，「03」であれば耳鼻咽喉科，「10」であれば内分泌代謝系となる．それから，次の4桁がICD 10（International Classification of Diseases）に対応するいわゆ

---

[12] 松田 [2007].

第2章 ヘルスサポートプログラムの方法論

図表 2-4-1　DPC の構造

```
10 00103 x 01 1 1 00
```

- 主要診断群
- 分類コード
- 入院種別
- (平成18年度分類では設定なし)
- 年齢・体重・JCS条件

　年齢が条件の場合
　　1　A歳未満
　　0　A歳以上
　出生時体重
　　1　1,000g未満
　　2　1,500g未満
　　3　2,500g未満
　　4　2,500g以上
　Japan Coma Scale
　　1　30以上
　　0　30未満

- 手術等サブ分類

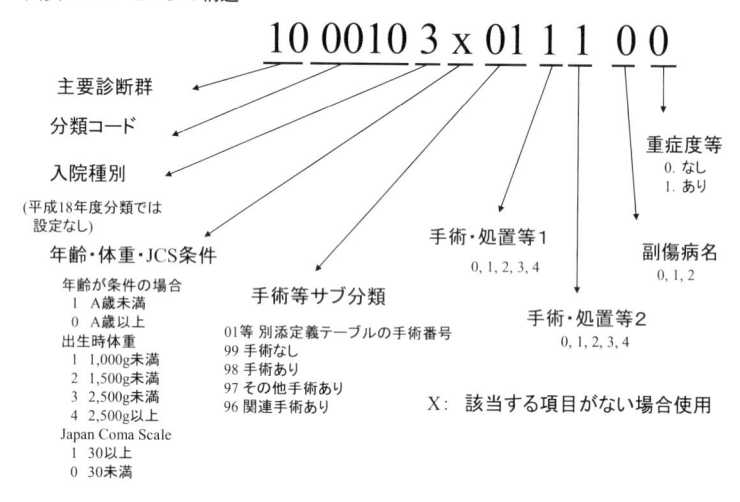

　01等　別添定義テーブルの手術番号
　99　手術なし
　98　手術あり
　97　その他手術あり
　96　関連手術あり

- 手術・処置等1　0, 1, 2, 3, 4
- 手術・処置等2　0, 1, 2, 3, 4
- 重症度等　0. なし　1. あり
- 副傷病名　0, 1, 2

X：該当する項目がない場合使用

図表 2-4-2　DPC の主要診断群（MDC）

主要診断群（MDC）	MDC 日本語表記
01	神経系疾患
02	眼科系疾患
03	耳鼻咽喉科系疾患
04	呼吸器系疾患
05	循環器系疾患
06	消化器系疾患，肝臓・胆道・膵臓疾患
07	筋骨格系疾患
08	皮膚・皮下組織の疾患
09	乳房の疾患
10	内分泌・栄養・代謝に関する疾患
11	腎・尿路疾患及び男性生殖器系疾患
12	女性生殖器系疾患及び産褥期疾患・異常妊娠分娩
13	血液・造血器・免疫臓器の疾患
14	新生児疾患，先天性奇形
15	小児疾患
16	外傷・熱傷・中毒，異物，その他の疾患

る病名である．このように上6桁で病名が表され，これを「基本DPC」と呼ぶ．

その次に，これは日本独自のものであるが，「入院種別」というコードが設定されている．ただし，2006年度分類ではこのコードは使わないことになった．

その次の「年齢・体重・JCS条件」であるが，これは基本的には同じ病気であっても，年齢によって医療資源の投入量に違いがある場合に，それを分けるコードである．例えば，川崎病などがそのようなものに相当する．体重は新生児の場合に用いられる．すなわち，新生児の場合は出生時体重が，その後の医療資源の投入量に大きく影響するという知見から，このような区分が用いられている．

また，Japan Coma Scaleは脳血管障害のように，入院時の意識レベルがその後の医療資源に影響する分類で用いられている．

その次は「手術等サブ分類」である．手術の違いは，病態の違いを反映しているという考え方に基づいて，基本DPCごとに手術の種類によって分類する．

「手術・処置等1」「手術・処置等2」は補助手術や化学療法，放射線療法等の有無が記載される．ただし，単純になし・ありということではなく，医療資源の必要度を反映させて「0」「1」「2」「3」「4」という形になっている．

「副傷病名」は，併存症や続発症の有無によって手間のかかり具合が異なるので，これを評価するものである．

最後に，以上のものでは吸収できないが，医療資源の投入量に関係するような条件のためのコードが設定されている．例えば白内障であれば，片眼であるのか，両眼であるのかというようなことである．

4.3　DPCとレセプトデータダウンロード方式

以上のようにDPCは病名とどのような診療行為が行われたかで分類が決まっていく仕組みになっている．その分類のためのコンピュータ上の仕組みはRDDL（Receipt Data Download：レセプトデータダウンロード）方式を基本としている．わが国は出来高払いを原則とした診療報酬体系を構築してきたために，レセコン[13]を使って各患者にどのような診療を行ったのかについて診療，検査，

---
[13] レセプトコンピューター，診療報酬明細書等を作成する医療事務用コンピューター．

画像診断，薬剤などの大部分について詳細な情報を持った情報を作成することが可能となっている．国際的に見ても，国レベルではほぼ同じフォーマットですべての患者について，病名も含めた具体的な診療情報が保険者に集積されるシステムを持っている国は日本以外には見当たらない．例えば，わが国とほぼ同様の国民皆保険制度を有しているフランスでは医師から患者を介して保険者に送られる領収書にはKC 50（外科的な医療行為50点分）という情報が記載されるだけで，病名や診療行為の詳細については報告されない．

わが国のレセプトではこれらの詳細な情報が記載されており，これを利用すればレセプトからDPCを発生させることが可能となる．ここで問題となるのは病名と情報の電子化である．まず，病名であるが現行レセプトでは主病名と副傷病名を記載することになっている．この病名をICD 10に適切に転換することができれば，あとはレセコン内に辞書としてある医科点数表のコードを用いて，基本DPC（上6桁）＋手術の有無＋手術・処置等の有無＋副傷病の有無のレベルでDPCに準じた患者分類を行うことができる．

病名のコード化についてはMEDIS（Medical Information Analysis System）標準病名からICD 10を検索する「病名くん」が東京大学の大江和彦教授によって開発されており[14]，これを使用することが可能である．このDPC類似情報は，あくまで集団レベルでの傷病負荷の推計に用いるもので，個々の患者の診療報酬支払いを目的としたものではないので，分類の厳密な正確性は要求されない．

4.4　DPCを用いた集団の傷病構造の推計

今後電子レセプトが一般化すれば，保険者レベルでこのDPC類似分類を用いることで図表2-4-3のような外来から慢性期医療，さらには介護までを含めた傷病に関する集計表を作成することが可能となる．例えば，それぞれの集団における1人当たり平均医療費を用いると，糖尿病で外来通院している患者について，透析に入る者を10人減らす，あるいは健診で耐糖能異常が見つかった者について，薬物治療を必要とするものを100人減らすことでどのくらい医療費

---

[14] http://www.medis.or.jp/

図表2-4-3 DPCを用いた集団の傷病構造の把握とヘルスサポートプログラムの効果の推計

保険者A

基本DPC	副傷病	外来	一般病床	療養病床
100110				
100070	副傷病なし			
	副傷病あり			
	再掲 糖尿病性網膜症			
	腎障害			
	神経障害			
	…			
	…			

100070: 2型糖尿病
100110: 軽症糖尿病・耐糖能障害

二次医療圏単位，都道府県単位，国レベルおよび保険者単位でこのような総括表を作ることでヘルスサポートプログラムの効果の評価が可能になる．例えば，糖尿病のヘルスサポートプログラムについて，それを導入することでどの程度合併症の発生が予防でき，それによりどの程度の医療費の節約ができるかなどが評価できる．

増を抑制できるかが推計できる．

このようにDPCをベースとして地域単位，保険者単位で疾病構造とそれによる医療費を推計することで，予防活動の効果の評価が可能となるのである．そして，このような枠組みをわが国の国民皆保険制度に応用すれば，国レベルでのヘルスサポートの取り組みを展開することが可能になる．

第2章参考文献

坂巻弘之［2005］，疾病管理の概念とわが国への適用，講座 医療経済・政策学第4巻「医療技術・医薬品」：163-184，勁草書房
松田晋哉・坂巻弘之編著［2004］，日本型疾病管理モデルの実践，じほう
松田晋哉［2007］，基礎から読み解くDPC第2版，医学書院
Cousins, Michael S., Lisa M. Shickle, et al. [2002], "An Introduction to Predictive Modeling for Disease Management Risk Stratification", *Disease Management*, Vol. 5(3) : 157-167
Wilson, Peter W. F., Ralph B. D'Agostino, et al. [1998], "Prediction of Coronary Heart Disease Using Risk Factor Categories", *Circulation*, Vol. 97 : 1837-1847

第3章

アメリカにおけるヘルスサポートプログラムの展開

小林　篤

　アメリカにおけるヘルスサポートの展開は，アメリカのディジーズマネジメントの展開として捉えることができる．本章の記述はその考え方に基づいている[1]．

　日本におけるヘルスサポートプログラムは，日本の実践の蓄積をもとに，アメリカで発展したディジーズマネジメントの観念を取り入れて成立している．その意味で，アメリカで発展したディジーズマネジメントの展開を理解することは，日本におけるヘルスサポートの概念の理解に有益であると考えられる．

　アメリカのディジーズマネジメントが用いるアプローチは，特定の疾患の患者集団・その予備群と彼らを担当する医師その他の医療従事者の双方に，技術革新により得られた技術を使って効率的に働きかけることにより，医療資源利用の効率性の向上（その1つとして医療コストの抑制）・医療サービスの質の向上の双方を実現しようとする統合的システマティックなアプローチである．

　アメリカのディジーズマネジメントは，医療資源の配分に関する観点からは医療資源の効率的配分に関する新しいアプローチとして，またその実際的な担い手は民間事業者でありビジネスの観点からはヘルスケアビジネスの新しいモデルとして捉えることができるものである．

　なお，アメリカでは本書で取り上げるヘルスサポートプログラムは，ディジーズマネジメントプログラムと呼ばれているので，特にヘルスサポートと呼ぶ必要がある場合を除き本章ではディジーズマネジメントと表記する．また，本章ではアメリカのヘルスケア関係の特有の用語が用いられているが，その意味

---

[1] 本章の記述は損保ジャパン記念財団［2003］に負うところが大きいことをお断りしておく．同財団の報告書の利用を許諾してくださった関係者に感謝する．

については本書巻末の用語集を参照されたい．

　本章の構成は次の通りである．最初にアメリカにおけるディジーズマネジメントの沿革と現状を整理し，次にアメリカにおけるディジーズマネジメントの概念，そのプロセス・その手法を解説し，ビジネスモデルとして捉えられるディジーズマネジメントを取り上げ，最後にディジーズマネジメントの今後を考える．

1. アメリカにおけるディジーズマネジメントの沿革と現状

1.1 アメリカにおけるヘルスケアシステムの特徴

 アメリカにおけるディジーズマネジメントに関する沿革を理解するためには，アメリカにおけるヘルスケアシステムの特徴を知っておくことが有益である．ここでは数多くの特徴を有する，アメリカのヘルスケアシステムのうち，ディジーズマネジメントに関する沿革を理解するために必要最低限の内容を記述する．

 アメリカにおいてディジーズマネジメントが発生し発展していく過程において，多様なモデルが存在し，競争的な環境の中で多様な試行錯誤の取り組みがなされていた点が，重要である．画一的なモデルしか存在せず，多様な試行錯誤がなされない環境では，このような発展があり得たかどうかは大いに疑問である．

① アメリカにおける健康保険制度と多様性

 アメリカにおける健康保険（Health Insurance）とは，営利健康保険（Commercial Health Insurance），非営利民間健康保険（Private Noncommercial Health Insurance）および社会保険（Social Insurance）を包含する広い概念としても実務的に理解されている[2]．本章でいう健康保険制度とは，日本における公的な健康保険制度より広い概念として用いる．

 健康保険制度の対象者の状況は以下の通りである．アメリカにおいては，わが国のような全住民を一律対象とした公的な医療保障制度は存在しないが，一部の者を対象とする医療保障制度がある．65歳以上の高齢者・65歳未満の障害者・末期腎不全患者を対象とするメディケア，および貧困者を対象とするメデ

---

[2] 保険用語の基本的な辞書である *Dictionary of Insurance Terms* では，健康保険（Health Insurance）にはこの3つの基本的な形態があるとしている．

図表3-1-1　アメリカにおける健康保険制度加入状況（2004年，2005年）

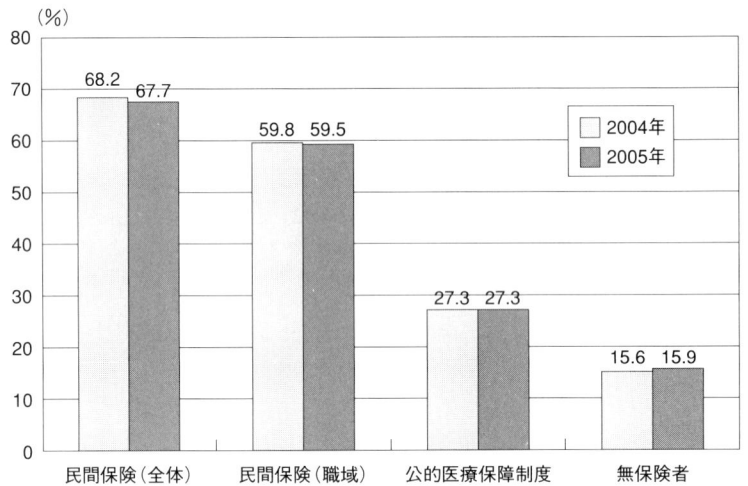

(%)

区分	2004年	2005年
民間保険（全体）	68.2	67.7
民間保険（職域）	59.8	59.5
公的医療保障制度	27.3	27.3
無保険者	15.6	15.9

出典：U.S. Census Bureau, *Income, Poverty, and Health Insurance Coverage in the United States: 2005*, August 2006, p. 21.

ィケイド等の公的医療保障制度が運営されている．公的医療保障制度は，人口の約4分の1程度をカバーしているだけである．一方，営利健康保険，非営利民間健康保険を合わせた民間保険の役割は大きく，民間保険加入者は約7割を占めている．また，これらの健康保険制度の適用がない，無保険者が16%程度存在している（図表3-1-1を参照．なお，これらの合計数値が100%を超えるが，これは複数の健康保険制度加入者が存在しているためである）．

アメリカの多くの企業等では，雇用主[3]が従業員福利厚生の一環として医療保障のサービスを提供している．医療保障を行う形態は，自分で自家保険を実施する場合も外部の民間保険を利用する場合もあるが，民間保険の利用が一般的である．このため，図表3-1-1が示すとおり，民間保険加入者の内訳を見ると，職域加入（雇用主が契約者，従業員等が被保険者となる）による者が圧倒的に多く，職域加入以外の加入者はごく少数である．アメリカの健康保険制度は，

---

[3] 営利組織の企業だけでなく，大学等の非営利組織も自社（自組織）の従業員等に対して医療保障のサービスを提供していることが多いので，本章では企業に限らない意味で「雇用主」との表現としている．

雇用主ベースと言われるゆえんである．

　自家保険も民間保険も多種多数に存在し，それらの保険者の形態・運営を包括的に一律に規制する立法はなされていない．したがって，多様な形態・運営の保険者がアメリカには存在することになっている．また，雇用主ベースのシステムは，健康保険制度に雇用主の考え方が反映する傾向をもたらしている．

② アメリカのヘルスケアシステムにおいて用いられる用語

　アメリカのヘルスケアシステムにおいては，Provider, Payer, Health Planという特有の用語が用いられている．アメリカのヘルスケアシステムについて理解するためには，その概念を理解することが必要である．Provider, Payer, Health Plan は，それぞれに多様な態様があり，またその意味も多義的である．以下において，それぞれの概念について基本的なことを説明する．

　Provider（医療プロバイダー）は，医療サービスを提供する者という意味である．アメリカのヘルスケアシステムにおける Provider は，病院，薬局のような「医療機関」と，医師，薬剤師，歯科医師，看護師のような「医療サービスを提供する人間」を，ともに包含するとの見方がある[4]．一方，医師を意味する用語として用いられる場合が多いとの見方もある[5]．本章では，Provider を医療プロバイダーと表現することにする．

　Payer（保険者）は，医療プロバイダーに対して医療費の支払いをする者である．健康保険制度における保険者は，Payer である．通常は，保険会社を意味することが多いが，保険会社と契約するのではなく企業等の雇用主自身が保険者となって従業員の医療費をカバーする自家保険運営の場合もアメリカでは多い．この場合，Payer は企業等の雇用主である．本章では，Payer を保険者と表現することにする．

　アメリカのヘルスケアシステムにおける Health Plan（健康保険プラン）という用語は，一義的ではない．実務では，健康保険という保険サービスのみならず医療プロバイダーのネットワークも含めた，ヘルスケアサービスの供給システム全体を意味する場合もあれば，そのようなシステムを企画設計，運営して

---

[4] Dacso and Dasco [1999], pp. GL-42, GL-43.
[5] Kongstvedt ed. [2001], p. 1372.

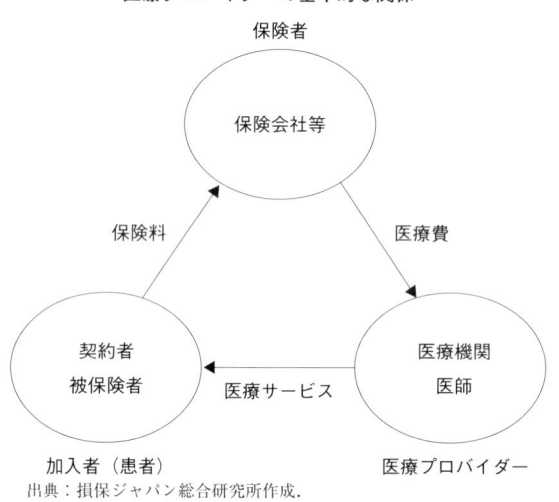

図表 3-1-2　健康保険プランにおける加入者（患者），保険者，医療プロバイダーの基本的な関係

```
                    保険者
                　┌─────────┐
                  │ 保険会社等 │
                　└─────────┘
                  ↗         ↘
            保険料             医療費
              ↗                 ↘
    ┌─────────┐  ←医療サービス←  ┌─────────┐
    │ 契約者    │                 │ 医療機関  │
    │ 被保険者  │                 │ 医師      │
    └─────────┘                 └─────────┘
     加入者（患者）               医療プロバイダー
```

出典：損保ジャパン総合研究所作成．

いる組織を意味する場合もある[6]．本章では，Health Plan を健康保険プランと表現することにする．

③　ヘルスケアサービスの供給システムとしての健康保険プランの基本形

ヘルスケアサービスの供給システムとしての健康保険プランの基本形は，図表 3-1-2 のとおりである．当事者は加入者（契約者と被保険者），保険者（保険会社等），医療プロバイダー（医療機関，医師等）の3つであり，これらの当事者の間で保険料，医療費，医療サービスという資源がやりとりされる．

健康保険制度の運営主体は多種多様である．医療プロバイダーは，運営主体である保険者と個々に契約し，保険者および加入者（患者）から医療費を得て

---

[6] 損保ジャパン記念財団［2003］は，健康保険プランがシステム・組織の双方の意味で用いられているケースとして，次の例を挙げている．アメリカヘルスケア業界の民間会社の1つである Health Net of the Northeast 社のホームページにおける会社案内〈http://www.phshealthplans.com/info/about.html〉（Oct. 18, 2002）には，「当社親会社の Health Net 社は，500万人を超すアメリカ国民に豊富な種類の健康保険プランをご提供しています」という表現とともに，「Health Net of the Northeast 社は4つの州の100万人を超す会員に提供する健康保険プランです」という表現も見られる．

医療サービスを提供している．医療プロバイダーは，統一的な社会保険制度の指定を受けているというわけではない．

④ **民間健康保険プランにおけるインデムニティ型とマネジドケア型**

民間健康保険プランは，概念的には伝統的な出来高払いの「インデムニティ型」と新たに発展した「マネジドケア型」に大別される．

1990年代にはインデムニティ型からマネジドケア型へ移行し，マネジドケア型が大勢を占めるようになった．この移行には，以下の経緯がある．アメリカでは1970年代以降，人口の高齢化や医療技術の進歩を主因として，医療コストが増加する傾向が顕著になり，医療コストの高騰が社会的問題として認知されるようになった．医療コストの増大は，医療コストを全額カバーするインデムニティ型健康保険プランにおいて，保険料の高騰による無保険者の増大をもたらした．このような状況の中で，被保険者に対する医療サービスの提供に保険者から一定の制約をかけるマネジドケア型の健康保険プランが，医療コストの抑制や健康保険プランの保険料負担の軽減につながるとして，注目されるようになった．

先に述べたように，アメリカのヘルスケアシステムでは，民間健康保険制度が主体であり雇用主ベースのシステムとなっている．したがって，職域加入の制度対象者が太宗を占めている．その職域加入者について見ると，1988年から2006年までの間に，インデムニティ型健康保険プランとマネジドケア型健康保険プランの加入者の比率は図表3-1-3のように推移しており，1990年代以降におけるマネジドケア型健康保険プランへの移行傾向が示されている．

1.2　発生の背景

ディジーズマネジメントの発生の背景として，①慢性疾患の問題，②技術の進歩，③マネジドケアの発展の3点が指摘されている[7]．なお，ディジーズマネジメントの発展を加速した要因として，診療ガイドラインが改良されたこと，

---

[7] 損保ジャパン記念財団［2003］, p.3.

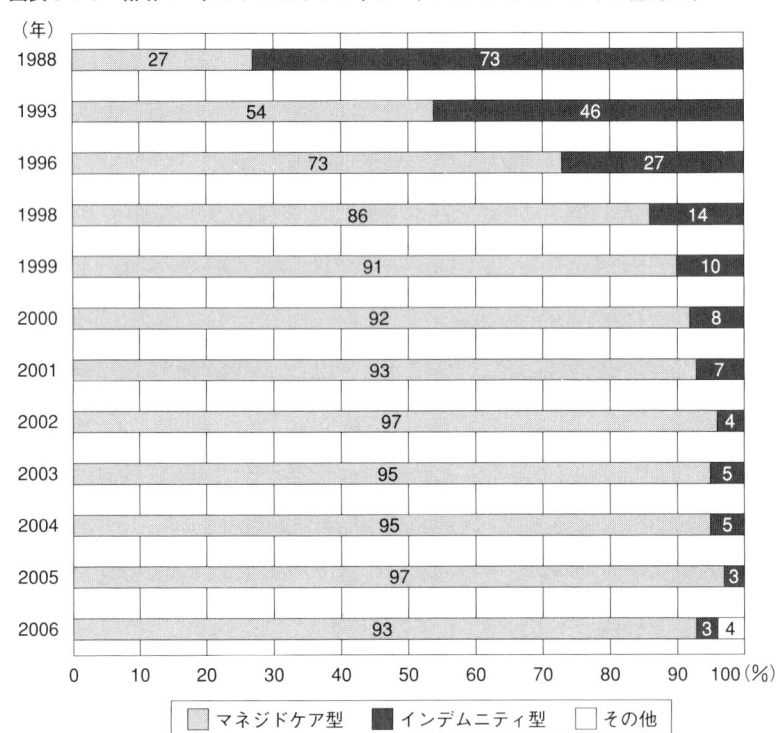

図表 3-1-3　職域マーケットにおけるマネジドケアとインデムニティの構成比率

年	マネジドケア型	インデムニティ型	その他
1988	27	73	
1993	54	46	
1996	73	27	
1998	86	14	
1999	91	10	
2000	92	8	
2001	93	7	
2002	97	4	
2003	95	5	
2004	95	5	
2005	97	3	
2006	93	3	4

(注1)「マネジドケア型」とは，各タイプの健康保険プランへの加入者の割合を合計したものであるが，1988年については，POSのタイプへの加入者に関する情報は含まれていない．
(注2)「その他」(2006年から調査対象)とは，免責金額が高く設定された健康保険プランに個人勘定型を組み合わせたプランへの加入者の割合である．
(注3) 端数処理の関係で，パーセンテージの合計が100を超える年（1999年，2002年）が存在する．
出典：The Kaiser Family Foundation and Health Research & Educational Trust, *Employer Health Benefits 2006 Annual Survey*.

アウトカムに関する研究が急増したこと，医療プロバイダーが経験を積み重ねて医療サービスの質を改善するための手法を習得したこと等も指摘されている[8]．

① 慢性疾患の問題

ディジーズマネジメントが発生した背景として，慢性疾患の問題が存在して

---
[8] Zitter [1997], p. 5.

図表 3-1-4　アメリカにおける5大慢性疾患（心臓病，がん，脳卒中，慢性下気道疾患，糖尿病）による死亡者数の状況（2004 年）

死因	死亡者数	全死亡者数に占める割合(%)
心臓病	700,142	29.0
全がん	553,768	22.9
脳卒中	163,538	6.8
慢性下気道疾患	123,013	5.1
糖尿病	71,372	3.0
5大慢性疾患　計	1,611,833	66.7
その他の死因	804,592	33.3
合計	2,416,425	100.0

(注) 慢性下気道疾患には，気管支炎，肺気腫，喘息，および慢性気道閉塞が含まれる．
出典：U.S. Department of Health & Human Services, CDC, *The Burden of Chronic Diseases and Their Risk Factors: National and State Perspectives 2004*, Feb 2004, p. 3.

いることが多く指摘されている．実際にアメリカでは，慢性疾患による医療コストの増大が深刻な問題として捉えられている．アメリカの厚生省の機関である疾病予防センター（Centers for Disease Control and Prevention：以下"CDC"という）によれば，アメリカでは，心臓病，がん，脳卒中，慢性下気道疾患，糖尿病の5大慢性疾患による死亡者数が全死亡者数の約7割を占める（図表3-1-4）．費用負担も膨大である．年間1.4兆ドルにのぼると推計されているアメリカ全体の医療コストのうち，慢性疾患に罹患した人々に対する医療コストが75％を占めているという[9]．

このような慢性疾患の医療コストの増大の他に，慢性疾患患者集団のコスト構造問題もその背景にあると言われている．すなわち，慢性疾患の患者集団についてその費用支出をみると，医療コストは少数の重症患者から大部分が発生するという傾向があるとの指摘がある．例えば，喘息患者の集団を対象としたある分析によれば，集団の22％を占める重症の喘息患者から，集団全体で生じ

---

[9] U.S. Department of Health and Human Services, The Centers for Disease Control and Prevention (CDC), "Chronic Disease Overview",
〈http://www.cdc.gov/nccdphp/overview.htm（Dec. 14, 2006）〉

る医療コストの85％が発生している[10]．慢性疾患の患者集団におけるこのようなコスト構造は，もし，将来において医療コストを発生するリスクが高い患者を特定し，彼らに働きかけて重症化を防止することができれば，限られた医療資源の効率的な利用が可能になるとの示唆を与える．このようアプローチが有効であると考えられる状況が，ディジーズマネジメント発生の背景にある．

② 技術の進歩

もう1つの背景は，技術の進歩である．ディジーズマネジメントで用いられる集団のリスクの計量およびコールセンターの活用などが，その例である．これらは，技術の進歩によってもたらされたものであり，以前にはその利用はなかったものである．技術の進歩に関して「より効果的な対象患者の特定，意思決定支援，およびコンピュータによる薬の処方を可能ならしめる，ヘルスケア情報システムの改良」が，ディジーズマネジメントの発展を加速する要因の1つとして指摘されている[11]．

予測に関して，ディジーズマネジメントに活用された技術の具体例として，予測モデル（Predictive Modeling）がある．これは，過去のデータを分析して特定の患者あるいは患者集団の将来を予測するための数理的手法であり，ディジーズマネジメントプログラムの対象となる患者集団をリスクの程度によって階層化することにより，資源利用を最適化することを目的として用いられる[12]．

③ マネジドケアの発展

先に，健康保険プランには，インデムニティ型とマネジドケア型があり，マネジドケア型が主流になってきたことを述べた．マネジドケア型健康保険プランでは，出来高に応じて支払う方式ではなく，人頭払いの方式が採用されている．人頭払いの方式は，1人当たりの想定される年間の平均医療コストを医療プロバイダーとの交渉で決定し，この単価に加入者数を乗じた金額を前払いで支払う．この仕組みでは，保険者に限らず医療プロバイダーにもコスト意識が強

---

[10] Zitter［1997］, p. 6, 8.
[11] Zitter［1997］, p. 5.
[12] Cousins, et al.［2002］.

1. アメリカにおけるディジーズマネジメントの沿革と現状   83

図表 3-1-5　インデムニティ型における，加入者，保険者，医療プロバイダーの関係

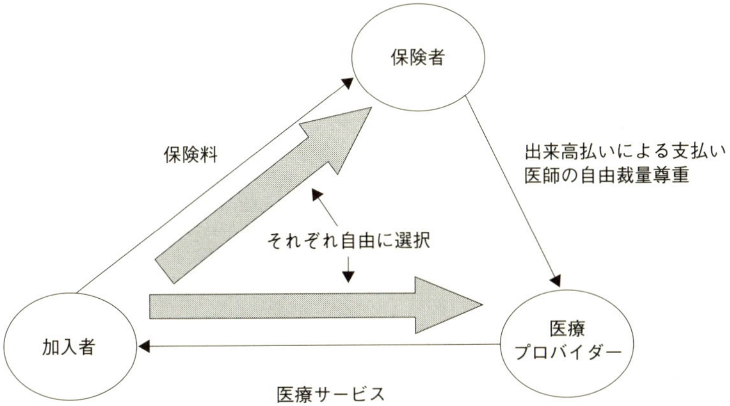

```
                        保険者
                       ↗    ↘
                保険料        出来高払いによる支払い
                             医師の自由裁量尊重
              ←それぞれ自由に選択→
            →
      加入者                    医療
                              プロバイダー
                ←
                  医療サービス
```

出典：損保ジャパン総合研究所作成．

く働くため，ディジーズマネジメントに積極的に取り組む経済的なインセンティブとなっているとの指摘がある[13]．

　マネジドケアとディジーズマネジメントについて，どのような経緯を辿ったかを以下に説明する．インデムニティ型とマネジドケア型を，まず概念的に比較すると次のとおりである．

　図表 3-1-5 に示されるように，インデムニティ型では加入者が保険者，医療プロバイダーをそれぞれ自由に選択できる．保険者から医療プロバイダーへの支払いは出来高払いによって行われ，医療関連の情報は医療プロバイダーが独占するという，医師の自由裁量を最大限に尊重したものである．一方，保険者の機能は，単なる保険料徴収や給付事務にとどまる．

　一方，図表 3-1-6 に示されるように，マネジドケア型では加入者における選択の自由が制限される．保険者は，自ら選別した医療プロバイダーとマネジドケア契約を締結してネットワークを構築しており，加入者は保険者，医療プロバイダーをネットワーク単位で選択する．保険者から医療プロバイダーへの支払い方法として，人頭払い，割引出来高払い等が用いられている．医療コスト

---

[13] 坂巻・森山［2004］．

図表 3-1-6　マネジドケア型における，加入者，保険者，医療プロバイダーの関係

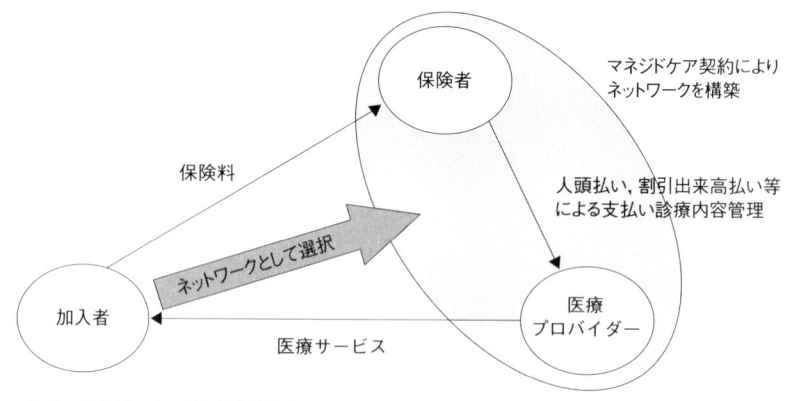

出典：損保ジャパン総合研究所作成．

のリスクが，保険者のみならず医療プロバイダーサイドにも発生することになり，リスクを分担することが可能となる．保険者は，加入者に対する医師，病院へのアクセスの制限や，医療プロバイダーの診療内容・診療期間に関する管理を行う．

マネジドケア型の健康保険プランにおいて提供されるのは，基本的には「質の高い医療サービスを，その消費者に対して手頃な価格で提供するために必要な，様々な構成要素を結びつけた供給システム」であると，実務書では説明されている[14]．本来マネジドケア型は，医療サービスの質・医療コストの双方を管理することを目指す仕組みとなるはずであったが，実際にはこの仕組みに対する反発を招く結果が生じてしまった面がある．大手保険会社であるエトナ社会長の Huber は，マネジドケアによってコストの削減に成功した一方，論争と恐怖物語が生み出される反発を生じたと認め，その反発を示す例として 1997 年 9 月の ABC ニュースによる世論調査を引用している[15]．その世論調査結果では，マネジドケア型の典型である HMO（Health Maintenance Organization）に加入している人の 57％ が保険会社はコスト削減を優先していると回答しており，マネジドケアはヘルスケアの質を向上させることよりも医療コストを削減する

---
[14] Marcus and Thomson [2001].
[15] Huber [1999].

ことに注力しているとの見方がアメリカには少なくないことを示している．この他に訴訟提起という現象も見られた．マネジドケア型のシステムに対する批判は広く根強く存在し，受療を抑制することや医療技術の使用を制限することに対して大規模に訴訟も提起された[16]．1990年代後半には，HMOに対する訴訟において高額の賠償評決が出されるようになった．例えば1999年1月カリフォルニア州サンベルナルディーノ郡の州裁判所において，エトナ社に対し，「治療費支払いの審査の遅れと，実験的治療の拒絶により，被保険者の死期を早めた」として，450万ドルの賠償金と1億1,600万ドルの懲罰的賠償の支払いを命じる評決がなされた．この事案は，エトナ社のHMOに加入していた男性ががんで死亡した後，その妻が損害賠償を請求したものであった．企業活動などのある行為のために同種の被害が生じた場合に被害者集団を代表して訴訟を起こす集合代表訴訟である，クラスアクションがいくつも裁判所に提起され[17]，被告となった保険者は和解に応じた場合もあった．政治面でも問題化されるようになり，連邦議会・州議会においてもHMO問題に対する立法提案が相次ぐなど政治問題にも発展していった．

　こうした中で，保険者はマネジドケア型システムの改善に取り組み，治療方法の事前認可制を全面的に撤廃するなどの対応を図る動きも出てきた．医療資源の単純な使用制限は，医療費コストの削減に繋がらず，逆に利用者・消費者の反発を招く結果が生じてしまったので，民間健康保険プランはディジーズマネジメントの採用等の対応をする必要に迫られることになった．2001年マネジドケアの動向を分析した論文は，患者の医療利用制限を緩和し，ディジーズマネジメントなどのケアを統合したプログラムを採用するマネジドケア型の健康保険プランが出てきていることを報告している[18]．ヘルスケアマネジメントのコンサルティングを行っているRadzwillは，2002年に医療資源利用を制限しようとした手法が破綻した状況では，慢性疾患集団に対する対応策としてケースマネジメント，ディジーズマネジメントの重要性が高まってきたと指摘している[19]．

---

[16] 荒木［2000］, p.17.
[17] Havighurst［2001］.
[18] Dudley and Luft［2001］.
[19] Radzwill［2002］, pp. 277-278.

また，2004年 *Journal of American Medical Association* に掲載された，大手保険会社のブルーシールド等を調査した報告は，民間健康保険制度は消費者時代を迎え，大きく変化したこと，その変化の1つとしてマネジドケアに対する反発に対応して患者の自己管理能力を向上させ，ディジーズマネジメント的なアプローチを採用するようになったとしている[20]．

1.3 沿革

ディジーズマネジメントの沿革では，1993年にボストン・コンサルティング社がコンセプトを提示したこと，1999年にディジーズマネジメントに関する非営利法人であるDMAA（Disease Management Association of America）が結成されたことを重要な出来事として捉える見方が現在多い．本章でも，この見方に立って，1999年までの沿革と，その後の沿革に分けて記述する．

① 1999年DMAAの結成まで

ディジーズマネジメントという用語が使われ始めたのは，1980年代に遡る．医療機関Mayo Clinicは，1980年代終わりにディジーズマネジメントを専門用語として用い，かつ実際にディジーズマネジメントに取り組んだ．これが，初めてであるといわれている[21]．その後1992年12月，Mayo Clinicを傘下にもつ民間非営利組織Mayo Foundation for Medical Education and Researchと，農林・建設機械メーカー John Deere社が，マネジドケアの分野における戦略的業務提携を行うことで合意した．これにより，Mayo Clinicと，John Deere社傘下の子会社でマネジドケアを手がけるJohn Deere Health Care社との間における既存の関係が強化された．Mayo Clinicによって，John Deere Health Care社傘下の健康保険プランが提供する医療サービスの基盤として，診療ガイドラインおよび関連する管理ツールが構築され，継続的に改善されていくこととなった．これはディジーズマネジメントの実践事例であると考えられている[22]．

---

[20] Robinson [2004], p. 1800.
[21] Zitter [1997], pp. 4–5.
[22] 損保ジャパン記念財団 [2003], p. 8.

1980年代以降ディジーズマネジメントというアイディアは，学界・医療界・業界において取り上げられることがあったが，ディジーズマネジメントという概念が広く認知を得るようになったのは，1993年4月，経営コンサルティング会社 Boston Consulting Group 社（以下「BCG社」という）が，製薬業協会の会議でヘルスケアシステムにおいて製薬会社に関する価値創造について研究成果を公表したときからである[23]．BCG社は，1995年に The Promise of Disease Management と題する報告書を公表した．その報告書は，今日のディジーズマネジメントの概念とアプローチが提示され，それまでのヘルスケアコストのマネジメント手法，アプローチを Component Management と呼んで，ディジーズマネジメントとを比較している[24]．すなわち，旧来のアプローチである Component Management は，費用が発生する個別のヘルスケアの取引・行為に着目し分析しマネジメントを行うのに対して，ディジーズマネジメントは，疾病ごとに疾患を有する患者それも同一の疾患を有する患者集団を分析しマネジメントを行う点が異なっているとしている．1993年9月の Medical Marketing & Media 誌に掲載された，Hansen 執筆の記事は，"Want to curb health costs? Manage the disease, not each cost component" と題されており，ヘルスケアのシステムにおける個々のコンポーネント（例えば病院，医師，検査機関，薬局など）では，疾患が長期的に辿る過程での薬剤の重要性が見落とされてしまうのに対して，特定の疾患に焦点を当てたマネジメントでは，コストがかかる要因を見て疾患が辿るコースにおける相互作用に着目するアプローチなので，薬剤の価値に焦点が当たるとその効果を説いている[25]．

この時期に，ディジーズマネジメントに基づくアプローチは，従来のアプローチとどう異なるのかが議論された．その一例が，1999年に Rossiter が示した，次の対比（図表3-1-7）である．

また，BCG社も1995年の報告書 The Promise of Disease Management にお

---

[23] Castagnoli [1995].
[24] Gray and Lawyer [1995], pp. 298. この論文は，The Promise of Disease Management の抜粋で，Perspectives on Strategy from the Boston Consulting Group, edited by Carl W. Stern and George Stalk, Jr. に収録されている．
[25] Hansen [1993].

図表 3-1-7　ディジーズマネジメントへの発想の転換

伝統的なメディカルマネジメント	ディジーズマネジメント
ケースバイケースでのマネジメント	ポピュレーションベースでのマネジメント
医師が責任を負って医療チームを統括する	ヘルスケアを提供する者が，分野を超えてチームとして協同する
薬剤師は薬剤師として情報を提供する	
看護師は，チームにおけるケア提供者	
コンポーネントとしてケアが評価調整される	システムとしてケアが評価調整される
個々の対象者は，治療が開始されるまで何も処置されない	マネジメントを実施する必要がある危険度の対象者個人を探して特定する
購入できる限度までケアが提供される	適切なケアが提供される
プロセスを重視して医療の質を改善する	アウトカムを重視して医療の質を改善する

出典：Ritterband [2000].

いて，伝統的なアプローチは個別の症状の発現・医学的イベントに焦点を当てて，入院・医師・調剤の費用を含む個別のコンポーネントのコストを最小化するのに対して，ディジーズマネジメントはマネジメントの対象として疾患を有する患者に焦点を当てて，よりシステム的アプローチを採用し，コストと共に質も重視するものであり，ディジーズマネジメントは，臨床指標，患者満足度，コストで測ってもより良いアウトカムが得られると主張している．そして，ディジーズマネジメントの基本的な要素として，次の3つをあげている[26]．第1は，知識ベース（Knowledge Base）である．当時進展したコンピュータを用いたデータベースを活用し，同一の特性を有する患者集団ごとに疾病の経済構造を計量化し，その集団に適合したケアのガイドラインを明確化することである．第2は医療専門家間に存在する伝統的な垣根を取り払い，疾患のコース全体をカバーするケアが実現できるよう医療プロバイダー関係者の協働を実現する医療サービス供給体制である．第3は，継続的な改善を実現するプロセスの実施である．このようなアプローチは，製造業で発展してきたTQM（Total Quality Management）を導入応用したものであると述べている．

　先述したように，ディジーズマネジメントの概念と実践は，当初ヘルスケアのなかの製薬関係の部門から始まった．その効果が製薬関係以外にも認識され

---
[26] Gray and Lawyer [1995], p. 297.

るようになり，HMO，医療プロバイダー，自家保険の雇用主等にも広がっていった．同時に，ディジーズマネジメントプログラムを，サービスとして販売する独立事業者も登場するようになった．保険業界誌である Business Insurance 誌は，1996年2月19日号で，ディジーズマネジメントプログラムは，慢性疾患の症状が悪化し，その費用が増加する前に予防と介入を行うものであること，当初薬剤関係のものであったが，その後病院，HMO，ケースマネジメント機関も導入するようになったことを報じている[27]．

ディジーズマネジメントプログラムを実施する方法には，大別すると実施主体が自己のスタッフ・施設を用いて実施する方法（"Build"と呼ばれている．"Make"と呼ばれることもある）と，外部の専門業者に委託しプログラムを実施する方法（"Buy"と呼ばれている）とがある[28]．例えば，大手の健康保険プランの組織である Kaiser Permanente は，Buildの方法でディジーズマネジメントプログラムを実施してきたが，時の経過とともに多くの事例では外部の専門業者からサービスを購入する方法でディジーズマネジメントプログラムを実施するようになっていった．

ディジーズマネジメントプログラムを実施するサービスを提供する事業者が多く輩出し発展していく過程で，ディジーズマネジメントを実施する契約の内容が洗練されてきた．ディジーズマネジメント業界組織の1つである Disease Management Purchasing Consortium & Advisory Council（以下「DMPC」という）[29] のエグゼクティブ・ディレクターである Lewis は，1996年2月における Corsolution 社と Humana 社（健康保険プランを提供する会社）の間において締結された契約が，従来の方法とは異なる，最新の方法であるとの指摘を行っている[30]．最新のディジーズマネジメント契約には，"Fee risk on the total patient"と"No network restrictions"という2つの特徴を有するという．すなわち第1の"Fee risk on the total patient"とは，ある疾病の患者集団に要した支払いコスト（当該疾病に関連するものに限らず，全ての支払いを含む．すな

---

[27] Wojcik [1996].
[28] この他に"Assemble"という方法もある．本章の3.1ビジネスモデルの分類を参照．
[29] ディジーズマネジメントプログラム購入契約の締結を支援する，コンサルティングおよびブローカー・サービス組織〈http://www.dismgmt.com/frame10.htm(Dec. 10, 2006)〉．
[30] Lewis [2002], p. 1.

わちこれが"Total patient"と呼ばれるゆえんである）を，契約によって取り決められたレベルまで削減できなかった場合に，ディジーズマネジメント事業者が，収受した手数料を返戻するという金銭的リスク（Fee Risk）を負うことを意味する．前述したCorsolution社とHumana社の間におけるディジーズマネジメント契約が締結される以前は，当該疾病に関連する支払いコストについてのみ，ディジーズマネジメント事業者がリスクを負うものであると考えられていたが，当該疾病に関連するものと関連しないものをどう切り分けるか，という問題があり，このような考え方を実際に適用するのは困難であった．第2の"No network restrictions"とは，ディジーズマネジメントプログラムでは，患者がアクセスできる医師を，HMOのネットワーク内にある少数の医師に限定していないことを指している．したがって，HMOがディジーズマネジメント事業者と契約して実施するディジーズマネジメントプログラムの範囲内で，患者はいかなる医師のところに行ってもよい．これが"No network restrictions"である．前述したCorsolution社とHumana社の間におけるディジーズマネジメント契約が締結される以前は，患者が利用できる医師を，ディジーズマネジメント契約を締結した医師のネットワークに限定することが，患者を管理するために必要であると考えられていたという．

　上記に加えて，最新のディジーズマネジメント契約では，厳密に契約条件が取り決められている．契約条件に盛り込まれる項目の例として，以下のようなものがある[31]．

- 最低限保証される，手数料を差し引いた正味のコスト削減額（契約期間中の各年度について個別に設定）
- 保証の形態
- 削減されたコストを算定する手法
- ディジーズマネジメントプログラムへの参加者1人につき毎月支払われるべき手数料
- 契約の2年度目以降における，医療分野の消費者物価指数に応じた手数料のインフレ調整

---

[31] 損保ジャパン記念財団［2003］，p.11．

- 支払われた手数料の対価であるディジーズマネジメントプログラムのサービスを提供する対象期間（Fee Period．所定の日以降，契約した年数の間）
- 削減されたコストを算定する対象期間（所定の日以降，契約した年数の間）

また，旧来のディジーズマネジメント契約はオプトイン，すなわちディジーズマネジメントプログラムに参加しようとする患者に対して，その旨の申し出を求める契約であった．これに対して最新のディジーズマネジメント契約はオプトアウト，すなわちディジーズマネジメントプログラムへの参加を希望しない患者に対して，その旨の申し出を求める契約が主流となっている[32]．

ディジーズマネジメントは急成長し，関係当事者も多くなった．そのため，関係者の意向を集約する組織の必要性が高まり，1999年に非営利団体であるDMAA (Disease Management Association of America) が，結成された．DMAAは，連邦議会への働きかけを行う業界団体的な役割を担う一方，査読誌であるDisease Management誌を発行するなど学術的な面も有する団体である．DMAAは，ディジーズマネジメントプログラムの評価に対してより科学的なアプローチを実現することを課題にしていると表明している[33]．

② その後の沿革（2006年まで）

ディジーズマネジメントは，業界団体を結成し活動を行う産業としてその後発展していった．その規模は2000年から2005年まで年率28%の成長を遂げている[34]（図表3-1-8を参照）．産業として発展していくのに伴い，合併等も行われ，大手のシェアが高まる傾向がある[35]．寡占化も進展している状況である．

もう1つ特筆すべき出来事として，公的制度への導入が進んでいったことが挙げられる．アメリカにおける公的医療保障制度の主なものとしては，連邦政府による65歳以上の高齢者および一定の障害を持つ者に対する医療保障制度で

---

[32] 損保ジャパン記念財団 [2003], p.12.
[33] Disease Management Association of America (DMAA), "About Us",
　〈http://www.dmaa.org/about_us.asp（Dec. 1, 2006)〉.
[34] Boston Consulting Group [2006], p. 17.
[35] Boston Consulting Group [2006], pp. 17-19.

図表3-1-8 ディジーズマネジメント業界の収入推移

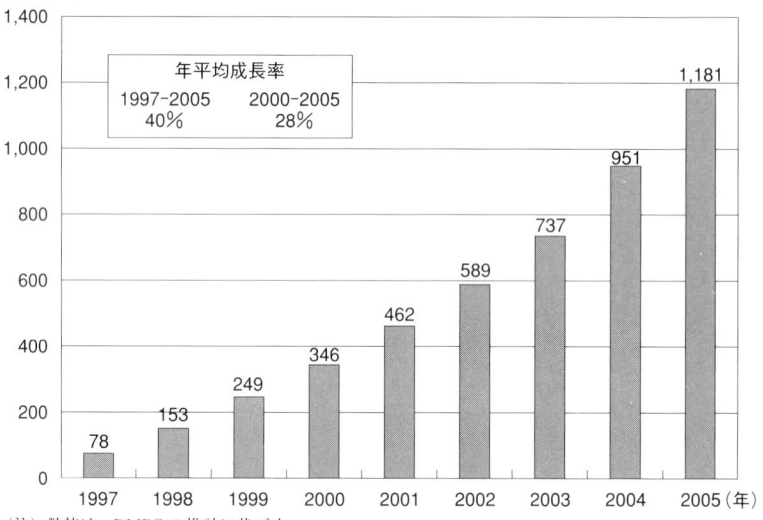

(百万ドル)

年平均成長率
1997-2005　2000-2005
40%　　　　28%

1997: 78
1998: 153
1999: 249
2000: 346
2001: 462
2002: 589
2003: 737
2004: 951
2005: 1,181

(注) 数値は，DMPCの推計に基づく．
出典：Boston Consulting Group [2006], p.17

あるメディケアと，低所得者を対象として連邦と州が共同で運営する医療扶助制度であるメディケイド[36]がある．それぞれに導入が進展した．

メディケイドにおけるディジーズマネジメントは，1995年から導入が開始された[37]．メディケイド対象人口の39%が，1つ以上の慢性疾患に罹っており，慢性疾患対策にメディケイドに要する費用の約80%を占める状況のなかで，ヘルスケアコストの低減とヘルスケアアウトカムの改善を目指して，ディジーズマネジメントプログラムを導入しようとする州が出てきた．ディジーズマネジメントプログラムが導入される以前から，州が民間の健康保険プランと契約して人頭払い等によるマネジドケア型のメディケイドにおけるディジーズマネジ

---

[36] 各州はそれぞれ独自のメディケイド・プログラムを運営し，連邦政府が設定したガイドラインの範囲内で受給資格者や給付対象サービスの範囲を設定している．メディケイドの財源は連邦と州が共同で負担する．
[37] The National Conference of State Legislatures, "Disease Management", 〈http://www.ncsl.org/programs/health/diseasemgmt.htm (Dec. 17, 2006)〉.

メントプログラムを実施している場合があった．民間の健康保健プランによる，女性と子供に関してディジーズマネジメントプログラムに効果があると認めた州では，慢性疾患患者等に関して州が出来高払いで給付するサービスにおいても，ディジーズマネジメントプログラムが実施されるようになった[38]．その対象とする疾患は，喘息，心臓疾患，糖尿病，エイズ等である．ただし，その導入方法・内容は画一的ではない．例えば，ディジーズマネジメントの専門事業者と契約してアウトソーシングする方法，あるいは，州政府が主体的にプログラムを組み立てる方法などである[39]．図表3-1-9に示すように，2005年6月時点で導入に関して州議会の立法に基づき導入した州は25に上っている[40]．これらのプログラムの実施のための資金は，連邦政府の助成金，個人の寄付なども使われている[41]．連邦政府側も，州政府にディジーズマネジメントプログラムの導入を推奨している[42]．

　メディケアにおけるディジーズマネジメントは、以下のとおり進展した．メディケア受給者が給付を受ける方法としては，大きく分けて2つの方法がある．1つは，従来型メディケアプラン（Original Medicare Plan）と呼ばれるものである．従来型のプランでは，受給者が利用する医療機関は限定されておらず，利用したサービスに対するコストの8割（厳密には公定価格の8割）が連邦機関から医療プロバイダーに償還される．もう1つはメディケア・プラス・チョイ

---

[38] The National Governors Association, "Issue Brief: Disease Management: The New Tool for Cost Containment and Quality Care", March 13, 2003,
〈http://www.nga.org/Files/pdf/031403 DISEASEMGMT.pdf（Dec. 17, 2006)〉.

[39] The National Governors Association, "State Disease Management Programs-2004", June 30, 2004,
〈http://www.nga.org/Files/pdf/0408 DISEASEMGTPROGRAMS.pdf（Dec. 17, 2006)〉.

[40] The National Conference of State Legislatures, "50 State Summary of Disease Management Law",
〈http://www.ncsl.org/programs/health/diseasemgtleg 04.htm（Dec. 17, 2006)〉.

[41] The National Conference of State Legislatures, "State Disease Management Program Descriptions",
〈http://www.ncsl.org/programs/health/StateDiseasemgmt 1.htm（Dec. 27, 2006)〉.

[42] U.S. Department of Health & Human Services, CMS Press Releases February 26, 2004. "CMS URGES STATES TO ADOPT DISEASE MANAGEMENT PROGRAMS, AGENCY WILL MATCH STATE COSTS",
〈http://www.cms.hhs.gov/apps/media/press/release.asp?Counter=967（Dec. 17, 2006)〉.

図表 3-1-9　メディケイドにディジーズマネジメントを採用している州

立法措置の後運営している州（25州）	立法措置なしに運営している州（9州）
アリゾナ	アラバマ
カリフォルニア	アーカンソー
コロラド	ジョージア
コネチカット	メリーランド
デラウェア	オレゴン
フロリダ	サウスカロライナ
イリノイ	テネシー
インディアナ	ユタ
アイオワ	ウェストバージニア
ルイジアナ	
メイン	
ミネソタ	
ミシシッピィ	
ミズーリ	
モンタナ	
ニューハンプシャー	
ニュージャージー	
ニューメキシコ	
ニューヨーク	
ノースカロライナ	
オクラホマ	
ロードアイランド	
サウスダコタ	
テキサス	
ワシントン	

出典：NATIONAL CONFERENCE OF STATE LEGISLATURE, "50 State Summary of Disease Management Laws",
〈http://www.ncsl.org/programs/health/diseasemgtleg04.htm（Dec. 17, 2006）〉.

ス（Medicare+Choice）と呼ばれ，受給者が民間の健康保険プランに加入するものである．この場合，受給者が利用できる医療機関は，加入した健康保険プランの定める範囲に限定される場合があるが，通常は従来型のプランに比べて給付の範囲が幅広く設定されており，受療時自己負担がほとんどない．さらに，従来型では給付対象外である外来薬剤費もカバーされている．また，メディケアと契約した民間の健康保険プランでは，連邦機関から前払いの医療コストを支給され，その財源から医療プロバイダーに対する償還を行う．

　これら2つのプランのうち，メディケア・プラス・チョイスの場合には，民間の各健康保険プランのレベルで既にディジーズマネジメントが行われている

が，従来型のメディケアプランにおいては，ディジーズマネジメントは行われていなかった．しかし，ディジーズマネジメントを導入しようとする試みとして，2003年から実験プロジェクトが開始された．メディケアにおける実験プログラムの内容は，以下の通りである．2000年12月21日に成立した「2001会計年度の歳出配分承認に関する統合的法律（Consolidated Appropriations Act 2001）[43]の下に制定された法律の1つに，「メディケア，メディケイドおよび州の児童健康保険プログラムにおける給付の改善・保護に関する法律（Medicare, Medicaid, and SCHIP Benefits Improvement and Protection Act of 2000）」に基づく事業である．同法では，厚生省が，進行期のうっ血性心不全，糖尿病または冠状動脈性心疾患と診断されたメディケア受給者を対象として，ディジーズマネジメントを取り入れることがコストと健康上のアウトカムにどのような影響を与えるかについて実験するプロジェクト（以下「実験プロジェクト」という）を行うことを義務づけている．

　実験プロジェクトに参加するメディケア受給者は，以下の3つの条件を満たす者が，実験プロジェクトに参加する資格を有する．その受給者は，病気であると適切に診断されたこと，および病気が進行期にあることを実証するための特定の医学的基準に合致している．

- その受給者を担当する医師が，参加を承認している．
- その受給者は，メディケア・プラス・チョイスに加入していない．

　また，実験プロジェクトに参加するメディケア受給者は以下の2つの給付を受ける資格を得る．

- 各参加者が罹患している慢性疾患に応じたディジーズマネジメントサービス
- 実験プロジェクトで相応のコスト分担を定めた場合を除き，処方箋薬に要するコストの全額に相当する額（その処方箋薬が慢性疾患に関係するものであるかどうかを問わない）．

　実験プロジェクトに参加するディジーズマネジメント事業者は，ディジーズマネジメントサービスの提供に加えて，前述した処方箋薬のコストを担保する．

---

[43] Pub. L. No. 106-554, 114 Stat. 2763 (2000).

再保険会社等との適切な契約を通じて，実験プロジェクトによりメディケアプログラムにおける費用の正味削減を保証しなければならない．アメリカ厚生省の機関である Centers for Medicare & Medicaid Services（以下「CMS」という）は，2002年2月に実験プロジェクトに参加を希望するディジーズマネジメント事業者の募集を開始した[44]．

その後，2003年にメディケア近代化法（Medicare Prescription Drug, Improvement, and Modernization Act of 2003）[45]が成立し，同法第721条において慢性疾患ケア改善プログラム（Chronic Care Improvement Program）の実施が規定された．これは，伝統的な Fee-For-Service のプラン加入者に対してディジーズマネジメントプログラムを提供するものである．このプログラムは，メディケア・ヘルスサポートプログラム（Medicare Health Support Program）と称されている．2004年4月，CMS はメディケア・ヘルスサポートプログラム実施の公募を開始した[46]．メディケア・ヘルスサポートプログラムは，慢性疾患の患者に自己管理のガイドラインを提供し，その患者が医師の治療計画に沿って自己管理を行い，健康リスクを低減することを援助するものであると CMS はしている．2005年8月に事業開始する旨のリリースを次のとおり発した[47]．

「この事業参加者は，全く任意参加であり，無料で給付を受けることができる．本事業参加によって追加の給付がなされる場合であってもメディケアで既に受給している給付内容が変更されることはない．本プログラムの給付内容は，次のものが含まれる．看護師へのアクセス，プログラム参加者・医師へ予防ニーズの喚起，情報システムを使って医師に患者の状態に関するタイムリーな提供，必要な場合には自宅での自己管理モニターに使用する機材の提供，服薬指導，必要な場合には訪問およびケースマネジメントサービスの提供などである」[48]．また，この事業に対しては，全米退職者連盟，米国糖尿病協会を含む35団体等

---

[44] 67 Fed. Reg. 8, 267 (2002).
[45] Pub. L. No. 108-173, 117 Stat. 2066 (2003).
[46] 69 Fed. Reg. 79, 22065 (2004).
[47] U.S. Department of Health & Human Services, CMS, "CMS ACTS TO IMPROVE QUALITY CARE FOR CHRONICALLY ILL BENEFICIARIES", August 02, 2005, 〈http://www.cms.hhs.gov/apps/media/press/release.asp?counter=1521〉.
[48] 2006年1月27日にメディケア・ヘルスサポートに関するシンポジウムが開催された．その内容は，損保ジャパン記念財団 [2006] を参照．

図表 3-1-10　メディケア・ヘルスサポートプログラムを実施している事業者，地域，および開始時期

事業者	地域	開始時期
American Healthways, Inc	ワシントン D.C. メリーランド	2005 年 8 月 1 日
LifeMasters Supported Selfcare, Inc	オクラホマ	2005 年 8 月 1 日
Health Dialog Services Corporation	ペンシルベニア西部	2005 年 8 月 15 日
McKesson Healh Solutions, LLC	ミシシッピ	2005 年 8 月 22 日
CIGNA Healthcare	ジョージア北西部	2005 年 9 月 12 日
Aetna Health Mamagement, LLC	シカゴ イリノイ	2005 年 9 月 1 日
Green Ribbon Health	フロリダ中部	2005 年 11 月 1 日
XLHealth Corporation, Inc.	テネシー	2006 年 1 月 16 日

出典：U.S. Department of Health & Human Services, CMS, "MORE THAN 100,000 NOW IN PILOT MEDICARE HEALTH SUPPORT PROGRAMS," February 03, 2006, 〈http://www.cms.hhs.gov/apps/media/press/release.asp（Jan. 30, 2007)〉

が協力している．現在の実施状況は，図表 3-1-10 のとおりである．

このように公的制度への導入が進展している状況は，ディジーズマネジメントプログラムに関する評価が確立されつつあると解することができるだろう．

DMAA 以外にもディジーズマネジメント関係の団体が活発に活動しており，またいくつもの情報誌が発行されている．これは，ディジーズマネジメントプログラムの実践が拡大していることを反映していると考えられる．

さらに，ディジーズマネジメントは国際的な広がりを持つようになった．それは，IDMA（International Disease Management Alliance）などの国際的な活動をする団体がいくつか出現するようになったほか，アメリカ，アジアおよび欧州において国際会議も行われるようになったことに現れている．また，*Disease Management*，*Disease Management & Health Outcome* などの国際的な学術誌も発行されている．

1.4 現　状

① ディジーズマネジメントに関する概観

　先に述べたとおり，ディジーズマネジメントは，プログラムを提供するサービス事業者が主たるリード役であった．ここでは，ディジーズマネジメントプログラムを実施するためのサービスが取引される市場を中心に現状を概観する．
　ディジーズマネジメント市場では，医療プロバイダー，保険者，医療サービスの利用者等のヘルスケア市場における主要なプレーヤー，および製薬会社，医療機器メーカー，検査会社，ディジーズマネジメントプログラムを実施するための契約をしてサービスを提供する事業者（以下「ディジーズマネジメント事業者」という）などのプレーヤーが，存在している．最初に，これらのプレーヤーとディジーズマネジメントとの関係を，特に各プレーヤーのインセンティブに注目して整理する．次に，現在のアメリカにおけるディジーズマネジメントの普及度，アウトソーシングビジネスとしてのディジーズマネジメント市場の規模と成長性を取り上げ，最後にディジーズマネジメントの対象となる疾病種類の内訳等を示す．

a. ヘルスケア市場の各プレーヤーとディジーズマネジメントとの関係

　保険者，医療プロバイダー，医療サービス利用者とディジーズマネジメントとの関係を，保険者，医療プロバイダー，医療サービス利用者が抱える課題はなにかという観点で整理してみると次の通りである．
　アメリカヘルスケア市場の主要なプレーヤーである保険者，医療プロバイダー，医療サービスの利用者（患者，および雇用主である企業等）[49] は，それぞれ以下の課題を抱えている．保険者は，保険金として支払う医療コストの大部分を，加入者全体の一部分の患者に対して支払っており，この層に対する支払い

---

[49] アメリカでは，営利組織である企業，非営利組織である大学等が従業員，構成員の福利厚生のために健康保険プランと契約し，保険料の全部または一部を負担している場合が多い．本章では，健康保険プランの被保険者となって実際に医療サービスの提供を受ける個人（健康保険プランの加入者）と，健康保険プランの取引主体である企業も含めた呼称として「利用者」を用いる．

を削減することが大きな課題である．しかし，従来保険者が将来において医療コストを支払う対象となる患者層を予測し，事前にコスト削減のための対策を講じることは困難であったため，既に提供されている医療サービスのコストを削減することに注目する傾向があった．一方，医療プロバイダーは，医師が患者のセルフケアを指導するのに十分な時間を取れないことや，年々進歩する医療技術や EBM（Evidence Based Medicine：根拠に基づいた医療）を十分に理解し，適切に利用することが困難であるといった課題を抱えている．さらに，医療サービスの効果を十分にあげるためには，診療を受ける患者のセルフケアも重要だが，患者は医師の指示に従わない場合があり，また，患者がセルフケアの方法がわからない場合もある．このため，患者は必ずしも必要なセルフケアを適切に行うとは限らず，このことが医療サービスの質とコストに悪影響を与えている．そして，企業等の雇用主は，自家保険を運営している場合には医療コストの増減によって直接的に影響を受ける．外部の健康保険プランを利用している場合でも，従業員の加入する健康保険料の全部または一部を負担することによって，間接的にコストを負担しているため，保険者と同様の課題を抱えているといえる．また，労働生産性の向上，優秀な従業員の確保のために，契約する健康保険プランの提供する医療サービスの質に対する関心も高い．

　このような課題を抱える当事者に対し，ディジーズマネジメントはどのような価値を持つのだろうか．近年では，コンピュータシステムの進歩を背景に，糖尿病，喘息，心臓病等の慢性疾患を中心としたいくつかの疾病において，過去のレセプトデータ等から将来的に高コスト医療が必要となるハイリスクの患者層を事前に特定することが可能になってきた．また，学界においてエビデンスに基づいた診療ガイドラインの改良が進められてきた．これらの取り組みを背景として発展してきたディジーズマネジメントプログラムは，ハイリスク患者に対する医療サービスの提供にあたり，医師，患者の双方に働きかけることによって，エビデンスに基づいた効率的で質の高い医療を実現しようとするものであり，保険者，医療プロバイダー，医療サービスの利用者がそれぞれ抱える課題に対する解決策の1つとなりうる．

　保険者は過去の請求データ等を統計学的に分析することによってハイリスク患者を特定し，どのようなサービスを提供すればコストを削減することができ

るかについて，その可能性を把握できるようになる．医療プロバイダーは，EBM に関する医師の教育，EBM を実践するためのコンピュータソフトの提供，患者情報のフィードバック等の支援を受けることにより，患者に対して質の高い医療サービスを提供できるようになる．また，患者にとっては，セルフケアに関する教育や，健康状態の定期的なモニタリングを受けることにより，健康状態が改善され，QOL（Quality of Life）の向上を期待できる．企業にとっては，医療コストを削減しつつ，従業員に質の高い医療サービスを提供することが可能となる．

上記のように，ディジーズマネジメントを行うことにより，保険者，医療プロバイダー，医療サービスの利用者はそれぞれ利益を得ることになるが，ディジーズマネジメントプログラムに対して資金を投入し，プログラムを実施する主体としては，保険者が中心となっている．

保険者が中心になってディジーズマネジメントプログラムが実施されるのには，以下の事情がある．アメリカの民間健康保険における保険者には，株式会社や相互会社等の営利保険会社，ブルークロス・ブルーシールド，非営利の会員制健康保険組織，医療プロバイダーが設立した健康保険事業，自家保険を採用する企業（または企業グループ）等がある．各保険者は医療コストの増減によって財政に影響を受け，それが利用者の保険料負担につながるため，医療コストの管理には直接的に責任を負っている．これは，メディケア，メディケイド等の公的医療保障制度における医療コストの支払い者である連邦や州の政府についても同様である．また，医療の質の面においても，例えば民間の保険者であれば，提供する健康保険の保険料や担保内容，ネットワークを構築した医療プロバイダーを通じて提供される医療サービスの質といった様々な要素によって利用者から選別されるため，間接的に質の管理にも責任を負っている．このように，各保険者は，医療サービスのコストと質を管理する責任を直接・間接的に負っており，そのことがディジーズマネジメントプログラムを実施するインセンティブとなっている．

保険者以外では，医療プロバイダーが人頭払い等の前払い方式で医療コストの償還を受けている場合においては，医療の質だけでなくコストについても責任を負うことになるため，医療プロバイダーも当然ディジーズマネジメントプ

ログラムを実施する主体となりうる．なお，自家保険を運営していない企業においても，契約している健康保険プランがディジーズマネジメントプログラムを実施していないような場合には，ディジーズマネジメントプログラムを自ら実施することがある．

保険者等がディジーズマネジメントプログラムを実施する場合，患者集団の特定から継続的な再アセスメントに至るディジーズマネジメントの全プロセスにわたって自前でプログラムを構築し，実施している場合と，一部または全部のプロセスについて外部の事業者を利用する場合とがある．ディジーズマネジメントプログラムを全て自前で構築する場合には，ディジーズマネジメントプログラムを実施する者自身がディジーズマネジメントサービスの提供者だが，外部の事業者を利用する場合については，ディジーズマネジメント事業者や，製薬会社，医療機器会社，検査会社等がディジーズマネジメントサービスの提供者となる．このうち，ディジーズマネジメント事業者はディジーズマネジメントサービスの提供そのものをビジネスとし，製薬会社，医療機器会社，検査会社等は，自社の商品・サービスを医療プロバイダー，保険者，患者に販売する際に，販売促進のための付加価値サービスとしてディジーズマネジメントサービスの提供等を行っている．

以上，アメリカのヘルスケア市場における各プレーヤーと，ディジーズマネジメントとの関係について述べたが，これらの関係を簡単に整理すると図表3-1-11のとおりである．

b. ディジーズマネジメントの普及度

America's Health Insurance Plans（AHIP）が2002年に実施した調査の結果[50]によると，特定の疾病のディジーズマネジメントプログラムをカバーするHMO型またはPOS型の健康保険プランへの加入者の割合は，糖尿病が全体の99%であり，以下，うっ血性心不全（93%），喘息（83%），冠状動脈性心疾患（76%）等が続いている（図表3-1-12）．

また，図表3-1-13は，ヘルスケア業界の認証・教育を行う非営利組織である

---

[50] AHIP [2004], p. 17.

図表 3-1-11　各プレーヤーとディジーズマネジメントとの関係

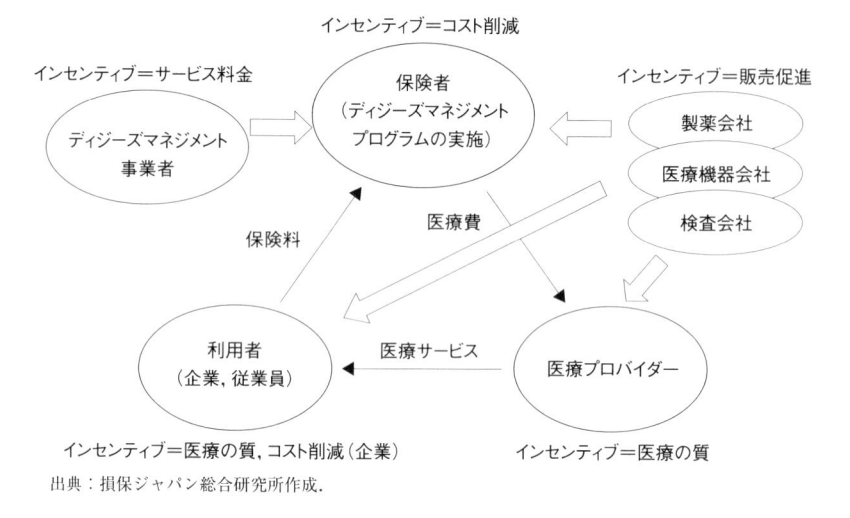

```
                         インセンティブ＝コスト削減
インセンティブ＝サービス料金                    インセンティブ＝販売促進
                            保険者
  ディジーズマネジメント  →  （ディジーズマネジメント  ←    製薬会社
     事業者              プログラムの実施）
                                                    医療機器会社
                   保険料   ↑  ↓ 医療費                検査会社
                            ↓
                   ↓
                利用者    ← 医療サービス ←   医療プロバイダー
              （企業, 従業員）

  インセンティブ＝医療の質, コスト削減（企業）         インセンティブ＝医療の質
```
出典：損保ジャパン総合研究所作成.

図表 3-1-12　特定の疾患のディジーズマネジメントプログラムをカバーする HMO 型または POS 型の健康保険プランへの加入者の割合

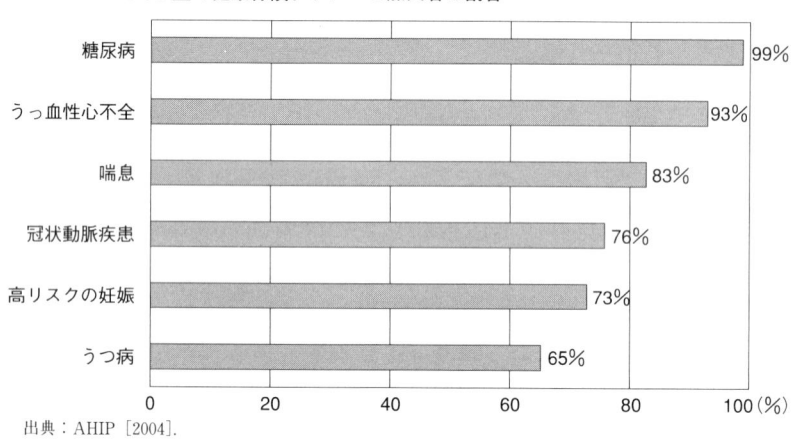

疾患	割合
糖尿病	99%
うっ血性心不全	93%
喘息	83%
冠状動脈疾患	76%
高リスクの妊娠	73%
うつ病	65%

出典：AHIP［2004］.

図表 3-1-13　保険者等によるディジーズマネジメントサービスの実施状況

電話によるケースマネジメント	87%
患者教育ツールの郵送	83%
健康増進プログラム	66%
医師の教育	61%
直接的な患者教育（例：教室，電話，ケース・マネジャーによる指導）	58%
電話によるトリアージ（コールセンター）	57%
臨床的介入（検査，専門医への紹介等）	51%
インターネットによる教育・支援	48%
現場でのケースマネジメント	40%
保険者が契約しているケースマネジメントプログラムへの紹介	40%
医師のプロフィールの提供	32%
プログラム参加者への医療器具の提供	25%
DMプログラムのスタッフによる医療資源利用調査	21%
患者支援グループ	19%
プログラム参加者の処方箋薬剤の自己負担額を軽減	10%

出典：URAC [2005], p. 21.

URACが2005年に，健康保険者等に対して行ったアンケート調査の結果のうち，ディジーズマネジメントサービスの実施状況に関する調査結果を示したものである[51]．これによると，電話によるケースマネジメント（87%），患者教育ツールの郵送（83%）を行う保険者等の割合が比較的高い．

c. ディジーズマネジメントの対象となる疾病

前述したURACの2005年における調査の結果[52]によれば，ディジーズマネジメント事業者が対象としている疾病は，糖尿病（92%．調査対象の会社のうち，この疾病を対象とするディジーズマネジメントプログラムを実施している会社の割合．以下同じ．），喘息（80%），うっ血性心不全（76%），冠状動脈性心疾患（56%），慢性閉塞性肺疾患（52%），高リスクの妊娠（50%）であった（図表3-1-14）．

---

[51] URAC [2005], p. 21. URACは，ケースマネジメント，ディジーズマネジメント，医療資源利用調査等の活動を"Medical Management"と呼んでおり，このような活動を行う健康保険プラン，保険会社，自家保険採用企業，自家保険の管理業務を代行する会社等を"Medical Management Organization"と呼んでいる．

[52] URAC [2005], p. 21.

図表 3-1-14　ディジーズマネジメントプログラムの対象疾病とされている割合

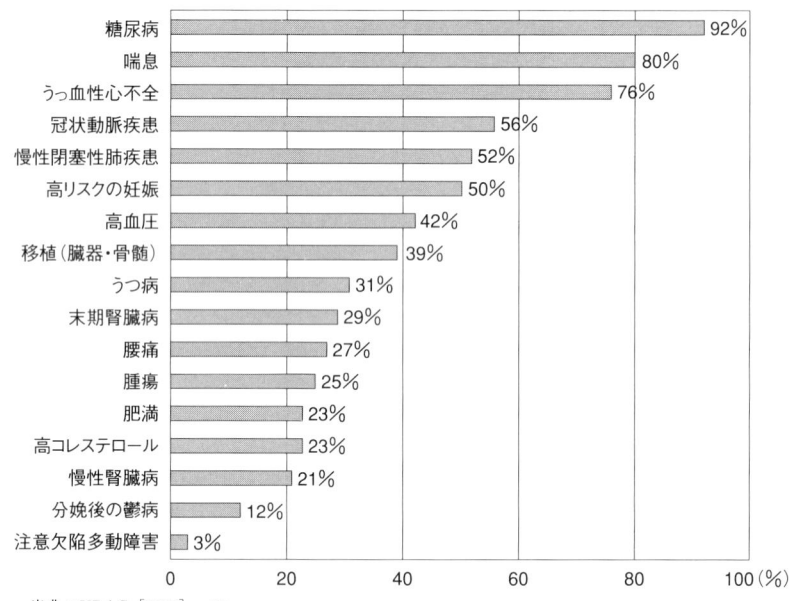

疾病	割合
糖尿病	92%
喘息	80%
うっ血性心不全	76%
冠状動脈疾患	56%
慢性閉塞性肺疾患	52%
高リスクの妊娠	50%
高血圧	42%
移植（臓器・骨髄）	39%
うつ病	31%
末期腎臓病	29%
腰痛	27%
腫瘍	25%
肥満	23%
高コレステロール	23%
慢性腎臓病	21%
分娩後の鬱病	12%
注意欠陥多動障害	3%

出典：URAC［2005］, p.21.

2. アメリカにおけるディジーズマネジメントの概念・プロセスと手法

2.1 ディジーズマネジメントの概念

　ディジーズマネジメントの分類を検討した文献[53]によれば，ディジーズマネジメントの定義は多数存在する．その定義は，ディジーズマネジメントプログラムの実践が積み重ねられてくるのに並行して変化してきた面があると考えられる．

　実務書が取り上げる定義として次のような例がある．「ディジーズマネジメントとは，ヘルスケアのベストプラクティスを集団と同時に個々人に適用することであり，ディジーズマネジメントプログラムの目標は，患者の健康状態を改善し，医療資源の不必要な利用を排除することである[54]」と 2005 年に刊行された実務書に述べられている．

　1997 年に発行された，アメリカにおけるディジーズマネジメントの基本的な文献である *Disease Management - A Systems Approach to Improving Patient Outcomes* によれば，ディジーズマネジメントは一般に，「疾患が辿る自然な経過に基づいて，ケアと費用弁済がなされる，包括的かつ統合されたアプローチ」と定義され，ディジーズマネジメントの目的は，実際に行われている治療や費用弁済のあり方に拘束されることなく，最も効果的かつ効率的に病気に対処することにあると指摘されている[55]．

　また 2001 年に発行された *The Managed Health Care Handbook, 4th Ed.* において紹介されている David W. Plocher の説によれば，ディジーズマネジメントは以下のように定義される[56]．すなわち，「ディジーズマネジメントとは，医療

---

[53] Krumholz, Currie, and Riegel, et al [2006], p. 1434.
[54] Howe [2005], p. xxv.
[55] Zitter [1997], p. 4.
[56] Plocher [2001], p. 402.

を必要とする慢性疾患におけるヘルスケア供給への，予測的かつ疾病特有のアプローチである．ディジーズマネジメントは，患者と医療従事者が相対するあらゆる場面にわたって適用され，医師の診察に医師以外の医療従事者による暫定的管理が伴う機会を増加させる．またディジーズマネジメントは，セルフケアを通じた患者教育と診療ガイドラインを通じた医師教育に重点が置かれている」．

　ディジーズマネジメントの定義は，以上のようにいくつも存在するが，概念のコアとなる点は共通している．最近では，DMAAの概念が多くのところで引用され，共通認識になっている．例えば，連邦議会予算局がディジーズマネジメントを分析した報告書において，ディジーズマネジメントを，アメリカのヘルスケアシステムが抱える次の3つの欠陥に対する取組みと捉えたうえで，DMAAの定義を参照している[57]．すなわち，慢性疾患が重症化するまで放置されていること，EBMによるガイドラインと実際の診療行為との間にギャップがあること，および患者に対して分断されたケアが多数の医療関係者からなされていることである．また，ディジーズマネジメントに関する認証機関である，NCQA (National Committee for Quality Assurance)，URACもDMAAの定義を参照している．

　今日共通認識となっている，DMAAのディジーズマネジメントの定義は以下の通りである[58]．すなわちDMAAは，ディジーズマネジメントを「患者による自己管理の努力が効果をあげる条件の対象集団に対してヘルスケアにおける統合的な働きかけとコミュニケーションを実施するシステム」と定義し，ディジーズマネジメントの役割・特徴に関して，以下の3点を指摘している．

- 医師と患者の関係や医療の計画をサポートする．
- エビデンスに基づく診療ガイドラインと患者のエンパワーメントを主体とする医療の戦略によって，病状悪化・合併症を防止することに重点を置く．
- 健康の総体的な改善を目標として，臨床的アウトカム，人間的アウトカ

---

[57] U.S. Congress, Congressional Budget Office [2004], Appendix.
[58] DMAA, "DMAA Definition of Disease Management",
　〈http://www.dmaa.org/dm_definition.asp（Dec. 25, 2006)〉.

ム，および経済的アウトカムを，継続ベースで評価する．
　またDMAAは，ディジーズマネジメントの構成要素として，以下の6点を指摘している．
- 集団を特定するプロセス
- エビデンスに基づく診療ガイドライン
- 医師とサポートサービスのプロバイダーの提携による診療モデル
- 患者の自己管理を促進するための教育（初期予防，行動改善プログラムおよび服薬コンプライアンスとその状況の監視が含まれる）
- プロセスおよびアウトカムの測定，評価，ならびにマネジメント
- 定例的に繰り返される，報告およびフィードバック（患者・医師・健康保険プラン・補助的プロバイダー（Ancillary Providers）間のコミュニケーション，および診療パターン分析（Practice Profiling）が含まれる）

　また，ディジーズマネジメントプログラムには，2種類あると，DMAAは捉えている．すなわち，「フルサービスのディジーズマネジメントプログラム（Full Service Disease Management Programs）」は上記6点の構成要素を全て備えていなければならず，6点のうち一部のみを備えているプログラムは，「ディジーズマネジメントサポートサービス（Disease Management Support Services）」であると定義されている．

2.2　ディジーズマネジメントプログラムの基本的プロセス

　本項では，アメリカにおけるディジーズマネジメントの実際のプロセスを概観する．まず，ディジーズマネジメントプログラムの基本的プロセスを段階ごとに説明し，次いでディジーズマネジメントプログラムが提供されている疾病の種類について説明し，さらに糖尿病と腎臓病を取り上げ，個別の疾病種類における具体的なディジーズマネジメントプログラムのプロセスの内容を説明する[59]．

---

[59] ディジーズマネジメントのプロセスについては各資料で若干の違いはあるが，基本は同一である．ここでは，最初に日本で包括的にプロセスを紹介した損保ジャパン記念財団 [2003] に拠っている．

① 基本的プロセス (Core Process)

多くの疾病を見ると、全体の人数の 20% の人々に全体の医療コストの 80% がかかっているといった状況が見られる[60]。ディジーズマネジメントはこういった多くの医療資源を必要とする（あるいは将来そうなる可能性の高い）集団を特定し、そのようなハイリスク集団に対して教育を含めた働きかけを行うことにより、患者 QOL の向上と医療資源利用の効率化を図るものであり、その基本的なプロセスは図表 3-2-1 のような一連のサイクルとして表すことができる。

ディジーズマネジメントの実際の適用段階は、「対象とする患者集団を特定した上で、アセスメントを経て階層化し、各階層に要する働きかけを行う。働きかけの効果を把握し（効果測定）、その結果（患者の状況変化）にあわせて、アセスメント・階層化を見直し、働きかけ方を調整していく」というサイクルで行われている。本章ではこの基本的プロセスを構成する各基本的プロセスについて次項以下で順次説明する。

ディジーズマネジメントは、各種の能力を必要とする複雑な活動であり、患者に対する最適なケアの管理に関する専門家による科学的で臨床的な知識が必要とされる。信頼のおける科学的な情報と専門家の臨床上の判断に基づいた診療ガイドラインはディジーズマネジメントにおける有用なツールである[61]。また、ディジーズマネジメント導入後のアウトカム（患者行動の変容、臨床指標、医療コスト等）を把握した結果や医学その他の科学技術の進歩を常に取り入れて、次項以降で説明する各基本的プロセスで実施される活動の内容（図表 3-2-1）も不断に改善されつつ運営されていくことも重要な側面であると言われている[62]。

---

[60] Eichert, Wong, and Smith [1997], p. 41.
[61] Kelly and Bernard [1997], p. 157.
[62] Eichert, Wong, and Smith [1997], p. 27.

② 患者集団の特定（Identification）

最初に実施されるプロセスが患者集団の特定（Identification）というプロセスであり，これはある集団の構成員の中からディジーズマネジメントプログラムの対象とすべき者を特定する作業である（図表3-2-2）．これは，ある集団の構成員に関する各種のデータを統計的に分析するデータマイニングの手法により作成された予測モデルを用いて行われる．

図表3-2-1　ディジーズマネジメントの基本的プロセスと主な活動

```
                    （継続的な再アセスメント）
                    Continuous Reassessment
                              │
    ┌──────────┐  ┌──────────┐  ┌──────────┐  ┌──────────┐  ┌──────────┐
    │Identification│→│ Assessment│→│Stratification│→│Intervention│→│Measurements│
    └──────────┘  └──────────┘  └──────────┘  └──────────┘  └──────────┘
    （患者集団の特定） （アセスメント）　 （階層化）　　　（働きかけ）　　（効果測定）
```

- Identification（患者集団の特定）
  - 紹介情報
    - 主治医から
    - 保険者から
    - 家族から
  - 経年データ
  - 保険請求履歴
  - 薬剤費請求履歴
  - 診療記録
  - 臨床検査結果
  - 自己申告データ
  - 臨床検査結果
  - 服用している薬剤
  - 診断内容
  - 相談記録
  - SF-36
  - 予測モデル

- Assessment（アセスメント）
  - 家庭への訪問
  - 電話による聴取
  - 質問表の郵送
  - オンラインでの収集
  - 来所面談による聴取

- Stratification（階層化）
  - 専門技術力
  - 予測モデル

- Intervention（働きかけ）
  - 医師へ
    - エビデンス情報の提供
    - 結果の共有
    - ベストプラクティスの共有
    - 患者情報のフィードバック
  - 患者へ
    - 家庭への訪問
    - 電話
      - 受信
      - 発信
    - 測定機器
    - オンラインでの働きかけ
    - 教室での指導
    - 教育資材の郵送

- Measurements（効果測定）
  - 財政面
    - 医療資源の利用状況
    - 費用
  - 医療面
    - コンプライアンス
    - 臨床検査結果
    - QOL
  - 満足度
    - 患者
    - 医師・医療機関
  - 第三者による評価

出典：損保ジャパン総合研究所作成

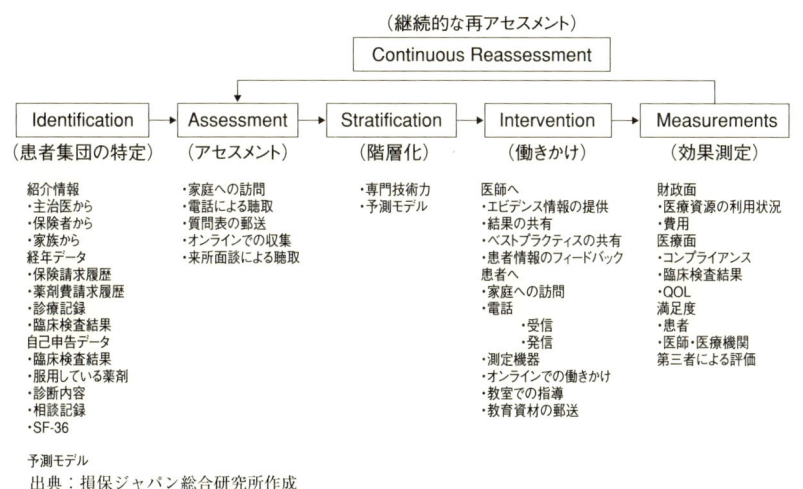

図表3-2-2　患者集団特定のイメージ

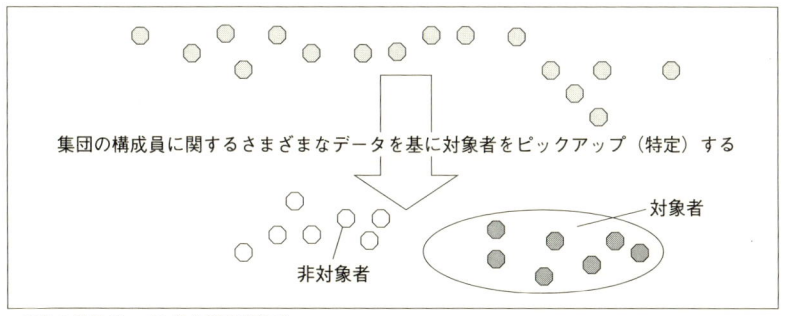

集団の構成員に関するさまざまなデータを基に対象者をピックアップ（特定）する

- 対象者
- 非対象者

出典：損保ジャパン総合研究所作成．

患者集団の特定のために主として使われる情報は以下のとおりである.
○紹介者からの情報：ある集団の構成員について，その主治医，相談サービス等で情報を入手した保険者，または家族から提供された情報を対象者の特定に利用することがある．
○経年データ：保険請求履歴，薬剤費請求履歴，診療記録，臨床検査結果等の経年データが利用される．
○自己申告データ：ある集団の構成員から，臨床検査結果，服用している薬剤，診断内容，医療従事者への相談の記録（Encounters），SF-36[63]のような問診内容等が自己申告されている場合には，それらも参考にする．

③ アセスメント（Assessment）

次に行われるプロセスがアセスメント（Assessment）であり，特定された対象集団内の一人ひとりの状況をさらに詳しく把握するための情報が収集される．情報収集は，以下のような多様な方法によって行われる．
○訪問：直接対象者の家庭を訪問する方式．
○電話：電話を使って，本人・家族にコンタクトする方式．
○質問票の郵送：所定のアンケート用紙を郵送・回収するケース方式．
○オンラインでの収集：インターネット等の通信機器を使って回答を収集する方式．
○来所面談による聴取：管理対象者に健康相談室等へ来てもらい面談する方式．

④ 階層化（Stratification）

階層化（Stratification）のプロセスでは，収集された情報，医療専門家の知見，および予測モデルを用いてディジーズマネジメントプログラム対象者のリスクが判断され，リスクの大きさに応じて階層化される（図表3-2-3）．その目的は，リスクの大きさ（すなわち，階層）によって働きかけの内容や頻度を調整し，資源の効率的な集中投下を図ることにある．

---

[63] 医療のアウトカムを図るテストのうちQOLの測定手法としてアメリカにおいて一般的に用いられている，質問票に回答を行う方法である．

図表3-2-3　階層化のイメージ

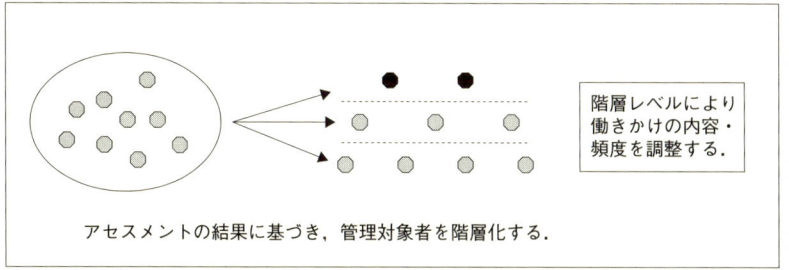

アセスメントの結果に基づき，管理対象者を階層化する．
階層レベルにより働きかけの内容・頻度を調整する．

出典：損保ジャパン総合研究所作成．

⑤ 働きかけ（Intervention）

　階層化の結果に従い，働きかけ（Intervention）を行うのが次のプロセスである．実施される働きかけの内容や頻度は階層レベルにより使い分けている．働きかけには，患者への働きかけと医師，病院等の医療プロバイダーへの働きかけの2つがある．

a. 患者への働きかけ

　働きかけの目的は，患者教育等を通じて患者の日常生活において患者が自分の疾病の進行を防ぎ，健康を維持するために望ましい行動を選択するよう患者を支援すること（患者のエンパワーメントを図ること）である．

　例えば，医師と接している時間だけでは患者の理解が充分には行き届かない場合，ディジーズマネジメントプログラムで患者へ働きかけを行い，患者の理解を促進することによって，患者が日常生活において適切な行動判断ができるようになれば，治療の効果が確実に得られ，QOLの向上が期待できる．

　働きかけの手段についても多様な方法（およびそれらの組み合わせ）が取られている．

(1) 訪問

　訪問看護師による家庭訪問により，治療用具の取扱い，測定用具の取扱い，生活上の指導等を行う．看護師は，訪問により対象患者を取り巻く環境，家族構成などより詳細な情報を入手でき，その後の療養指導に生かすことができる

ようになる．

(2) 電話

　経験の豊富な看護師等のスタッフを常駐させているコールセンターから，電話の発信と受信を行う．発信（コールセンターから患者への電話）は，患者の病状を定期的にチェックするためのモニタリングを目的として行われる．また，患者やその家族は，症状の急激な変化があった場合における対処の仕方，医師からの指示，および薬の用い方等について，いつでもコールセンターへ電話して相談することができる．

(3) 測定機器

　患者に自分で病状を測定できる装置を貸与し，患者が自らの病状をチェックする．糖尿病における血糖値の測定機器，喘息におけるピークフローメーター等がこれに該当する．自己測定によって警戒を要する数値が出た場合には，その対処方法（コールセンターへの電話連絡，主治医への連絡等）が患者に指示される．

(4) オンライン

　インターネットを用いて当該疾病に関するトピックや季節ごとの注意事項，患者教室の案内などが患者に送付される．患者へはメールマガジン方式で送られる．さらに患者はウェブ上で自分のコンプライアンスの状況等の履歴データを閲覧することが可能となっている．また，オンラインは検査データの送受信についても重要な役割を果たしている．

　その他，患者教育のための教室の開催，教材の郵送といった方法も状況に合わせ使われている．

b. 医師への働きかけ

　個々の患者に対する治療効果を上げるための働きかけと同時に，その患者の主治医に対する働きかけも行われる．患者への対応のための関係者の協力体制作りという重要な機能で，主として下記の通り，医学情報の提供と患者情報の共有が中心となっている．

(1) エビデンス情報の提供

　EBMの実践において必要となるデータの収集は，個々の医師や医療機関にと

っては手間がかかる．また各種学会等が公表するガイドラインは数も多く，しばしば改定される．そのためディジーズマネジメントプログラムの運営主体（ディジーズマネジメント事業者等）は対象疾病についての情報を広く収集しEBMを実践する上での最新情報を医師や医療機関に提供している．

(2) ベストプラクティスの共有

ディジーズマネジメントプログラムの運営主体は当該疾病の治療に関するあらゆるデータを集め，それを当該分野において権威のある専門家により組織された委員会において吟味し，治療にあたってのガイドライン，ケア基準を作成している．その時点で考えられるベストプラクティスに関する情報を関係者（患者，プライマリケア医，ディジーズマネジメント事業者等）が共有することにより，質の高いケアが効率的に提供されることを目指している．

(3) 患者情報のフィードバック

ディジーズマネジメントプログラムの運営主体は患者と常に連絡を取れる状況にあり，常に患者の健康状態をウォッチしているので，患者の健康状態の現状や推移に関するデータが集積されていく．医師はこの情報のフィードバックを受けることより，通常の通院受診時点の記録に加え，日常の変化が把握できるので，治療方針確認・検証に役立てることができる．

(4) アウトカムの共有

患者集団に対する働きかけの結果について医師との間で情報を共有する．

⑥ 効果測定（Measurements）

働きかけの効果は下記のように多面的に測定される．測定結果を自ら評価し，サービス改善につなげていくことも重要であるし，また，測定結果を学識経験者等第三者に評価してもらい，その論文が専門誌に掲載されることにより，ディジーズマネジメントプログラムの優秀さをアピールする素材にもなる．

○医療面の評価：コンプライアンス，臨床検査結果
○経済的評価：医療コストの削減状況，医療機関の利用状況，コスト
○満足度評価：患者満足度，医師・医療機関満足度

⑦ 継続的な再アセスメント（Continuous Reassessment）

効果測定の結果を受けて，再アセスメントを行うというのが最後のプロセスである．ここでは最後のプロセスと書いたが，再アセスメントし，その結果により，階層レベル変更の要否を検討し，働きかけの内容と頻度を調整するというサイクルで運用される．この継続的に再アセスメントがなされる点がディジーズマネジメントの基本的プロセスにおける大きな特徴となっている．

継続的な再アセスメントには2つの面がある．1つは患者個人について働きかけの効果測定に基づいて当該患者の階層を見直すという意味での再アセスメントであり，もう1つがプロセス自体のパフォーマンスを定期的に検証して改善をしていくという再アセスメントである．その2つの面の詳細は次のとおりである．

○患者個人の継続的な再アセスメント：個人の各種データに基づいて働きかけの効果を測定したところ，当該患者の健康状態から判断して現在その患者が属している階層に対応する働きかけの内容・頻度では適当ではないという事態が発生しうる．この場合には効果測定の結果に基づき，再アセスメントそして再階層化を行い，当該患者の現在の健康状態によりふさわしい働きかけの内容・頻度に調整していくことになる．

○プロセス自体の継続的な再アセスメント：ディジーズマネジメントプロセス自体の定期的な再アセスメントは，その品質を常に改善するために不可欠なものであると一般に認識されている．診断技術や治療技術の進歩は目覚しいので，常にガイドラインやプログラムの内容を最新の内容に改定しつづけることが求められる．また，ディジーズマネジメントプログラムを実際に適用した効果（結果）についても，他プログラムの結果や全米，当該地方，地域の数値等と専門家による委員会で比較検討・吟味され，プログラムの内容が改定される．

2.3 疾病種類ごとのディジーズマネジメントプログラムの手法

① ディジーズマネジメントが提供されている疾病の種類

ディジーズマネジメントプログラムは多くの疾病に対して実施されている．ディジーズマネジメントを事業として取組んでいるケースでは，比較的短期に働きかけの効果が現れると期待されるもの，対象患者が多数存在するものがよく取り上げられる．このことから糖尿病，喘息，心疾患等を対象とするプログラムの数は多い．

一般的にディジーズマネジメントプログラムが提供されている疾病は，糖尿病，冠状動脈性心疾患，うっ血性心不全，喘息，慢性閉塞性肺疾患，がん，腰痛，関節炎，慢性疼痛，伝染病，うつ病，精神保健，妊産婦医療，希少疾病等である．

② 糖尿病におけるディジーズマネジメント

アメリカにおける糖尿病は慢性疾患の中でも患者数が多く，また症状が悪化した場合や合併症を併発した場合に医療コストが高額となる疾病である．2002年の推計値では，全米で患者数約1,820万人と推定されているが，糖尿病と診断されているのは1,300万人で，残り約3分の1にあたる520万人については糖尿病との診断はなされていない状況にある[64]．

糖尿病に起因する社会的なコストとして，入院医療費，通院医療費，処方薬剤費用，在宅ケアのコスト等の直接的コストに加え，欠勤や労働能力の喪失といった間接的コストも考え合わせると莫大な金額になる．1997年の米国糖尿病協会（American Diabetes Association：以下"ADA"という）の調査[65]によると，糖尿病によるアメリカ全体におけるコストは直接的コスト44.1億ドル，間

---

[64] U.S. Department of Health and Human Services, The Centers for Disease Control and Prevention (CDC), National Center for Chronic Disease Prevention and Health Promotion, "National Diabetes Fact Sheet",
⟨http://www.cdc.gov/diabetes/pubs/estimates.htm (Dec. 25, 2006)⟩.

[65] American Diabetes Association, "Economic Consequences of Diabetes Mellitus in the US in 1997", *Diabetes Care*, 1998, Vol. 21, No. 2, pp. 296–309.

接的コスト 54.1 億ドル,合計約 100 億ドルと推定されている.

糖尿病における具体的な介入手法例とその効果の事例として,ディジーズマネジメント業界のリーダー会社であり,株式が公開されている大手ディジーズマネジメント組織である American Healthways[66] 社(本章では,以下「AMHC 社」という)の事例を紹介する[67].

2000 年にアメリカ中西部のある州で約 80 万人(メディケア・プラス・チョイスの加入者も含む)の加入者を擁する健康保険プランに同社の「包括的糖尿病マネジメントプログラム(Comprehensive diabetes disease management program)」を提供した事例である.

a. 患者集団の特定

過去の薬剤給付,医療給付の請求データを精査し,糖尿病を持つ健康保険プラン加入者を特定した.(AMHC 社と当該ヘルスプランとの契約条件に従い)特定された対象者に対してオプトアウト方式[68]でプログラムが提供された.プログラム不参加表明者は 3% で,ほぼ全ての対象者がプログラムに参加した.

b. アセスメント

初回の階層化のために次のデータが集められた.
- 対象者個人およびプライマリケア医から提供された生活習慣・行動に関するデータ
- 保険者から提供された健康状態に関する情報および医療資源利用パターン

c. 階層化

AMHC 社の「4 層階層化モデル(four-tiered population stratification model)」

---

[66] 同社は 2006 年に社名を Healthways に変更したが,ここで取り上げる事例では旧社名で表記する.
[67] Clarke, Crawford, and Nash [2002], p. 77-86.
[68] オプトアウト方式とは,特定された対象者が(特に不参加を表明しない限り)自動的にプログラムに参加する方式のこと.一方,対象者に参加を募る方式はオプトイン方式と呼ばれる.旧来のやり方では,オプトイン方式が通常だった.

を使用して，プログラム参加者が適切な内容および頻度の働きかけが受けられるよう4層に階層化した．
- 第1層＝3％（その時点では有意なリスク指標をもっていない層）
- 第2層＝40％
- 第3層＝47％
- 第4層＝10％（健康状態に悪影響を与えている厳しい健康上もしくは生活習慣上の問題を持っている層）

この階層化で各参加者に割り振られた層区分はプログラム実施中固定的に取り扱われるものではなく，新しい情報が加わったり，参加者の健康状態の変化に合わせて再計算され，層区分が変化した参加者については，新しい層区分に応じた内容・頻度の働きかけに切り替えられる．

d. 働きかけ

AMHC 社のプログラムは ADA のガイドラインに基づいており，その中核的な内容は ADA のケア基準が中心となっている．参加者とのやり取りには下記のようなものがある．
- 案内状と導入キットの送付（階層レベルを問わず全参加者に送付）
- AMHC 社から参加者への計画的な電話による指導（"Care Calls"と呼ぶ）の実施
- 参加者から AMHC 社へのホットラインの開設
- 定期的なリマインダーカードおよびニュースレターの送付
- 参加者のプライマリケア医との並行的コミュニケーションの実施（例：参加者への送付と同時に案内状，導入キット，ケア基準に関する通知を送る．）

"Care Calls"の頻度は，階層区分および各参加者の必要度に応じて3カ月に1回から毎日1回まで多様である．

このプログラムでは，（有意なリスク指標を持っていないと区分された）第1層の人を除く全参加者を対象としており，ポジティブな行動への変容に向けたプランを決めることに焦点を当て，セルフケアの目標について参加者と合意を築いていくことを特徴としている．参加者との合意は，電話でのやり取りの中

で築かれる（計画された一連の"Care Calls"で提供される個人個人に合わせた教育指導，プライマリケア医の治療計画に対するサポートが，助けとなる）．重篤な場合は，その特定の問題点に絞ったアセスメントと働きかけに焦点を絞った電話のやり取りになる．電話によるやり取りの内容・頻度はAMHC社の開発した階層化プロトコルに従って決められる．さし迫った状況その他必要な場合では適時，医師に連絡が取られる．

　"Care Calls"を効果的に行うための最も重要な点は，AMHC社の看護師と参加者の間の信頼関係の構築と維持である．

e．効果測定および継続的な再アセスメント

　効果測定および継続的な再評価には2つのレベルが考えられる．

　1つは，個々の参加者に対する働きかけの効果を測定し，再評価するものである．参加者に対応する看護師は，個々の参加者との電話でのやり取りの状況により，説明内容を変えたりスケジュールを調整する．電話の結果，新しく把握された情報があれば再度階層化を行い，区分が変更になれば働きかけの内容・頻度を変更する．

　もう1つは，ディジーズマネジメントプログラム全体について効果を測定し，再評価するものである．AMHC社のプログラムは，「看護師その他の補助的ヘルス関連専門職が定期的に対象者に行うパーソナルコンタクトは，対象者自身が食事療法を管理すること，血糖値・コレステロール値の目標を達成することを助け，さらに，合併症の進行を遅らせるために必要な行動変容を促進することになる」という仮説を前提としている．また，その仮説に基づき，同社のプログラムでは，参加者のポジティブな行動，姿勢，スキルおよび知識を強化することを最優先の目標としている．参加者が療養に関する指示や不可欠な生活習慣の変容に忠実であることにより，望ましい臨床的アウトカムがもたらされ，結果的に望ましい経済的アウトカムを得ることが期待されているのであるが，その効果のほどはどうであったのかを測定し，その結果を受けて，プログラムそのものをより効果的・効率的なものに改良していくことが継続的に行われる．

　上記プログラムの効果測定結果の概要は，以下の通りであった．行動の変容について，参加者を電話回数により5グループ（1回，2回，3～5回，6～8回，9

回以上）に分け，各グループ約150人，計748人のランダムサンプルから電話による聞き取り調査を実施した．行動が変容したかどうかの10個の質問に対して，「全く改善しなかった（Not at all）」「多少改善した（Somewhat）」「中程度改善した（Moderately）」「とても改善した（A lot）」のいずれに該当するかを聞いた．聞き取り結果は，図表3-2-4のとおり，概ねどの質問に対しても，大半の人が「改善した」と肯定的に評価している．なお，サンプルの性別・年齢別・階層区分別分布が参加者全体の分布とほぼ同じであることは確認されている．

この聞き取り調査では，「医師の指示する検査の受診率は向上したか」との質問に93%を超える人が「向上した」と回答している．参加者全体でみても，図表3-2-5のとおり，HbA1c，LDLコレステロール，DRE（糖尿病性網膜症関係），Microalb（糖尿病性腎症関係）の検査については，受診者実数・割合とも格段に

図表3-2-4　プログラム参加者への聞き取り調査結果

質問内容	有効回答総数	アンケートの回答内容				改善したと答えた人の割合
		全く改善せず	多少	中程度	とても	
	(0)	(1)	(2)	(3)	(4)	(2+3+4)/(0)
1．食習慣は改善したか	697	95	352	160	90	86.37%
2．服薬状況は改善したか	708	105	256	175	172	85.17%
3．運動量は増えたか	720	111	324	196	89	84.58%
4．身体の状態についての話し合いは増えたか	738	86	271	237	144	88.35%
5．煙草を止めたか，減らせたか	207	72	58	47	30	65.22%
6．飲酒を止めたか，減らせたか	156	40	56	39	21	74.36%
7．医師の指示する検査の受診率は向上したか	733	45	250	279	159	93.86%
8．治療の成果にもっと注意を払うようになったか	740	46	220	232	242	93.78%
9．予防的健康サービスの利用は増えたか	737	80	260	242	155	89.15%
10．身体のことを心配することが減ったか	712	131	273	197	111	81.60%

（注）有効回答総数が質問項目によって異なるのは，「もともと煙草を吸っていないのでこの質問には当てはまらない」または「わからない」と答えた人を除外しているためである．
出典：Clarke, Crawford and Nash [2002].

図表 3-2-5　検査受診者・受診割合の変化

	ベースライン (1999)	n=2,982	初年度 (6/00-5/01)	n=3,144
	人数	割合	人数	割合
HbA1c　1回以上	1,581	53.0%	2,441	77.6%
HbA1c　2回以上	755	25.3%	1,547	49.2%
LDL	1,056	35.4%	1,980	63.0%
DRE	523	17.5%	735	23.4%
Microalb	399	13.4%	993	31.6%

(注) いずれも有意水準 0.1% で有意差が認められる．
出典：Clarke, Crawford, and Nash [2002], p. 84.

増加している．

医療コストへの効果については，短期（プログラム導入の初年度）ではあるが，プログラム参加者に対する医療コストは 1999 年の 1 人 1 月平均 559.44 ドルから，調査期間では同 503.07 ドルへ 10.1% の減少が見られた．ちなみに，同期間，当該健康保険プラン加入者の非糖尿病者の医療コストは 21.2% 増加したと報告されている．

3. ディジーズマネジメントのビジネスモデル

本節では，アメリカにおけるディジーズマネジメントに関わるビジネスモデルについて，個別企業の事例も紹介しながら説明する．最初に，ビジネスモデルを，ディジーズマネジメントサービスの提供者に着目した分類，提供されるサービスの範囲に着目した分類という2つの方法で分類し，その後，それぞれのビジネスモデルについて事例を紹介しながら説明する．以下の説明は，1999年にDMAAが発足し，ビジネスモデルの基本形が出来上がった2000年から2002年の事例を中心にしている．

3.1 ビジネスモデルの分類

① ディジーズマネジメントサービスの提供者に着目した分類

保険者等がディジーズマネジメントプログラムの実施にあたって外部の事業者を利用する場合には，ディジーズマネジメント事業者，製薬会社，医療機器会社，検査会社等がディジーズマネジメントサービスの提供者となる．これらの提供者によるビジネスモデルは，2つに分類できる．1つは，ディジーズマネジメントサービスの提供そのものをビジネスとするディジーズマネジメント事業者のビジネスモデルであり，もう1つは，自社の中心的な商品・サービスの販売を促進するためにディジーズマネジメントを利用する製薬会社，医療機器会社，検査会社等のビジネスモデルである．この2つのビジネスモデルには異なる特徴がある．

ディジーズマネジメント事業者の基本的なビジネスモデルは，提供するディジーズマネジメントサービスに対する料金を受け取るものである．一方，製薬会社，医療機器会社，検査会社等のビジネスモデルは，自社の商品・サービスに付帯する付加価値サービスとしてディジーズマネジメントサービスを提供したり，または自社の商品・サービスがディジーズマネジメントを行う上で有効

なツールとなることをアピールすること等によって，販売促進のためにディジーズマネジメントを利用するものである．

② 提供されるサービスの範囲に着目した分類

DMAA によるディジーズマネジメントの定義において，ディジーズマネジメントプログラムはディジーズマネジメントの構成要素を全て備えたフルサービスのディジーズマネジメントプログラムと，構成要素の一部のみを備えたディジーズマネジメントサポートサービスに区分されている[69]．これと同様に，ディジーズマネジメント事業者のビジネスモデルも，ディジーズマネジメントの構成要素の全てを提供することができる「フルサービスディジーズマネジメント事業者」と特定の構成要素を提供する「サポートサービス会社」という 2 つのモデルに分類することが可能である（図表 3-3-1）．

フルサービスディジーズマネジメント事業者は，患者集団の特定から継続的な再評価に至るディジーズマネジメントプログラム全般にわたってサービスを提供するディジーズマネジメント事業者であり，ディジーズマネジメントプログラムの実施主体である保険者等にサービスを提供している．一方，サポートサービス会社は，医療機器を使用した患者の健康データの収集や，医師に対する診療ガイドラインのコンプライアンス支援など，ディジーズマネジメントプロセスにおける特定の構成要素のみを提供するディジーズマネジメント事業者である．サポートサービス会社は，ディジーズマネジメントプログラムの実施主体に直接サービスを提供している場合と，フルサービスディジーズマネジメント事業者を直接の顧客としてディジーズマネジメントプログラムの実施主体には間接的にサービスを提供している場合とがある．

フルサービスディジーズマネジメント事業者とサポートサービス会社の違いは，ユーザーのディジーズマネジメントプログラム実施方法にも関係している．先にも述べたとおり，保険者等がディジーズマネジメントプログラムを実施する場合には，ディジーズマネジメントプログラムを全て自前で構築する場合と，外部の事業者を利用する場合とがある．DMPC の Lewis は，保険者等がディジ

---

[69] DMAA, "DMAA Definition of Disease Management",
〈http://www.dmaa.org/dm_definition.asp(Dec. 25, 2006)〉．

図表3-3-1　フルサービスディジーズマネジメント事業者とサポートサービス会社の比較

	フルサービスディジーズマネジメント事業者	サポートサービス会社
提供するサービスの範囲	ディジーズマネジメントプログラム全体	ディジーズマネジメントプログラムの一部の構成要素
サービスのユーザー	ディジーズマネジメントプログラムの実施方法として"Buy"を選択する保険者等	・ディジーズマネジメントプログラムの実施方法として"Assemble"を選択する保険者等 ・フルサービスディジーズマネジメント事業者
ディジーズマネジメントプログラムの管理	フルサービスディジーズマネジメント事業者が行う	ディジーズマネジメントプログラムの実施主体、またはフルサービスディジーズマネジメント事業者が行う

出典：損保ジャパン総合研究所作成．

ーズマネジメントプログラムを実施する方法を3つに分類している．すなわち，ディジーズマネジメントプログラムを自前で構築する方法（Build），ディジーズマネジメントプログラムの実施に必要なサービスを組み合わせる方法（Assemble），外部の事業者からディジーズマネジメントプログラムを一括して購入する方法（Buy），である[70]．

　ユーザーが"Buy"を選択する場合にはフルサービスディジーズマネジメント事業者と契約する．フルサービスディジーズマネジメント事業者はディジーズマネジメントプラグラムを構築し，必要となる全てのディジーズマネジメントサービスの提供，およびプログラムの管理を行う．

　一方，ユーザーが"Assemble"を選択する場合には，ユーザーがディジーズマネジメントプログラムを実施する上で必要となる構成要素を個別にサポートサービス会社から購入し，また，一部の構成要素についてはユーザー自身が用意して組み合わせ，プログラム全体の管理はユーザーが行う．

---

[70] 損保ジャパン記念財団［2003］, p.41. ディジーズマネジメントに関するセミナーの案内文書でも，buy, build, assemble の選択がテーマになっている（例えば Disease Management Congress のテーマの1つは，Buy-Build-Assemble：Establishing a Disease Management Program to Meet Your Organizations Needs である〈http://www.healthwebsummit.com/dmc.htm（Dec. 25, 2006）〉.

3.2 ビジネスモデルの実例[71]

ここでは，製薬会社，医療機器会社，検査会社，ならびにフルサービスおよびサポートサービスディジーズマネジメント事業者のビジネスモデルの実例を取り上げる．

① 製薬会社のビジネスモデル

基本的なビジネスモデルは，自社の製品販売に寄与するモデルである．ディジーズマネジメントプログラムにおいて，患者の病状の悪化を防ぎ，入院，ER，手術等の高額な医療サービスの利用を回避することは，患者の QOL を向上させ，トータルの医療コストを削減する上で重要である．薬剤の適切な使用は，病状の悪化や高額な医療サービスの利用を回避するために有効な手段であり，ディジーズマネジメントプログラムの重要な要素となっている．

薬剤の使用によって治療の効果を高めるためには，患者の状態に応じて医師が正しく服薬指導を行い，患者が医師の指導に基づいて正しく服薬する必要があるが，医師や患者の行動は必ずしも適切でない場合がある．このため，製薬会社は，自社の製品を販売する際に，医師がエビデンスに沿った正しい使用方法を遵守するための支援や患者教育を付加価値サービスとしてセットすることにより，自社製品の魅力を高めることができる．また，患者が忘れずに服薬するようになれば，薬剤の効果が正しく発揮されるとともに，薬剤の使用量自体も増加する可能性が高いため，製薬会社の売上の増加にも寄与する．

製薬会社によるディジーズマネジメントの活用例として Boehringer Ingelheim 社がある．同社は，顧客である保険者や医療プロバイダーに対し，慢性閉塞性肺疾患（COPD）の治療における自社製品の有効性をアピールするためのツールとして COPD 患者に対する治療に関する研究レポートや，医師や患者のコンプライアンスを支援するためのツールとして医師，患者向けの教育ツール等を提供している．

治療に関する研究レポートの内容例として，次のものがある．HMO や POS

---

[71] 本項の記述は，損保ジャパン記念財団［2003］に基づいている．

等の健康保険プランに加入する 6,000 人以上の COPD 患者の支払いデータをもとに COPD 患者の治療実態を調査したレポートを，保険者や医療プロバイダー等の顧客向けの冊子としてまとめている．このレポートでは，「ATS（American Thoracic Society）の診療ガイドラインが入手可能であるにもかかわらず，COPD 患者に対して適切な治療が行われていない場合が多く，診療パターンを最適化しコストを削減する余地が大きい」と結論づけており，その 1 項目として，適切な投薬がなされていない点も指摘している．

医師，患者向けの教育ツールの内容例として，次のものがある．同社は，顧客である保険者や医療プロバイダーが，医師や患者の教育を行うための簡便なツールを作成している．医師に対しては診療ガイドラインを簡潔に整理したパンフレットを用意し，患者に対しては COPD に関する基礎知識や，生活習慣の改善，正しい服薬等について簡単にまとめた冊子を用意している．これらのツールには，顧客である保険者や医療プロバイダーのロゴマーク等を挿入するスペースがあり，印刷してそのまま配布できるようになっている．また，患者に対しては，登録制のウェブサイトを運営し，患者教育を提供している．

② **医療機器会社のビジネスモデル**

基本的なビジネスモデルは，自社製品の販売促進である．ディジーズマネジメントプログラムにおいては，患者の健康状態を継続的に把握し，病状の悪化を防ぐために適切な医療サービスを提供することが重要である．患者の健康状態の把握に際しては，体温，体重，血圧，心拍数等の測定データを得る必要があり，各種の測定機器が使用される．

医療機器会社は，患者自身が自宅で使用しやすい測定機器や，測定データを医療プロバイダーにフィードバックするシステム等，ディジーズマネジメントプログラムにおいて利用しやすい医療機器を開発することにより，ディジーズマネジメントを自社製品の販売促進に利用している．

医療機器会社によるディジーズマネジメントの活用例として Philips 社がある．大手電機メーカーで医療機器の製造も手がける Philips 社は，Hewlett-Packard 社から分離独立した電機メーカーである Agilent Technology 社のヘルスケア部門を 2001 年に買収し，Agilent 社の開発したうっ血性心不全患者のためのモニ

タリングシステムを提供している．

　同社の提供するシステムは，血圧計，脈拍計，体重計，心拍計等の測定機器と，各機器で得られたデータを電話回線によって医療プロバイダーに送るシステムがセットされたものである．情報を受け取る医療プロバイダー側では，各種の測定データをコンピュータの画面上で時系列的に把握できるようになっており，医療プロバイダーが患者の健康状態を継続的に把握して適切な治療を行うことを可能にしている．

③　検査会社のビジネスモデル

　基本的なビジネスモデルは，販売促進である．すでに述べたとおり，ディジーズマネジメントプログラムにおいて患者集団の階層化を行う際には，各種の検査データが用いられる．また，被用者に対する健康診断等が公的な制度として検査が実施されていないアメリカでは，糖尿病のディジーズマネジメントプログラムにおけるHbA1cテストのように，患者がセルフケアの一環として検査を受けるよう促すことも，患者への働きかけにおける重要な要素となっている．

　検査会社は，ディジーズマネジメントプログラムに基づいて定期的に検査が実施されることによって検査の利用が増加することになるため，ディジーズマネジメントにおける検査の重要性をアピールしたり，利便性の高い検査システム等を開発する等の方法により，ディジーズマネジメントを販売促進に活用している．

　検査会社によるディジーズマネジメントの活用例にHome Healthcare Laboratory of America社がある．同社は，在宅医療提供会社に対して，看護師が患者宅で血液検査を実施しやすいシステムを提供する検査会社として，1997年に設立された．同社の"Lab-in-a-Box"と呼ばれる検査システムは，訪問看護師が患者宅で血液検査を実施する際に血液採取に必要な器具等が一辺15 cm程度の発泡スチロール製の箱にセットされている．看護師は血液を採取した後，遠心分離機にかけずにそのまま，セットの中に収められた保冷剤とともに箱に入れて同社の検査施設に送付することにより，検査結果のフィードバックを受けられるというものである．

　同社は2002年に，ディジーズマネジメントプログラムを実施する保険者等や

ディジーズマネジメント事業者に対するサービスとして，患者自身が簡単に血液検査（HbA1c検査）を実施することができる新しい検査システムを開発した．"Lab-in-an-Envelope"と呼ばれる新しいシステムでは，血液採取のための器具，返信用封筒，採取方法等の説明書等の検査キットが，15 cm四方厚さ1 cm程度の小さな紙製のパッケージに収められている．患者は説明書に従って血液を採取し，それを名刺サイズ程度の小さな紙片に数滴浸透させ，返信用封筒で検査施設に郵送するだけでよい．顧客は検査費用を負担し，同社から検査結果のフィードバックを受けることができる．

④ フルサービスおよびサポートサービスディジーズマネジメント事業者のビジネスモデル

フルサービスディジーズマネジメント事業者のビジネスモデルは，上記の販売促進ではなく，保険者等の課題解決に有効なサービスを提供するものである．すなわち，フルサービスディジーズマネジメント事業者は，保険者等からディジーズマネジメントプログラムの構築・運営を一括して請け負い，保険者，医療プロバイダー，および患者が，効率的で質の高い医療サービスを実現する上で抱えているそれぞれの課題に対応したサービスを提供する．

まず，フルサービスディジーズマネジメント事業者は保険者に対して，過去の医療費支払い履歴等のデータを統計的に分析し（データマイニングと呼ばれている．），予測モデルを使用して患者集団を階層化する．これにより，各患者層の潜在的なリスクを把握することができるようになる．フルサービスディジーズマネジメント事業者が患者集団を階層化するために利用する情報は，過去の保険金支払い履歴，投薬の履歴，検査データ等様々なものがあるが，フルサービスディジーズマネジメント事業者はこれらの必要な情報を必ずしも全て入手できるとは限らず，また，入手できた情報を統計的に分析しなければ階層化を行うことはできない．このため，予測モデルにおいては，階層化に必要な情報をどの程度入手できるかということと，不完全な情報からどれだけ確度の高い予測を行うことができるかということの2点が成功の鍵となる[72]．

---

[72] 階層化のために利用する情報や具体的な階層化のプロセス等については，各社のノウハウとして一般的には公表されていない．

次に医療プロバイダーに対しては，フルサービスディジーズマネジメント事業者は医師に対するEBMの教育等を行うことにより，医療プロバイダーが効率的で質の高い医療サービスを提供できるよう支援する．医師が患者の治療にあたって第三者が介入することを快く思わない場合や，ディジーズマネジメントという新しい取り組みに対して消極的である場合も考えられるため，フルサービスディジーズマネジメント事業者は医師への働きかけにあたり，最新のEBMに関する情報提供，EBMの実践を支援する各種ツールの提供，患者情報のフィードバックなど，医師がよりよい医療を提供するための支援を行うというスタンスで行うことにより，医師と協力的な関係を築くことを目指している．

また，フルサービスディジーズマネジメント事業者は，セルフケアが必要な患者に対して，電話，オンライン，手紙，看護師の訪問等の方法により，健康状態のモニタリング，生活習慣や服薬に関する患者教育等を提供する．このようなサービスによって，患者は健康，QOLが向上し，高い満足度を得ることができる．フルサービスディジーズマネジメント事業者は，患者が積極的にセルフケアに取り組むように促す必要があり，患者が理解しやすい教育ツールや，患者とのコミュニケーション方法を工夫している．図表3-3-2は，フルサービスディジーズマネジメント事業者のビジネスにおける，各当事者の利益を簡単に整理したものである．フルサービスディジーズマネジメント事業者の提供するディジーズマネジメントプログラムが成功すれば，ディジーズマネジメントプログラムに関わる各当事者は，それぞれ利益を得ることができ，医療プロバイダー，保険者，患者，フルサービスディジーズマネジメント事業者は，Win-Win-Win-Winの関係を構築することができる．

フルサービスディジーズマネジメント事業者の収益構造を模式的に表示すると，図表3-3-3となる．フルサービスディジーズマネジメント事業者の収入は，保険者等のディジーズマネジメントサービスの購入者から支払われるディジーズマネジメントサービスの利用料金であり，通常は保険者と3～5年の契約を結んでいる．また，サービスの購入者には支払う料金に見合った効果を得られないリスクがあるため，フルサービスディジーズマネジメント事業者が医療コストの削減額や臨床的アウトカムを保証している場合が多い．例えば，医療コストの削減額を保証する場合には，目標とした削減額に対する不足分をフルサー

ビスディジーズマネジメント事業者が一部または全部を負担する契約形態をとることにより，サービスの購入者とフルサービスディジーズマネジメント事業者が経済的なリスクをシェアしている．

一方，フルサービスディジーズマネジメント事業者がディジーズマネジメントプログラムを提供する際のコストは，対医療プロバイダー（医師への働きか

図表3-3-2　フルサービスディジーズマネジメント事業者のビジネスにおける各当事者の利益

当事者	利益
医療プロバイダー	・より効果的な治療を行うためのツールを入手することができる． ・症状の重い患者に対して，より注意を払うことができる． ・患者のコンプライアンスが改善される．
患者	・健康，QOLが向上し，高い満足度を得られる． ・患者にとって必要な情報が充分提供される．
保険者	・少なくともいくつかの疾病における医療コストが削減され，投資収益率が向上する． ・サービスの質の向上により，販売・マーケティング上の評判が向上する． ・加入者の継続率が向上する．
ディジーズマネジメント事業者	・削減される医療コストに見合うコストでディジーズマネジメントプログラムを運営できれば，利益を得ることができる．

出典：損保ジャパン総合研究所作成．

図表3-3-3　フルサービスディジーズマネジメント事業者の収益構造

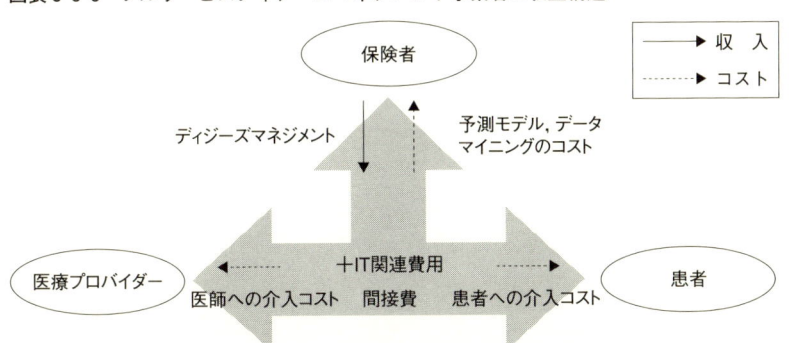

```
フルサービスディジーズマネジメント事業者の利益
＝ディジーズマネジメント利用料金－ディジーズマネジメントコスト
　　　（対保険者，対医療プロバイダー，対患者，IT関連費用，間接費）
```

出典：損保ジャパン総合研究所作成．

けのコスト），対保険者（予測モデル，データマイニングのコスト），対患者（患者への働きかけのコスト），その他IT関連費用や間接費である．フルサービスディジーズマネジメント事業者の利益は，ディジーズマネジメントサービスの利用料金から，各種のコストを差し引いた額となる．

フルサービスディジーズマネジメント事業者が医療コストの削減額を保証している場合においては，ディジーズマネジメントプログラムによって削減された医療コストをサービス購入者の利益とフルサービスディジーズマネジメント事業者の受け取るディジーズマネジメント料金としてシェアするため，削減された医療コストが大きいほど，フルサービスディジーズマネジメント事業者の得るディジーズマネジメント料金は大きくなる．つまり，フルサービスディジーズマネジメント事業者は，ディジーズマネジメントプログラムにかけるコストを低くし，医療コストの削減額を大きくするほど，利益が上がる構造となる．このモデルには，保険者（依頼人）とディジーズマネジメント事業者（代理人）の利害関係が同じ方向を向くため，依頼人の利害に沿った行動を代理人が行うインセンティブがあるという特徴がある．さらに，先に述べたように関係者の利害が，サービスを提供するディジーズマネジメント事業者と同じ方向を向いていることも特徴の1つである．

フルサービスディジーズマネジメント事業者の事例として，CorSolutions社がある．同社は，心臓病のディジーズマネジメントにおける大手のディジーズマネジメント事業者である．スタンフォード大学が開発した"MULTIFIT"と呼ばれるうっ血性心不全患者のマネジメント技術のライセンスを受け，うっ血性心不全のディジーズマネジメントを行う会社として1995年に設立された．

同社がディジーズマネジメントプログラムを提供したことがある主な疾病は，心不全，冠状動脈性心疾患，慢性閉塞性肺疾患（COPD），喘息，糖尿病等であり，同社はこれらの主要な疾病に対するディジーズマネジメントプログラムをベースに，30以上の疾病に対してプログラムを提供してきた．

同社の提供するサービスは，患者集団の特定から継続的な再評価にいたるディジーズマネジメントプログラム全体であり，同社が独自に開発した予測モデルと，看護師による広範で行き届いた患者のケアを特徴としている．予測モデルについては，従来は，主に支払い履歴における人口統計学上の記録や診断の

記録を使用するものが一般的であったが，同社の予測モデルでは，処方薬の使用状況をはじめとして，医療サービスの提供過程における様々な情報[73]を有病率，併存症，合併症のマーカーとして使用する．個々の患者に対するアセスメントでは，現在500以上のリスク・マーカーが使用されており，これらのリスク・マーカーも利用して患者集団を階層化している．

また，患者への働きかけを行う看護師は，同社の全従業員（約350人）の約70％を占め，アメリカ内の4つのコールセンターに配置されている．看護師は，服薬のコンプライアンスに関する患者教育に限らず，ダイエット，ストレスの軽減，家族等のケアギバーのケアまで含めて，患者の療養に対する幅広い支援を行っている．

次に，同社と顧客との契約については，その約80％は健康保険会社やHMO等の民間の保険者であり，残りの20％は政府，企業との直接契約等が占めている．ディジーズマネジメントプログラムのアウトカムは，救急治療室（Emergency Room：ER）の利用率，入院日数，服薬のコンプライアンス，学校や仕事を休む日数，禁煙率，QOLの向上，医師や患者の満足度，疾病ごとの臨床指標等を使用して評価している．契約期間は通常3〜5年であり，多くの契約では，臨床的アウトカム，経済的アウトカム，患者や医師の満足度等について何らかの形で保証している．なお，成功を保証して同社がリスクを負う場合には，保証しない場合と比べて料金を上げているとのことである．

フルサービスを提供するディジーズマネジメント事業者の他に，サポートサービス会社を提供する会社もある．ディジーズマネジメントプログラムの一部の構成要素を提供するサポートサービス会社は，ディジーズマネジメントプログラムの実施方法として"Assemble"を選択する保険者等やフルサービスディジーズマネジメント事業者を顧客としている．サポートサービス会社の基本的なビジネスモデルは，提供するサービスに対する料金を顧客から受け取るものであり，提供するサービスの内容等に応じて経済的アウトカムや臨床的アウトカムを保証している場合とそうでない場合とがある．

---

[73] 損保ジャパン記念財団 [2003] は，同社のパンフレットにおいては，このような情報を"episode of care"と表現していると指摘している．

図表3-3-4　サポートサービス事業者の業種の例

業種	サービスの内容
Data-gathering Company	患者データの収集，フィードバック，アウトカム評価等を行う．
IVR Company	自動音声応答装置（Interactive Voice Response：IVR）を使用して患者データの収集，フィードバック，患者のセルフケア支援，アウトカム評価等を行う．
Gadget Company	機器を利用して患者の健康データ（体温，血圧等）の収集，フィードバック，患者のセルフケア支援，アウトカム評価等を行う．
Physician-Assist Company	EBM教育や，EBM実践を支援するツールの提供等によって医師への支援を行う．
Internet Company	インターネットを利用したディジーズマネジメントサービスを提供する．
Demand Management Company	看護師の電話相談等によって患者の生活習慣の変更等も含めたアドバイスを行うことにより，医療サービスの利用に対する患者の需要を管理する．

出典：損保ジャパン総合研究所作成．

　DMPCのLewisは，サポートサービス会社の代表的な業種として図表3-3-4の6種類を挙げている[74]．ただし，ここに挙げられた複数の業種にまたがるサービスを提供している場合や，予測モデルのためのソフトウェアの提供等，ここには挙げられていないサービスを提供している場合もあるため，全てのサポートサービス会社を画然と区別できるわけではない．

　サポートサービス会社の事例として，2つ取り上げる．1つは，Health Hero Network社（Gadget Company）社，もう1つは，EBM Solutions社（Physician Assist Company）である．

　1988年に設立されたHealth Hero Network社は，機器を利用した患者データの収集，患者教育のためのシステムを，ディジーズマネジメントプログラムを実施する保険者等，および他のディジーズマネジメント事業者に対して，販売・リース等の形態で提供している．同社の提供する"HealthBuddy"と呼ばれるシステムでは，液晶画面と4つの回答ボタンで構成された小型の専用機器が電話回線に接続されている．液晶画面には，健康状態，服薬コンプライアンスの状況，健康管理に関する一般的な知識等に関する質問が毎日10問程度表示され，

---

[74] 損保ジャパン記念財団［2003］は，DMPCにおいては，Assemble Companyと呼んでいると指摘している．

患者がボタンを押して回答すると，その結果は電話回線を通じて送信され，同社の顧客側のパソコンで閲覧できるようになっている．質問は，診療ガイドラインに基づいた枝分かれの構成となっており，患者の回答に応じて次の質問が自動的に選択，表示され，患者の回答次第では，コールセンターの看護師への電話や，主治医の訪問を指示される．また，患者が毎日欠かさずに質問に答えるよう，ゲーム的な質問を入れたり，回答しない場合にアラームを鳴らすといった工夫をしている[75]．同社の顧客側の医師や看護師が利用するパソコンでは，患者別のデータをリスクの高低によって色分けして表示したり，リスクの高低によって並べ替えて表示することが可能である．このようなシステムにより，1人の医師や看護師がより多くの患者を同時に管理できるようになっている[76]．

1999年に設立されたEBM Solutions 社は，複数の大学や病院との協力関係をもとに，エビデンスに基づく診療ガイドラインと，ケースマネジメントを支援する情報システムを，病院，医療プロバイダーグループ，保険者，他のディジーズマネジメント事業者等に提供している．同社の提供するEBM desktopと呼ばれるサービスでは，医師向けの詳細なガイドラインと，患者向けの簡易なガイドラインをあわせて100種類以上のガイドラインがインターネットを通じて提供されている．ガイドラインは，EBMの概要からはじまって，スクリーニング，診断，予防，治療，代替医療等の各セクションに分かれている．また，診療方針決定のためのフローチャート，各種臨床指標，エビデンスの信頼度および当該ガイドラインに関する参照文献等が含まれている．このサービスの利用者は，病院や保険者のCMO（Chief Medical Officer）や，ガイドラインを提供するポータルサイト，ディジーズマネジメント事業者等である．また，EBM desktopにケースマネジメントのための各種機能を追加したEBM pactと呼ばれるサービスでは，患者がパソコンを利用して日々の健康状態やセルフケアの結果等を入力し，これをもとにケースマネジャーは，患者のコンプライアンスの状況や，満足度，アウトカム等をモニタリングすることができる．このサー

---

[75] 損保ジャパン記念財団 [2003] では，同社に対するインタビューによると，これらの工夫により，毎日質問に答える患者の割合は約80%に達すると指摘している．
[76] 損保ジャパン記念財団 [2003] では，同社に対するインタビューによると，HealthBuddyを使用することによって1人のケースマネジャーが400人の患者を同時に管理した実績があると指摘している．

ビスは，ケースマネジメントを行う医療プロバイダーグループや保険者が主な利用者である．なお，同社は，これらのサービスの導入を支援することを主な目的として，各種の教育プログラムもあわせて提供している．

4. ディジーズマネジメントの今後

　ディジーズマネジメントが生成してきた初期に，ディジーズマネジメントプログラムの効用に期待が集まった．その後，多様なモデルが存在し，競争的な環境の中で試行錯誤が繰り返されたが，現在でもアウトカムについて決定的であると公認されるモデルが確立している状況にはない．そのような事情の中でも，ディジーズマネジメントに関する期待はなお大きい．したがって，アメリカにおけるディジーズマネジメントは，試行錯誤が繰り返され，なお発展・変化していくことが予想される．本節では，まず現在ディジーズマネジメントプログラムにおいて重要な課題と認識されている，いくつかの事情を取り上げ，次に今後のディジーズマネジメント市場に関する予想についてふれる．

4.1　ディジーズマネジメントプログラムの課題

　本章では，ディジーズマネジメントが成立した背景として，技術の進歩をあげている．情報通信技術がヘルスケア分野に革命的な変化をもたらすであろうとの大きな期待が衰退した現在でも，技術の進歩は続いており，情報通信技術の活用がディジーズマネジメントプログラムの改善を促すとの見方はなお根強い[77]．また，もともと継続的な再アセスメントが基本的プロセスとなっており，常に問題発見と解決という，不断の改善を促すプロセスが組み込まれている点も注目すべき点である．

　ディジーズマネジメントの概念に従ったプログラムが実施された期間も10年余をすぎ試行錯誤を経て，改善洗練されてきた．例えば，2004年にDMAAが刊行した，頻繁に使われるディジーズマネジメントの用語を詳細に定義した事典 *Dictionary of Disease Management Terminology, First Edition* のなかに，ディジーズマネジメントの用語に関連して，最近の進展を次のように指摘してい

---

[77] Datamonitor [2003], p. 31.

る[78]．伝統的に，ディジーズマネジメントは，虚血性心疾患，糖尿病，慢性閉塞性肺疾患（COPD），喘息，心不全の五大疾患に焦点を当ててきた．それぞれの疾患に関するディジーズマネジメントプログラムは，訓練された看護専門職による，電話を使った患者へ強力な教育的な働きかけを行うものであった．患者が，疾病をマネジメントする能動的な主体の役割を果たすことを期待してきたのである．しかし，ハイリスク者は複数の症状，疾患を持つので，1つのプログラムで対応することが難しいことが明らかになってきた．やがて，単一疾患を対象としたプログラムから，患者自体を対象とするプログラムに変化していった．

しかし，なおディジーズマネジメントプログラムの改善洗練は必要であると考えられている．例えば，予測モデルはディジーズマネジメントプログラムの重要な要素であるが，なお改良が必要とされている．DMAAは，Predictive Modeling小委員会を設置して，*Predictive Modeling Buyer's Guide, First Edition*を2006年に刊行している．同書には，これまで適用されてきた様々なPredictive Modelingが紹介されているが，今後同書の改訂が予告されている[79]．

第1節でディジーズマネジメントへの発想の転換を取り上げた（図表3-1-7）が，この発想の転換を必要とした課題を，ディジーズマネジメントのアプローチが解決しているかとの視点から見ると，ヘルスケアサービスがコーディネートされて供給されているか，医師とのパートナーシップが円滑に進められているかというコーディネーションの問題，およびプロセス重視からアウトカム重視に転換して果たして効果があったか，アウトカムをどう評価すべきか，という問題などが重要な課題としてあげられる．

医療プロバイダー，特に医師等との関係を良好に保ち続けることは今後も重要な課題である．米国医師会（American Medical Association：AMA）は，「患者の現在のプライマリケア医または主治医を，可能な限りディジーズマネジメントのプロセスに参加させ，異なる環境にまたがった患者のケアの継続性を損なう可能性のある配列を最小化するためにディジーズマネジメントを提供する健康保険プランとマネジドケア組織を，AMAは強く後押しする」との見解を

---

[78] DMAA [2004], p. 68.
[79] DMAA [2006a], p. 4.

示しているが，同時に，「ディジーズマネジメントの目的は，時宜を得た適切な予防・治療・回復期のサービスを提供することによりアウトカムを向上させることであり，この結果として生じたコスト削減やケアの効率性は二次的なものだが，正当な目的である」とし，ディジーズマネジメントの第一の目的がケアの質の向上にあるとの見解を示している[80]．この考え方は，2006年の報告[81]でも引き継がれている．2006年の報告は，ディジーズマネジメントプログラムの価値を評価すること，および医師が診療プロセスをコントロールできる状態にあることが重要としている．

また，ディジーズマネジメントプログラムの価値をどう評価するかに関しては，定まった評価手法が確立されていないため，その有効性を比較し判断しにくい点が課題として指摘されている．ディジーズマネジメントプログラムの実践の積み重ねと産業としてのディジーズマネジメント事業者の活動実績等を踏まえて，ヘルスケア業界の認証機関である JCAHO (Joint Commission on Accreditation of Healthcare Organization)，NCQA，URAC はそれぞれ，健康保険プランやディジーズマネジメント事業者等の行うディジーズマネジメントサービスの質を評価し，認証するプログラムを開発し提供している．これらの認証も，ディジーズマネジメントの実践が積み上げられた後に開始されたものであるが，なお手直しが続けられている．

これらの認証は，主にディジーズマネジメントプログラムのシステムまたはプロセスを対象にしたものであり，アウトカムに関わるものではない．アウトカムに関しては，ディジーズマネジメントが導入発展した1990年代中頃では財政的なアウトカムを訴求するビジネス慣行が広く見られたが，必ずしも科学的手法に拠るものではなかった．このため，科学的手法である無作為化比較試験 (Randomized Controlled Trial) を実施する必要性は認識されたものの，実際には実現は不可能であった．そこで，ROI (Return on Investment) を追求する

---

[80] AMA, "H-285.944 Disease Management and Demand Management", 〈http://www.ama-assn.org (Jan. 6, 2003)〉．
[81] AMA, REPORT OF THE COUNCIL ON MEDICAL SERVICE, CMS Report 4-A-06 (June 2006) on "Update on Disease Management", 〈http://www.ama-assn.org/ama1/pub/upload/mm/372/a-06 cmsreport 4.pdf (Dec. 25, 2006)〉．

方向に転換が図られたが,それでも評価結果はその評価手法により区々様々となってしまった.最終的には,プログラムを比較評価できる,少なくともテンプレート的な標準化された手法が,関係者間で合意される必要があるとの認識が共有されるようになった.学会・業界で幾つもの取組みがなされたが,DMAAが常設の委員会を設置し,関係当事者を糾合する形で検討が進められた.第1期の成果として2006年12月に検討成果がガイドラインとして公表された[82].2007年から第2期が開始される.

4.2 ディジーズマネジメント市場の発展

ディジーズマネジメントプログラムは,先に述べたように,自前で実施する"Build"でも可能であるが,外部の専門事業者を利用する"Buy"を利用することが一般的である.本章ではディジーズマネジメントプログラムを実施するためにサービスが取引される市場をディジーズマネジメント市場と捉えているが,その市場で専門的にディジーズマネジメントプログラムを提供する事業者の動向を本項で取り上げる.アメリカにおける慢性疾患の問題は,ディジーズマネジメントが発生・発展する背景となったが,今後も大きな取組み課題となっている.その問題解決の有力な手段と期待されているディジーズマネジメントプログラムを実施しようとする需要は今後とも旺盛であるはずである.旺盛な需要が背景にあるため,ディジーズマネジメント市場はなお発展する可能性が高い市場であるとの見通しが出されている.成長に関して以下の予想が提示されている[83](図表3-4-1).

ディジーズマネジメントのサービス事業者の成長機会は,まだ多く存在していると考えられる.図表3-4-1が示すように,メディケア,メディケイドにおける導入も進展する可能性が高いし,民間部門でも"Buy"の方法がまだまだ伸びる余地が大きいと考えられる.ただし,メディケアで実施されているメディケアヘルスサポート事業において,ディジーズマネジメント事業者が所期の目標を達成し,ディジーズマネジメントの効用を実証する必要がある.また,そ

---

[82] DMAA [2006b].
[83] Boston Consulting Group [2006], p. 19.

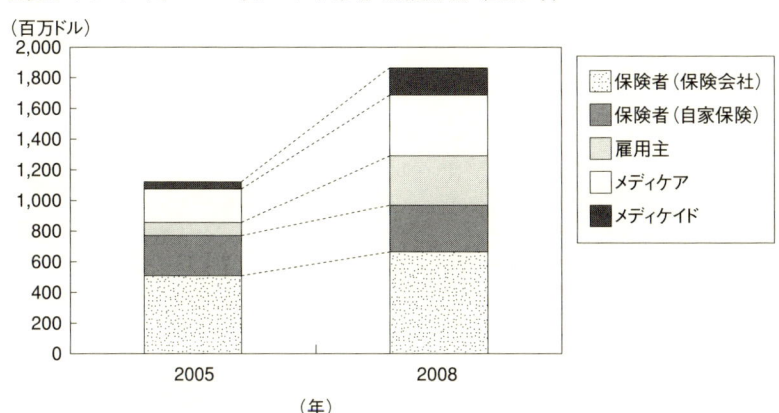

図表 3-4-1　ディジーズマネジメント市場の成長予測（2008年）

（注）数値は DMPC の推計に基づく．
出典：Boston Consulting Group, [2006], p.19

れぞれの事業者は，顧客に科学的な証拠に基づき，どのような提供価値（value proposition）を提供できるか問われる時期に入っているとの指摘がなされている[84]．

第3章参考文献

荒木由紀子 [2000]，米国における HMO 訴訟と HMO 事業の見直し，損保ジャパン総研クォータリー，第33号（http://www.sj-ri.co.jp/issue/quarterly/q33.html）

坂巻弘之・森山美知子 [2004]，ディジーズ・マネジメントとは？，週刊医学界新聞第2571号

損保ジャパン記念財団 [2003]，アメリカにおけるディジーズ・マネジメントの発展（「欧州諸国のヘルスケアビジネスおよびディジーズ・マネジメント」研究会2002年度報告），損保ジャパン記念財団研究叢書 No.65

損保ジャパン記念財団 [2006]，これからの生活習慣病対策のあり方を探る―米国のメディケア，メディケイドにおけるディジーズ・マネジメント・プログラムの導入から学ぶ（「ディジーズ・マネジメント政策課題研究会」シンポジウム），損保ジャパン記念財団研究叢書 No.72

---

[84] Howe [2005], pp. 23-38.

America's Health Insurance Plans (AHIP)[2004], *2002 AHIP Survey of Health Insurance Plans: Chart Book of Findings*, AHIP

Boston Consulting Group [2006], *Realizing the Promise of Disease Management* (http://www.bcg.com/publications/files/Realizing_the_Promise_of_Disease_Management_Feb 06.pdf)

Castagnoli, William G. [1995], "Is disease management good therapy for an ailing industry? disease management as major part of pharmaceutical industry marketing", *Medical Marketing & Media*, Jan. 1995

Clarke, Janice, Albert Crawford, and David B. Nash [2002], "Evaluation of a Comprehensive Diabetes Disease Management Program: Progress in the Struggle for Sustained Behavior Change", *Disease Management*, Jun 2002, Vol. 5, No. 2: 77-86

Cousins, Michael S., Lisa M. Shickle, John A. Bander [2002], "An Introduction to Predictive Modeling for Disease Management Risk Stratification", *Disease Management*, Sep 2002, Vol. 5, No. 3: 157-167

Dasco, Sheryl Tatar and Clifford C. Dasco [1999], *Managed Care Answer Book, 3rd Ed.*, Panel Publication

Datamonitor [2003], "Disease Management Outline", Datamonitor

DMAA (Disease Management Association of America)[2004], *Dictionary of Disease Management Terminology First Edition*, DMAA

DMAA (Disease Management Association of America)[2006a], *Predictive Modeling Buyer's Guide, First Edition*, DMAA

DMAA (Disease Management Association of America)[2006b], *Outcomes Guidelines Report, First Edition*, DMAA

Dudley, R. Adams and Harold S. Luft [2001], "Managed Care in Transition", *The New England Journal of Medicine*, 344: 1087-1092

Eichert, John H., Herbert Wong, and David R. Smith [1997], "The Disease Management Development Process", in Warren E. Todd and David B. Nash eds. *Disease Management - A Systems Approach to Improving Patient Outcomes*, American Hospital Publishing

Gray, Joshu and Peter Lawyer [1995], "The Promise of Disease Management", Carl W. Stern and George Stalk Jr. eds., *Perspectives on Strategy from the Boston Consulting Group*, John Wiley & Sons

Hansen, Michael [1993], "Want to curb health costs? Manage the disease, not each cost component", *Medical Marketing & Media*, September 1, 1993

Havighurst, Clark C. [2001], "Consumers Versus Managed Care: The New Class Actions Court decisions should not spell out managed care contracts, but they can improve the information flow to consumers", *Health Affairs* Vol. 20, No. 4.

Howe, Rufus [2005], *The Disease Manager's Handbook*, Jones and Bartlett Publish-

ers
Huber, Richard L. [1999] "The Health Care Debate in Washington: Focused on the Wrong Health Crisis", *The CEO Series*, Number 33, Jun 1999, ⟨http://wc.wustl.edu/csab/CEO.htm⟩.
Kelly, John T. and David B. Bernard [1997], "Clinical Practice Guidelines: Foundation for Effective Disease Management", in Warren E. Todd and David B. Nash eds. *Disease Management—A Systems Approach to Improving Patient Outcomes*, American Hospital Publishing
Krumholz, Harlan M., Peter M., Currie, Barbara Riegel, et al. [2006], "A Taxonomy for Disease Management: A Scientific Statement From the American Heart Association Disease Management Taxonomy Writing Group", *Circulation*, 114; 1432-1445
Kongstuedt, Peter R. ed. [2001], *The Managed Health Care Handbook, 4th ed.*, Aspen Publishers
Lewis, Al [2002], "The State of Disease Management Industry: The Good, the Bad, the Unknown and the Future" in Jim Brown ed., *Disease Management: Outcomes, Strategies, Outlook*, Atlantic Information Services
Marcus, Gail and John C. Thomson [2001], "Sales and Marketing in Managed Health Care Plans: The Process of Distribution" in Peter R. Kongstvedt ed., *The Managed Health Care Handbook, 4th Ed.*, Aspen Publishers
Plocher, David W. [2001], "Fundamentals and Core Competencies of Disease Management", in Peter R. Kongstvedt ed., *The Managed Health Care Handbook, 4th Ed.*, Aspen Publishers
Radzwill, Margaret A. [2002], "Integration of Case and Disease Management", *Disease Management & Health Outcomes*, 2002;10(5):277-289
Ritterband, Dawn R. [2000], "Disease Management: Old Wine in New Bottles?" *Journal of Healthcare Management*, July 1 2001
Robinson, James C. [2004], "Reinvention of Health Insurance in the Consumer Era", *The Journal of American Medical Association*, 291:1880-1886
URAC [2005], *Trends and Practices in Medical Management: 2005 Industry Profile*, URAC
U.S. Congress, Congressional Budget Office [2004], "An Analysis of the Literature on Disease Management Programs", October 13, 2004
⟨http://www.cbo.gov/showdoc.cfm?index=5909&sequence=0⟩
Wojcik, Joanne [1996], "Evolution of disease management", *Business Insurance*, February 19
Zitter, Mark [1997], "A New Paradigm in Health Care Delivery: Disease Management", in Warren E. Todd and David B. Nash eds., *Disease Management—A Systems Approach to Improving Patient Outcomes*, p. 5 Jossey-Bass Inc.

第Ⅱ部
事例から考えるヘルスサポートプログラム
――日本型プログラムの提案――

第 4 章

医療機関をベースとしたヘルスサポートプログラム

　米国では，医療機関において治療を受けている患者に対して，民間事業者がヘルスサポートプログラムを提供している事例があるが，日本においては，社会的に受け入れられにくい．したがって，患者の管理を行っている医療機関が中核となってヘルスサポートプログラムを実施することが求められる．情報通信技術の進歩により，患者が自宅で自ら積極的に生活管理を行い，これを医療機関がサポートする仕組みの構築が可能となっている．すでに種々の医療機関で試みが進められており，医療機関をベースとしたヘルスサポートシステムの構築の発展が期待される．

　ここでは，具体的な事例として，千葉県山武医療圏における千葉県立東金病院を中心とした「わかしお医療ネットワーク」を取り上げる．「わかしお医療ネットワーク」は，地域医療機関の連携強化による生活習慣病診療の底上げを実現する地域医療診療支援システム，遺伝子解析に基づく生活習慣病のオーダーメイド医療を実現する遺伝子診療支援システムの開発により，患者サービスの大幅な向上を実現することを目的に構築された．東金病院と 15 の診療所，16 の調剤薬局間に電子カルテネットワークが結ばれ，各診療所は，東金病院で実施した検査結果，投薬内容を把握することが可能となり，東金病院の端末から，各診療所の情報が把握可能となった．調剤薬局においてもオンラインにより検査データを参照しながら服薬指導が可能となった．実証実験は，2001 年 11 月から 3 カ月間にわたって行われ，アンケート調査により，高い患者満足度が確認されている．「わかしお医療ネットワーク」の成功は，IT 活用による病院，診療所および調剤薬局の連携向上によってのみ達成されたものではない．信頼感に裏打ちされたヒューマンネットワークにより，地域全体の医療の質を向上させ，

患者中心の医療を実現したことに，成功の本質がある．ヘルスサポートプログラムを進めるに当たっては，プロジェクトのミッション，信頼感に裏打ちされた医療関係者のヒューマンネットワークが必要不可欠であり，患者を中心においた視点が重要である．

1. 総論

松田晋哉

1.1 はじめに

　2008年から導入される特定健診・特定保健指導事業は糖尿病などの生活習慣病のリスクである内臓脂肪型肥満を早期に発見し，それに対する介入を行っていくという一次予防を重視したプログラムである．糖尿病や高脂血症，高血圧はそれ自体がより重篤な傷病である脳血管障害や虚血性心疾患のリスクファクターであり，したがって糖尿病や高血圧を持った患者に対する日常生活管理という視点からのヘルスサポートが必要となる．

　このような傷病を持った患者の健康管理は医療機関によって行われており，したがって医療機関をベースとしたヘルスサポートプログラムが必要となる．アメリカで発展したディジーズマネジメントプログラムは，このような生活習慣病患者に対するヘルスサポートプログラムである．

　一般にヘルスサポートプログラムの対象となる疾患は，糖尿病や喘息，慢性心不全などの慢性疾患で，発症予防や合併症予防などについて，体系的かつ継続的な管理が必要で，重症化の予防が重要な疾患である．

　わが国においても，今後の社会の高齢化と患者の価値観の多様化により，以上のような慢性疾患を持った患者のQOLの向上をいかに図っていくかが課題となっており，疾病管理への関心が高まっている．本章ではわが国における医療機関をベースとしたヘルスサポートの事例が紹介される．本節ではその前段として医療機関におけるヘルスサポートの意義について論述する．なお，本節の記述においてはヘルスサポートと疾病管理を区別せずに用いるが，内容はほぼ同じものである．

1.2 事例：心臓疾患とヘルスサポート

まず，心臓疾患を例に医療機関をベースとしたヘルスサポートの必要性について述べてみたい．

心臓疾患については，人口の高齢化と生活習慣の欧米化などの影響によって，わが国においても慢性心不全患者が今後増加することが予想されている．したがって，急性期の治療体制の確立に加えて，慢性心不全患者を対象とした心臓リハビリテーションやヘルスサポートプログラムの開発が必要となる[1]．

心筋梗塞後の患者や心不全の患者の診療においては主病および関連する臨床的リスクファクター（高血圧や糖尿病など）を適切に管理することが重要であるが，それに加えて心理的な不安感に対処することが緊急入院などを回避する上で重要である．心筋梗塞などの重篤な心疾患を経験した患者の多くは，再発作や症状悪化の不安を持っている．そのために何らかの症状があると，それが不安を増幅し，その結果救急外来を受診するということが少なくない．ベースに心理的不安があるために，入院期間が長引く傾向があり，特に独居高齢者など家族の心理的サポートが得られにくい者でそのような傾向が強い．

したがって，慢性心不全の患者に対しては，血圧や血糖などの臨床的リスクファクターに加えて，心理的状況を含めた日常生活管理ができる仕組みが望ましい．

例えば，アメリカのディジーズマネジメント会社の1つである Health Hero Network 社の Health Buddy System では，種々の心疾患患者に対してインターネットや電話を用いたサービスを提供している（図表4-1-1，詳細については http://www.healthhero.com を参照されたい）．同社はアメリカ心臓病学会やジョンズ・ホプキンス大学などが出しているガイドラインに従って（すなわち EBM〈根拠に基づいた医療〉ベースで）健康管理体制を構築している．このプログラムのコアとなるのは Health Buddy と呼ばれる携帯端末及び各種の家庭用健康管理機器（血圧計，血糖測定機器，体重計など）である．Health Buddy には，各個人の病態に応じて種々の質問が Health Hero Network 社のサーバーから1日

---
[1] 松田［2005］．

1. 総論

図表 4-1-1　ITを活用したヘルスサポートシステムのモデルの概要

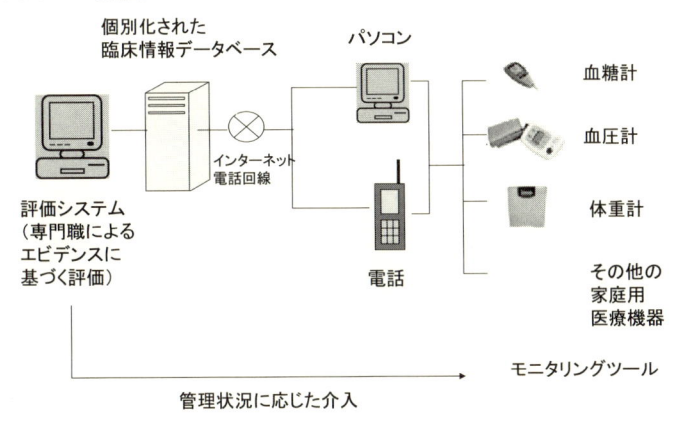

図表 4-1-2　家庭用健康管理機器

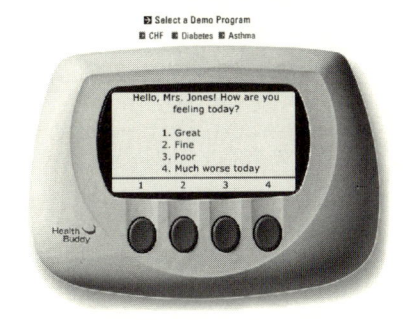

に10回送られる（図表 4-1-2）．具体的には「ジョーンズさん，ご気分はいかがですか」といった一般的な内容から「のどが渇いたときにはどのようにすればよいか」といった慢性心不全患者における生活管理上の質問が送られ，対象者はそれに対して回答（多くは4択方式）を送る．また，血圧や体重あるいは血糖のデータも定期的にパソコンや電話回線を通じて，同社に送られる形となっている．そして，これらの結果から Health Hero Network 社の看護師が生活管理の状況について評価し，必要に応じて電話や訪問による指導，さらにはかかりつけ医への受診指導が行われる体制となっている．

わが国の場合，当該傷病ですでに医療機関にかかっている患者を対象に民間

事業者がこのようなスキームでヘルスサポートビジネスを行うことは社会的に受け入れられにくい．したがって，患者の管理を行っている医療機関が中核となって，このようなシステムを用いて患者の健康管理を行っていくことが現実的であろう．慢性心不全や糖尿病などの慢性疾患を持つ患者の健康管理は，外来の診察室での対応では不十分であり，患者の自宅における管理が必要である．

すでにこのような試みは種々の医療機関で行われている．例えば，北九州市にある済生会八幡総合病院では，家庭での血圧測定結果を携帯電話で送り，それを診察室のパソコンで見ることができる仕組みを導入している．iモードなどの機能をうまく使うことでHealth Buddyのような日常生活管理を行うシステムに発展させることも可能である（図表4-1-3）．

1.3 まとめ

　高齢社会は何らかの慢性疾患を持ちながら人が長期間にわたって生活をしていく社会である．したがって，そのような慢性疾患を持つ人の健康管理を支援する仕組みが必要となる．

　健康教育を行う場として最も効果的なのは医師の診察室であると言われる．しかしながら，急性疾患を前提として発展してきた現在の医療提供体制は必ずしも慢性疾患の管理に適合したものとはなっていない面もある．すなわち，医療職による体系的・継続的な健康教育（あるいはヘルスサポート）が行える仕組みとはなっていない．

　これに対して診療側からは「かかりつけ医」による継続的な健康管理体制があるという反論があるかもしれない．しかしながら，医師の診察室のみでは患者の生活全般の健康管理を行うことは難しい．患者が自宅で，自ら積極的に生活の管理を行うための仕組みが必要となっているのである．

　かつては難しかったこの生活全般の管理が携帯電話やパソコンなどのIT技術の進歩により，それを行うことが可能となっている．医療機関が中核となって，そのような仕組みを構築していくことは，慢性疾患を持つ患者を対象としたより質の高い健康管理を可能にするだけでなく，病診連携などの医療資源の効率的な利用を促進するものでもある．

図表 4-1-3 携帯電話を用いたヘルスサポートプログラムの例

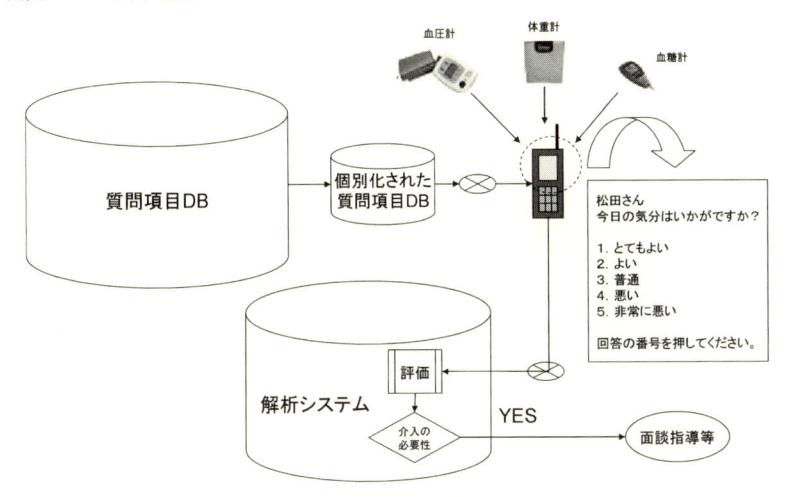

医療機関をベースとしたヘルスサポートシステム構築の発展が期待される．

2. わかしお医療ネットワーク

平井愛山

2.1 はじめに

　千葉県立東金病院は山武医療圏（千葉県九十九里浜に沿う1市7町1村からなり，人口が約20万人余り，診療所90カ所，病院7カ所がある）の地域中核病院である．診療科18科，病床数191床の中規模病院であり，外来は1日に約400-500人となっている．機能的には救急基幹センター，エイズ拠点病院，災害拠点病院であり，山武郡市医師会・薬剤師会とともに「いつでも，だれでも安心してかかれる」医療の提供体制を目指して，診療所医師および調剤薬局薬剤師の研修支援（各種の研修会）をはじめとする一連の地域医療支援事業に取り組んできている．

　また，山武医療圏は2000年度より「かかりつけ医推進試行的事業」の対象地域に選定され，病診連携の一層の推進を図っている．しかしながら，診療機能における医療機関格差の問題は依然として解消せず，糖尿病をはじめとした生活習慣病の「面診療」的な連携体制の構築レベルは必ずしも十分とはなっていなかった．そのため，糖尿病性腎症や糖尿病性網膜症などの合併症に苦しむ患者が後を絶たず，医療経済上も憂慮すべき事態となっていた．

　これらの状況の解決には，これまで築いてきた人的連携のみでは限界があり，今後は生活習慣病診療の大幅なレベルアップを可能にする最新の情報技術を投入した診療情報を共有する情報ネットワークシステムの構築・整備が不可欠であると考えられた．

　さらに，山武医療圏を含む上総地域においては，かずさDNA研究所を核に「上総ゲノム医療研究会」を設立し，遺伝子解析に基づく医薬品の適正な使用や副作用の回避等を目指す生活習慣病のオーダーメイド医療に取り組んでいる．しかし地域の病院・診療所においては，患者プライバシー保護，特に匿名化を完備した遺伝子解析システムは未だ整備されておらず，遺伝子解析に対する市

民の不安は解消されていない．今後地域の病院・診療所で遺伝子解析に基づくオーダーメイド医療を提供するためには，患者プライバシー保護を確立した新たな生活習慣病遺伝子診療支援システムの開発が急務となっていた．

そしてこのような課題に応えるシステムとして，IT を活用した情報共有システムとして「わかしお医療ネットワーク」の開発を行うこととなった[2]．本節ではこのシステムの概要とその効果および今後の課題について説明してみたい．

2.2 目 的

「わかしお医療ネットワーク」の目的は，地域医療機関の連携強化による生活習慣病の面診療の底上げを実現する地域医療診療支援システムと，遺伝子解析に基づく生活習慣病のオーダーメイド医療を実現する遺伝子診療支援システムの開発により，患者サービスの大幅な向上を実現することである．本ネットワークでは以下のような具体的課題について検証を行うために，在宅糖尿病患者支援システム，生活習慣病遺伝子診療支援システム，診療支援データベースシステム・生活習慣病診療支援システムを構築した．

① 診療データの一元管理および共有化
② 標準化された生活習慣病の診療ガイドラインのオンライン提供および電子カルテとの連動
③ 調剤薬局における服薬指導のレベルアップ
④ インフォームドコンセントの充実
⑤ 生活習慣病診療における医療機関格差の解消と「面診療」の底上げ
⑥ 患者情報の匿名化とネットワーク上での秘匿性の確保
⑦ 遺伝子情報を含む EBM のための臨床疫学データベース構築
⑧ i モードを用いた在宅自己測定血糖値情報の取り込みと活用
⑨ 血糖コントロールの改善と合併症の発症進展の防止：在宅データの活用による糖尿病診療の充実実現
⑩ 第三者認証機関によってデータが改ざんされていないことなどが証明さ

---

[2] 平井 [2002], [2003b].

れる原本性の確保
⑪ サイン認証による不正利用,不正アクセスの防止:わかしお医療ネットワークが扱うデータの真正性の確保,およびセキュリティの確保

なお,この事業は,2000年度の経済産業省の補正予算公募事業「先進的IT活用による医療を中心としたネットワーク化推進事業―電子カルテを中心とした地域医療情報化―」に対し,地元医師会や薬剤師会,かずさDNA研究所,SRL遺伝子・染色体解析センターおよびNTTデータとともに申請・採択された事業である.

2.3 開発システムの概要と特徴

千葉県立東金病院においては,外来患者全体の40%が生活習慣病,特に糖尿病患者である.したがって,診療録の中でも血糖値のコントロール状況を含む検査結果データ,およびそれに伴う処方歴データを東金病院・診療所・調剤薬局で共有することが最も重要である.特に各調剤薬局においては,単に調剤し患者へ薬を渡すという行為にとどまらず,担当医の処方意図とともに,これら診療データを参照することによって,各患者の血糖コントロール状況に合った,きめ細かい服薬指導を行うことが可能になる[3].各診療所においては,標準化された生活習慣病の診療ガイドラインに基づく医療を可能とし,山武医療圏のどの医療機関に患者がかかっても,同じレベルの医療を受けることが可能となる.図表4-2-1にわかしお医療ネットワークの全体構成図を示した.

2.4 実証実験の概要

このシステムの有用性検証の目的で,2001年11月から3カ月間運用実証実験が行われた.この実験では,次の点について特にその効果の検証が行われた.
・医療サービスの効率化
・医療サービスの質的向上

---

[3] 平井 [2003a].

図表4-2-1 わかしお医療ネットワークの概要

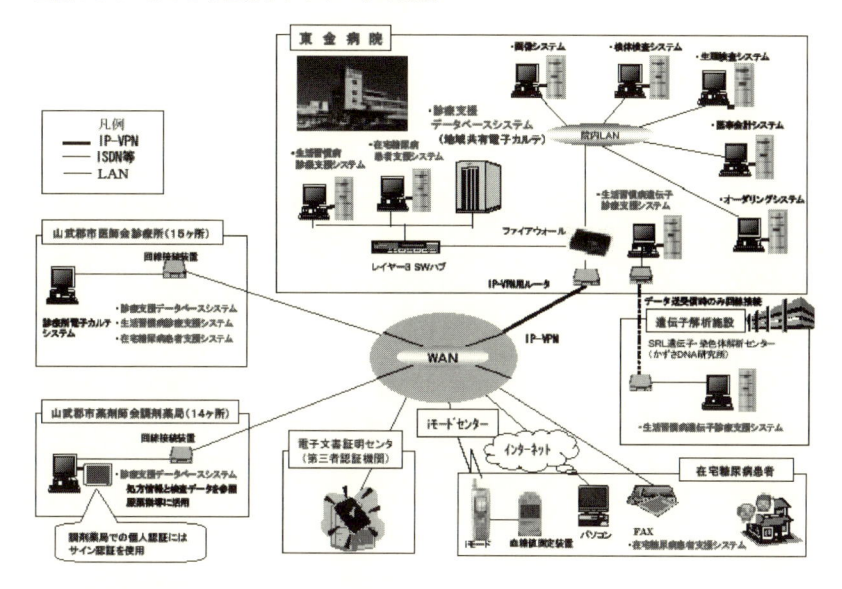

- 患者意識の変化（患者満足度）
- セキュリティについて

【方法および対象】

① 紹介・逆紹介システム：生活習慣病患者125名について東金病院と15診療所間において紹介・逆紹介を実施．画像を含む診療情報の共有をはじめとして，病診連携の一連の流れにおける問題点・利点に関して，アンケート調査およびヒアリングを実施した．アンケート調査数は102名，ヒアリング調査数20名であった．

② オンライン服薬指導システム：生活習慣病患者400名について東金病院と16調剤薬局間においてオンライン服薬指導を実施．処方意図，検査データを含む診療情報の共有をはじめとして，病薬連携の一連の流れにおける問題点・利点に関して，アンケート調査およびヒアリングを実施した．アンケート調査数はのべ380名，ヒアリング調査数はのべ51名であった．

③ 在宅糖尿病患者支援システム：インスリン自己注射糖尿病患者16名について実施．自己測定血糖値，インスリン量を含む診療情報の共有をはじめ

として，データ転送・管理の一連の流れにおける問題点・利点に関して，アンケート調査およびヒアリングを実施した．アンケート調査数およびヒアリング調査数は 16 名であった．

④　生活習慣病遺伝子診療支援システム：遺伝子解析に基づくオーダーメイド医療を目指す遺伝子診療支援システムの実証実験に文書同意された健常ボランティアについて，実際に匿名化ののち，採血し，特定項目に絞った遺伝子解析を実施した．この多数のサンプルデータを用いて，原本性・匿名化・ネットワークセキュリティの強度に関して調査した．

【結果】

①　紹介・逆紹介システム：「診療支援データベースシステム（電子カルテ）を用いた診療所と東金病院間の医療連携は，患者側にメリットがあると思いますか」という問いに対して「そう思う」との回答が 77.4% であった．

②　オンライン服薬指導システム：オンライン服薬指導を受けた患者の 90% 以上が「病気と薬の理解が深まった」，「薬ののみ方をより理解できた」，「安心して薬がのめるようになった」と回答し，さらに 80% の患者が「薬ののみ残しはなくなった」と回答している．このことは，オンライン服薬指導システムが服薬コンプライアンスの向上をもたらす強力な診療支援ツールであることを示す重要な知見である．しかし，「検査データの理解が深まったか」に関しては 20% の患者が「どちらともいえない」と答えており，今後服薬指導にあたる調剤薬局スタッフについて，検査データの理解や病態の把握などに重点をおいた研修支援が不可欠と考えられる．

　　また，「今までの服薬説明と比較してデータを見ながらの服薬説明に満足できましたか」という問いに対して「そう思う」との回答が 91% ときわめて高い満足度を示した．また「検査データを用いた服薬指導をこれからも受けたいと思いますか」の問いについても，同様に 91% という高い満足度が得られ，オンライン服薬指導システムが患者において高い評価を受けていることが明らかになった．

③　在宅糖尿病患者支援システム：本システムの活用により，「糖尿病コントロールを以前より良好に保つ自信がある」または「どちらかといえば自信がある」と答えたのは 87.5% であり，血糖コントロールの改善に有効な手

段であることが示唆された．「今後も在宅糖尿病患者支援システムを利用したいと思いますか」については，「そう思う」との回答が87.5%ときわめて高い満足度を示した．また「有料（1000円/月）でも継続して使用したいと思いますか」の問いについても，同様に75%が継続使用を希望しており，在宅糖尿病患者支援システムが糖尿病患者において高い評価を受けていることが明らかになった．

④ 生活習慣病遺伝子診療支援システム：本システムの活用により，270名の健常者のNAT-2遺伝子多型の頻度解析が可能となり，抗結核薬INHの代謝遅延群である変異型ホモの頻度が確定できた．その結果，わが国ではじめてINHの副作用を投与前の遺伝子解析により回避するオーダーメイド医療が可能となった．

2.5 わかしお医療ネットワークの成果：糖尿病の地域完結型疾病管理体制の構築

21世紀に入り，疾病構造が大きく変わりメタボリックシンドロームをはじめとする生活習慣病が急増している．とくに糖尿病は21世紀の国民病とも言われ，その合併症（ミクロアンギオパチーおよびマクロアンギオパチー）は全身にわたるため，患者のQOLを大きく損なうとともに，合併症治療，特に糖尿病性腎症による血液維持透析にかかる医療費の急増が危惧されている．

一方，インスリン療法を必要とする重症糖尿病症例の治療は，主に地域中核病院の糖尿病専門医に委ねられていたが，1980年以降糖尿病患者が急増した結果，中核病院の糖尿病専門外来のみでは急増する患者に対応しきれず，未治療もしくは治療効果不十分の患者が続出し，今後網膜症や腎症などの合併症の増加が懸念されている．当面の課題は，糖尿病診療に関わる地域の医療機関の平準化とレベルアップであり，技術移転により診療所でもインスリン自己注射患者の管理が可能になることである．

千葉県立東金病院は医療連携を前提にした地域での糖尿病包括ケア体制を目指して，2001年から経済産業省・厚生労働省のモデル事業として，千葉県山武医療圏に最新のITを活用して構築した電子カルテネットワークを活用して，超

速効型を含むインスリン療法の普及啓発のためのオフラインの糖尿病研修会(山武 SDM 研究会)を立ち上げ,地域完結型の糖尿病疾病管理体制の構築に取り組んできた[4].

　糖尿病の診療連携の定量的評価を行うため,千葉県立東金病院への糖尿病紹介患者の重症度について,血糖コントロールの指標である HbA1c により,優,良,可,不可の4段階に分けて解析を行った.調査期間内に,千葉県立東金病院へ紹介された全糖尿病患者の紹介元別の内訳は,参加医療機関からが 16 名,非参加医療機関からが 25 名,山武医療圏外の医療機関からが 26 名であった.その中で,血糖コントロールが不可(HbA1c>8.5%)の占める比率は,参加医療機関からが 82%,非参加医療機関からが 46%,圏外医療機関からが 53% であり,参加医療機関からの紹介患者にしめるコントロール不可の比率が,非参加医療機関,圏外医療機関のほぼ倍と著しく高値であることが明らかになった.このことは,わかしお医療ネットワーク参加診療所においては,血糖コントロールが良および可の軽症,中等症患者については,診療所で治療を行い,血糖コントロールが不可である重症患者を重点的に病院へ紹介することを示している.一方,非参加医療機関および圏外医療機関からの紹介患者においては,コントロール不可の比率がほぼ同等であったことから,この比率は千葉県下の糖尿病診療連携の平均的なレベルと考えられる.

　一方,調査期間内の糖尿病逆紹介患者の内訳は,参加医療機関へ 25 名,非参加医療機関へ 21 名,圏外医療機関へ 5 名であった.その治療内容についてみると,とくにインスリン療法の件数をみると,参加医療機関へは 9 件,非参加医療機関へは 5 件であり,インスリン療法の逆紹介件数は参加医療機関が非参加医療機関の倍と高かった.

　糖尿病研修会への出席状況は,参加医療機関(14 施設)では平均 4 回,非参加医療機関(21 施設)では平均 2.1 回であり,参加医療機関の方が非参加医療機関と比較して出席回数が倍であり研修会出席に熱心であった.研修会の出席者の意見としては「治療の標準化が進み安心できる.専門医の経験を共有して,治療できる.電子カルテによる医療連携が機能すればするほど,診療所での糖

---

[4] 平井 [2003b].

尿病診療には，新しく，かつ正しい知識が必要である．山武 SDM 研究会は大変役立っている．診療レベルの向上，目標値の標準化など地域の糖尿病診療に役立つ．薬剤師の知識が向上，カルテの内容理解が容易になり，患者様に自己注射に関する理解をしていただける．」などがあげられた．

研修会の立ち上げの前と 2005 年 4 月にインスリン療法を実施している診療所数，患者数および採用しているインスリン製剤の内容等を調査した．なお，対象となったかかりつけ診療所医師は全員，糖尿病非専門医である．2000 年には，1 診療所のみで 10 名弱であったインスリン療法患者は，2005 年には，14 診療所で 180 名と大幅に増加した．

これらの成績から，電子カルテネットワークの導入は，糖尿病診療ガイドラインに関するオフラインの研修会との併用により，地域における糖尿病診療の平準化（技術移転による診療所へのインスリン療法の拡大）において一定の成果を上げることが明らかになった．

このような病院と診療所の機能分担による糖尿病医療連携体制が整備されたことを踏まえて，山武医療圏では，糖尿病患者が地域中核病院とかかりつけ診療所を循環する地域完結型の糖尿病疾病管理体制の構築に取り組んでいる．具体的には，未治療の糖尿病患者あるいは血糖コントロール不良患者が中核病院の糖尿病専門外来を受診し，栄養指導，療養指導とともに，経口血糖降下剤による内服剤治療，あるいはインスリン療法の導入を行い，コントロールが良好になった時点でかかりつけ診療所へ紹介となる．月 1 回診療所へ通院し，1 年後に病院を受診し，ミクロアンギオパチーおよびマクロアンギオパチーに関する精査を，頸動脈エコー，脈波伝導速度測定装置，MD-CT，MRI 等を活用して行い，血管合併症の重症度に応じて層別化し治療法の見直しを行い，療養指導などの後，再び診療所を定期的に受診し，その 1 年後再び病院受診というスパイラルを繰り返すというものである．

今後，生活習慣病診療では，病院とかかりつけ診療所の循環連携により，病院にある様々な医療資源（糖尿病療養指導士などの指導スタッフ，MD-CT や MRI，超音波診断装置などの高額医療機器）を地域で共有し有効活用することにより，地域ぐるみの疾病管理体制の構築が現実のものとなり，生活習慣病診療の大幅な向上と医療経済の改善が期待される．

2.6 おわりに

　わかしお医療ネットワークによって，千葉県立東金病院と診療所（15 カ所）および調剤薬局（16 カ所）が電子カルテネットワークによって結ばれた．この結果，各診療所では，当病院で実施したレントゲン検査，心電図，内視鏡検査の画像や各種の検査結果や投薬内容などを，また，東金病院の端末では診療所の情報を見ることができるようになり，両者の連携が大幅に向上した．また，調剤薬局でもオンラインで検査データを参照しながらの服薬指導が可能になった．

　わかしお医療ネットワークにおいて IT が病院と診療所・薬局間の連携に大きく貢献したのは確かだが，最も大切なことは，医療連携の本質は何かということである．医療連携の本質とは，信頼感に裏打ちされたヒューマンネットワークにより，地域全体の医療の質を向上させることによって，患者中心の医療を実現することである．わかしお医療ネットワークが成功したのはこのシステムを導入する以前に，山武医療圏において基礎となるヒューマンネットワークがすでに構築されていたことが重要である．

　わが国では現在アメリカ等で開発されたディジーズマネジメントモデルの導入に関心が集まっているが，それが機能するためには基礎となるヒューマンネットワークの確立が必要である．IT や種々のディバイスなどのツールは，あくまでそのネットワークを効率的に運用させる道具にすぎないのである．

　今後，種々のヘルスサポートシステムの導入が各地で検討されると思われるが，それを進めるに当たっては，そのプロジェクトのミッション（使命），信頼感に裏打ちされた医療関係者のヒューマンネットワークが必要不可欠である．そして，何よりもそのシステムが導入されることで患者の診療においてどのような質の向上が実現できるのかという，患者を中心においた視点が重要であると考える．

第 4 章参考文献

平井愛山 [2002]，電子カルテを中核とした新たな病・診・薬ネットワークの構築と展開，Intervion 17(7)：82-89

平井愛山 [2003a]，IT を活用した情報伝達，薬局 54(12)：11-24

平井愛山 [2003b]，電子カルテを中核とした地域医療情報ネットワークによる糖尿病診療のレベルアップ―わかしお医療ネットワークの構築と展開，肥満と糖尿病 2：43-53

松田晋哉 [2005]，疾病管理とリハビリテーション，心臓リハビリテーション，vol.10 (2)

第5章

職域をベースとしたヘルスサポートプログラム

　職域においては，労働安全衛生法に基づき事業者の責任により，労働者の健康診断が行われ，保健指導も行われてきている．こうした中で，各種のヘルスサポートプログラムの取り組みが図られてきている．職域においては，長期間に亘るデータの解析が可能であり，職域の生活習慣病対策の事例は，今後の特定健診・特定保健指導の効果的，効率の運営を考えるに当たって重要なデータを提供してくれる．一方，保険者に義務付けられる特定健診・特定保健指導と，事業者によって行われている健康管理との整合性をどのように取るかが今後の課題となる．その他，中小零細企業の労働者に対するサービス提供，組合健康保険の被保険者の扶養家族への健診・保健指導をどのように行っていくかが，職域を巡る課題である．企業外労働衛生機関の活用が不可欠であり，モデル作りが急務である．

　本章では具体的な事例を2例採り上げている．1例は，松下電器産業高槻健康管理室によって実施された冠疾患発症ハイリスク者に対するプログラムである．このプログラムは，ハイリスク者に就業制限を行うのではなく，十分な保健指導により，自主的な生活習慣の改善を働きかけることにより，発症リスクを低下させ，深夜交代勤務などの高負荷作業が許容できるレベルとすることを目的としている．ハイリスク者の認定は，定期健康診断結果によるフラミンガムスタディ冠疾患発症予測モデルに基づいて行われ，追加検査の上，対象者が選定される．対象者に対しては，Life-style Modify表と呼ばれるオリジナルのツールを使用しながら，対象者が自主的に生活習慣の具体的な改善目標を設定するよう支援が行われる．プログラムの体系的な実施のためクリティカルパスが作成され，チェックリストによる情報共有化を図っている．プログラム実施から

一定期間経過後に，再検査が行われ，就業に関する判断が行われる．一連のプロセスが整合的に運用されたことが，成果を挙げた要因である．

　2つめの事例は，日立健康管理センタにおいて，日立ヘルスサポート研究会がメタボリックシンドロームを対象に取り組んでいる「はらすまダイエット」である．同管理センタでは，2003年から内臓脂肪CT検査を総合健康診断に導入していた．総合健康診断の結果を踏まえて，30～40歳代の多忙な世代に無理なく受け入れられる行動変容プログラムとして「はらすまダイエット」は開発された．「はらすまダイエット」は，「できるだけ具体的な数字を測定すること，きっぱり行動に向かえるように目標は現実的であること，そして達成までの時間を区切ること」により，対象者自らがすべてコントロールするプログラムとなっている．2006年度の成果を踏まえ，今後は，より多人数への対応が可能な仕組みへの強化を課題としている．

1. 総 論

田中政幸・松田晋哉

1.1 はじめに

　第1章で説明したようにわが国の職域では労働安全衛生法に基づき事業者の責任で労働者を対象とした健康診断が毎年行われる．また，1986年の労働安全衛生法の改定により，事後措置の徹底が図られている．

　図表1-2-5にも示したようにわが国の職域健診の内容は，諸外国のそれと大きく異なり生活習慣病を中心とした一般健診的なものになっており，現場の産業保健職の事後措置の内容も生活習慣病対策がその主なものとなっている．もちろんこの背景には，循環器疾患を主体とする過労死の問題がある．2001年の労災保険制度の見直しにより導入された，労災保険予防特別給付は肥満，高血糖，高脂血症，高血圧の4つのリスクに着目し，これらすべてがある者については，労災保険による給付の一貫として精密検査を受け，そしてその結果に基づいて産業医による就業上の措置が行われることとなった（図表1-2-6）．

1.2 特定健診・特定保健指導と職域健康管理

　2008年度からわが国においては保険者の責任において40歳以上のすべての国民を対象に生活習慣病を念頭においた特定健診・特定保健指導が行われることとなった．その主な対象となるのはいわゆるメタボリックシンドロームである（図表1-2-2）．この定義からも明らかなようにこのようなリスクを持つ者は，職域における定期健康診断や労災保険特別給付において健康管理の対象となってきたものである．

　地域における健康管理事業はこれまで主に退職者と家庭の主婦を対象として行われてきており，メタボリックシンドロームのもっとも重要なハイリスクグループである40歳代，50歳代の男性を対象とした経験が少ない．しかも老人保

図表 5-1-1　わが国の職域における生活習慣病対策の事例

文献	対象疾患	N	対象 把握方法	ランダム化の有無	コントロールの有無
1	高血圧	2,792	健診	—	—
2	高血圧	285（有効回答149）	健診	—	—
3	高血圧	236	不明	—	終了者と1回参加者
4	高血圧	200	健診	—	有：事後措置の有無
5	高血圧	133	健診	有	有（3群に設定）
6	高脂血症	91	健診，THP健康測定	—	有（対象者で参加希望なし）
7	高脂血症	30	高脂血症教室参加者	—	年齢構成，健康教室参加年，喫煙習慣，総コレステロール値にてマッチング
8	コレステロール	1,422	健診	—	—
9	血糖値	46	健診	—	改善群・不変群・悪化群
10	境界型糖尿病	30	健診	—	—
11	糖尿病	8,473	健診	—	—
12	糖尿病	13	健診	—	—
13	糖尿病	884	健診	—	有

文献番号はそれぞれ以下の通り．1：長田・山本・田栗他［2004］，2：中山・田中・羽地他［2005］，3：足立・山津［2005］，4：山岡・後藤［2005］，5：木村・大重・栃久［2003］，6：伴野・炭・美崎［2004］，7：田中・福地・平田他［2003］，8：東山・三浦・森河他［2004］，9：松田［2005］，10：古閑［2005］，11：川島・青木・高田他［2005］，12：田中・武藤・岸田他［2005］，13：重成・高河原・星山他［2002］．

1. 総論

介　入　方　法	結　　果
・血圧記録票　・生活習慣チェックシート ・電子メール	参加率 26.9%，修了率 46.0%．修了者のうち 35.1% が血圧が正常化．不参加の理由は血圧計がないため測定できないが 34.2%，測定はできるが続かないが 19.5%．進捗状況をシステムを利用し簡便に把握できたため，少数の看護職で多数の対象者に対応可能であった．
・保健指導	受講前と受講当日の結果の比較では，罹患性についてはどの行動ステージにおいても 8 割以上の上昇が見られた．関心期・実行期にある受講生の重大性はもともと高かった．無関心期 30 名が生活習慣を改善する必要性を感じるようになり，最終的には関心期 85 名，実行期 64 名となった．
・1 カ月間に 2 回の個別助言からなる非対面プログラム	血圧値，性比，年齢など介入前特性の群間差はなかった．血圧は終了群が 148.1/88.5 mmHg から 10 カ月後に 139.4/82.1 mmHg へ低下（p＜.0001），1 回群も 147.0/87.6 mmHg から 141.6/83.4 mmHg へと低下した（p＜.0001）．両群とも食習慣は 11 中 3 項目，身体活動は 5 中 2 項目で改善し，睡眠時間が延長し，疲労やストレスの問題数が減少した．揚げ物摂取や疲労・ストレス数，習慣改善の合計数や主観的改善数で，終了群がより改善する傾向にあった．
・血圧の事後措置	事後指導群（指導群）96 件，コントロール群（C 群）79 件．血圧の指導区分の変化では指導群は C 群に比べ「異常なし」の割合が増加した．血圧の平均値は両群の間で大きな差は見られなかった．生活改善に取り組んだ割合は，指導群は 68.7% で C 群の 59.5% に比べ多く，以前より行っている割合は逆に C 群に多い（χ^2 検定，危険率 5% 有意差あり）．生活改善の期間は，指導群は長く続けている人が多い，その中で指導群が好転している人が多い．逆に C 群は，3 カ月未満などの短い期間しか生活改善していない人が多い．
・A 群：生活習慣指導（生活習慣是正の教育） ・B 群：生活習慣指導と尿中食塩濃度試験紙の配布による減塩指導 ・C 群：生活習慣指導等なし（評価後生活習慣指導）	健診時と評価時の比較では，3 群とも収縮期血圧が有意な低下を示した．健診時と評価時の血圧の差を比較したところ，B 群がもっとも収縮期血圧の効果が大きく（12 mmHg），次いで A 群であった（有意差なし）．
・保健指導　・電子メールでのフォローアップ	参加希望者は 68 名（74.7%）．2001 年および 2002 年度の定期健康診断の血液検査および問診票の解析の結果，介入群とコントロール群に有意差はなかった．
・高脂血症教室参加後の同窓会主催の活動（ウォーキング活動（月 1～2 回），機関紙の発行）	総コレステロールは両群とも 6 カ月後には改善し，支援群は 3 年後まで維持した．しかし，非支援群は 1 年後にリバウンドし，以降再改善しなかった．また，参加 3 年後の総コレステロール値が参加前から 10 mg/dl 以上減少している割合は，支援群が有意に多かった．
・健康教室（講演会形式） ・コレステロール低下キャンペーン（歩数計測，食生活）	参加者のコレステロールは男性で平均 8.2，女性で平均 7.2 低下．不参加者は男性 6.5，女性 5.6．コレステロール低下キャンペーンで得点が 200 点以上の男性では 11.6 低下，100 点未満の男性より低下が大きかった．
・集団講義（産業医・栄養士） ・栄養士による個別面談	1998 年 1 月に 2 回目の OGTT を 37 名に対し実施し，改善群，不変群，悪化群に分類→改善群が 15 名，不変群 11 名，悪化群 11 名．1999 年 3 月の定期健康診断のデータを参考に 2 年後の予後調査を実施→改善群の全例が良好なデータを保っていたが，不変群・悪化群のほとんどはデータの悪化を認めた．特筆すべきは，悪化群のうち 3 名のデータが 2 年目に改善に転じたことで，行動変容の有無を 1 年目のデータで判断するのは時期尚早である可能性が示唆された．2000 年 3 月の定期健診では，すべての群のデータは悪化していた．
耐糖能異常の個別健康教室 ・血液検査　・歩数計　・面談　・自己血糖測定器　・体重測定　・食生活調査　・血圧測定 ・記録用紙　・運動用具　・運動検査　・リーフレット　・ウエスト・ヒップ測定	継続率 100%．初回と 6 カ月後の比較では，FBS 10 mg/dl 以上低下 6 名，HbA1c 0.3% 以上低下 2 名．有意差のみられたもの：体重，BMI，W/H 比，最大 1 歩幅，椅子立ち上がり．
・HbA1c　7.0% 以上：保健指導 ・HbA1c　8.0% 以上：就業制限	8.0 以上群では HbA1c の平均値が 9.5→7.3%，7.0～7.9 群で 7.4→7.2 とそれぞれ有意に改善．この両群においては脂質や BMI 値もほぼ有意に改善．一方 6.0～6.9 群，6.0 未満群では有意な改善が認められず．
・記録表（2 hPG，食事・行動）　・自己評価 ・保健指導 ・媒体として電子メールを利用	平均値の比較：BMI 24.9→24.3，体重 70.3→68.7 kg，SBP 135.3→132.3，DBP 77.6→79.4，食後 2 時間血糖 212.6→137.5→120.6→118.3 と改善傾向あり．生活習慣チェックやアンケート結果でも，生活習慣の改善が見られた．
・小集団，個人面接，文書による教育 （糖尿病の基礎知識，危険度チェック，目標設定，小型血糖測定器による血糖測定など）	2001 年度の定期健康診断にて，教育実施者 672 名のうち，血糖値に改善が見られたのは 477 名（71.0%）であった．一方教育を実施しなかった 205 名に関しては，改善が見られたのは 109 名（53.2%）であり，教育効果が有意に認められた．

健法の枠組みの中では，対象者を時系列で追跡することが困難であり，したがって介入の効果について必ずしも明確にすることはできていない．

他方，職域においては伊藤と中川が本章の第2節，第3節で説明しているように，まさにハイリスクグループである中年男性について，長期間にわたるデータを解析することが可能なのである．その意味において職域におけるこれまでの生活習慣病対策の事例を収集し，そしてそれをまとめることはわが国における今後の特定健診・特定保健指導の効果的かつ効率的な運営を考えるために非常に重要であると考えられる．

図表5-1-1は筆者らが，わが国の職域においてこれまで行われてきた健康管理の試みについて検証する目的で，過去の産業衛生学会総会にて発表された事例を抄録集より，特に高血圧，高脂血症，糖尿病などの生活習慣病を中心にディジーズマネジメント概念に基づいて再度整理を行ったものである．ここに示されているように，わが国の職域ではアメリカのディジーズマネジメント概念に対応する事業が健康管理の枠組みの中で行われてきているのである．

1.3　職域健康管理の課題

もちろん職域におけるこれまでの健康管理にも問題があり，またそれを保険者事業である特定健診・特定保健指導とどのように整合性を持たせるのかも，今後さらなる議論が必要である．特に，職域の健康診断については，事後措置も含めてしっかりと行われているのは大企業に限定されており，わが国の労働者の60%が勤務している中小零細企業の労働者に対してどのようにサービスを提供していくのか，組合健康保険の被保険者の扶養家族の健診をどのように行うのかは課題であろう．

職域における健康管理の蓄積をどのように2008年以降の特定健診・特定保健指導に生かせるかの鍵を握っているのは企業外労働衛生機関であると筆者らは考えている．特に自施設内に保健職を雇用していない中小企業の従業員に対する保健指導を行うためには，企業外労働衛生機関の活用が不可欠であろう．そのモデル作りが急がれる．

2. 冠疾患発症ハイリスク者に対するプログラム

伊藤正人

2.1 はじめに

　松下電器産業株式会社高槻健康管理室では，健診事後措置の一環として，冠疾患発症ハイリスク者に対する管理指針（Coronary Heart Disease Preventive Assist Program：CPAP）を策定している．このシステムではフラミンガムスタディ冠疾患発症予測モデルを用い，冠疾患発症リスク（心筋梗塞や狭心症が10年間に起こる累積発症確率．以下 CHD リスクと呼ぶ）が算定できる[1]．そして，リスクが高いだけで循環器疾患が未発症の者についても，単に一方的に就業制限を行うのではなく，十分に保健指導などを行った上で目標値を設定し，自主的に生活習慣を修正改善するよう働きかける体制をとっている．その目的は，発症リスクを低下させ，深夜交替制勤務などの高負荷作業に許容できるレベルに再適応させることにある．このシステムの運用で事業者の安全配慮義務を整合性の取れたものにするだけでなく，従業員自身の健康障害を予防する効果を期待している．本節では筆者らが開発したこの CPAP の概要について紹介する．

2.2 冠疾患を対象とする理由

　高槻健康管理室は職域で健康管理を行う上での優先順位を決める際の概念図として健康管理マトリックスを作成している（図表 5-2-1 参照）．このマトリックスでは，縦軸が「責任」の程度，横軸は「死亡リスク」を示している．過労による自殺や過労死ということであれば，事業者の責任も問われる可能性が非常に高くなる．

　労働基準法施行規則第 35 条に，「業務上の疾病」に関する規定がある．過労

---

[1] Wilson, et al [1998]，伊藤・花田・天野他 [1999].

図表 5-2-1　健康管理マトリックス

	死亡リスク大　⇒	リスク中　⇒	リスク小　⇒
個人責任　↓	私病（重篤）；がん	私病（中等度）	私病（軽微）
	CVD（作業関連疾患）ハイリスク就業者	メンタル不全生活習慣病	体力低下衛生教育不足
↓　事業者責任	過労死・過労自殺	Ⅲまたは分布3第3管理区分メンタル環境劣悪	Ⅲ一部または分布2第2管理区分メンタル環境不良
	（死亡事故）	（休業災害・後遺症）	（微災害以上）

（注）数値・区分は、特殊健診・生物学的モニタリング・作業環境測定結果の基準区分を示し、数値が大きいほど職業病リスクが大となる．

死を含め，循環器系の業務上疾患は第9号「その他業務に起因することの明らかな疾病」に当たる．一般に，こういった循環器疾患のベースに高血圧，高脂血症，糖尿病などが存在する．労務上の問題に起因する場合はもちろんのこと，深夜勤務，長時間労働，海外勤務などについてはケースによっては必ずしも医学的に高負荷作業とも言えないが，厚生労働省は特定業務などとして高負荷作業として認めており，労働者のこれらの基礎疾患に負荷作業が重なった結果，心筋梗塞などの循環器疾患を発症した場合には業務起因と認められる可能性が高くなる．労働関連要因が重ならないように，労務管理そのものが問われることになる．

2.3　健康管理室の取り組み

近年，高血圧，喫煙，脂質代謝異常，耐糖能異常，肥満などの異なるリスクファクターはもとより，個々のデータは異常高値を示さない場合でも，これらが重複するとマルチプルリスクファクター症候群として循環器リスクが増大することが知られている．

採るべき戦略として，死亡リスクが高いものの人数が少ない対象群に対応する「ハイリスク戦略」と，運動不足に起因する体力低下が生活習慣病の温床となり，心疾患や脳血管疾患を引き起こすことを考慮し，ハイリスク者以外の対象群に対応する「ポピュレーション戦略」が考えられた．しかし，健康管理室が両方を同時に担うのは，マンパワーなどの面でなかなか難しいとの理由により，後者は安全衛生委員会とその下部組織である健康づくり部会が中心となって担当し，健康管理室はその支援を行いつつ，前者への対応に注力している．

2.4 CPAPの流れ

図表5-2-2のとおり，CPAPのステップは定期総合健康診断からスタートする．

まず，定期総合健康診断を受診した従業員で血糖検査などの採血項目のある30歳，35歳，40歳以上の対象者全員についてCHDリスクを計算する．計算は，フラミンガムスタディ冠疾患発症予測モデルを使った計算ソフトを使用して行われる．計算ソフトにおいて評価する項目は「性」，「年齢」，「総コレステロール」，「HDL-コレステロール」，「血圧（最高）」，「血圧（最低）」，「糖尿病（境界型も含む）」，「現在の喫煙習慣」である．

CHDリスク14%以下の人は「就業可」，15～19%の人は「注意して就業可」（ハイノーマルとして注意を喚起），20%以上の人をハイリスク群とし，ハイリスク群に対しては問診，診察，作業内容調査（勤務形態，作業時間など），頸部エコー検査を実施し，また負荷心電図検査，24時間血圧測定なども必要に応じて実施している．

ハイリスク者のうち，頸部エコーや負荷心電図検査等で「所見あり」の人は「就業困難仮判定」を行い，生活習慣の修正目的にて食事療法，減量指導，運動指導，禁煙支援などの「生活習慣改善プログラム」を示す．プログラムを実行してもらったあと，数カ月の猶予後（基本的には3カ月後）に再検査を行う．その結果，CHDリスクの再評価を行い20%未満であれば「条件付就業可」とする．再評価でも「就業困難」と判定された場合は，「健康会議」で検討されることが多い．健康会議の構成員は健康管理室（産業医）・人事部・上司・本人から

図表 5-2-2 CPAP フローチャート

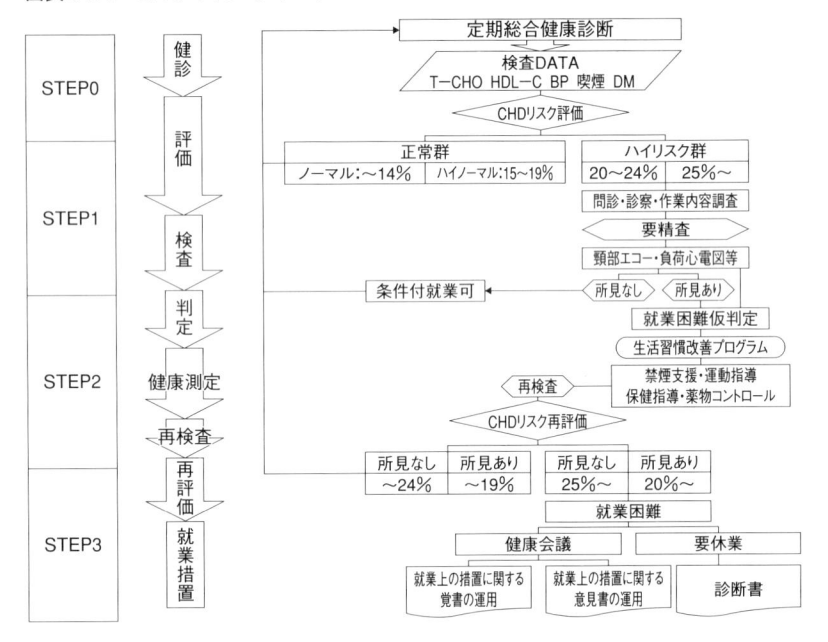

STEP0	健診
STEP1	評価・検査・判定
STEP2	健康測定・再検査
STEP3	再評価・就業措置

定期総合健康診断 → 検査DATA（T-CHO HDL-C BP 喫煙 DM）→ CHDリスク評価

正常群：ノーマル～14%、ハイノーマル15～19%
ハイリスク群：20～24%、25%～ → 問診・診察・作業内容調査 → 要精査 → 頸部エコー・負荷心電図等

所見なし／所見あり → 条件付就業可／就業困難仮判定 → 生活習慣改善プログラム（禁煙支援・運動指導・保健指導・薬物コントロール）→ 再検査 → CHDリスク再評価

所見なし～24%、所見あり～19%、所見なし25%～、所見あり20%～ → 就業困難 → 健康会議／要休業

就業上の措置に関する覚書の運用／就業上の措置に関する意見書の運用／診断書

なり，プライバシーを配慮した上で病状，本人の希望などを参考に措置内容が検討される．

プログラムを体系的に実施するために，クリティカルパスを作成している．これは産業医，産業看護職，ヘルスケアトレーナー，またケースによっては人事担当者や衛生管理者が加わるために，指導内容が重複したり，逆に漏れがないかをチェックリストにしたものである．クリティカルパスは対象者個人毎に作成され，スタッフが次に何をするのかが一目瞭然にわかるようになっており，情報の共有化に役立てられている．

2.5 CHDリスク

フラミンガムスタディ冠疾患発症予測モデルによる冠疾患発症期待数と本邦職域での実測数を比較すると，モデルの方が約 5.9 倍多く見積もる結果となる．

しかし，色々なカットオフ値における感度（実際に冠疾患を発症する者がこのカットオフ値でハイリスク群と判定される割合）と特異度（実際に冠疾患を発症しない者がこのカットオフ値でハイリスク群と判定されない割合）を比較した結果，CHD リスク・カットオフ値 14.5％で感度 70％，特異度 82％と最もバランスの取れた結果が得られ，カットオフ値を使ってハイリスク群の選定に使用する目的では，かなり妥当なツールと考えられた．

ただし，同カットオフ値で運用した場合，対象従業員の約 2 割に対し，新たに就業措置を実施する可能性が出現し，低負荷職場の確保が必要となる．このため，各方面との協議の結果，CHD リスク 20％以上をハイリスク者とし，CHD リスク 15～19％ではハイリスク予備群として生活習慣改善等の文書指導に留めることとされた．CHD リスク 20％以上をハイリスク者とした場合，感度 50％，特異度 90％と感度は低下するものの，特異度は上昇した．つまり，この基準で心筋梗塞や狭心症の約半数を事前に拾い上げることができる計算となるが，対象従業員の約 5 ％がこの基準に合致した．

また，計算ソフトの評価項目（総コレステロール，HDL-コレステロール，血圧（最高），血圧（最低），糖尿病（境界型も含む），現在の喫煙習慣）を変化させて CHD リスクを再計算して本人に見せることにより，評価項目を改善すると CHD リスクがどの程度低減するのかも数値で示すことができるため，保健指導時の動機付けのツールとしても計算ソフトが使用されている．

2.6 頸部エコー検査

職域における心血管疾患は発症するまで無症状というケースがほとんどであり，心筋梗塞などのメジャーイベント発症前に，初期の動脈硬化の段階で予防，治療，労務管理を徹底させることが肝要である．このため，CPAP では，CHD リスクが 20％以上のハイリスク者の全員を頸部エコー検査の対象とし，IMCT（Intima-Media Complex Thickness：内膜・中膜複合体肥厚）を動脈硬化の指標として，CHD リスク評価とともに重要な判断材料としている．頸部エコー検査の結果，20％以上のハイリスク者の半数に何らかの有意の動脈硬化病巣が認められた．

2.7　Life-Style Modify 表

　筆者の担当する職域では生活習慣改善プログラム（禁煙指導や運動処方を含む）のメニューは本人の希望で行うことを大原則としている．対象者各人の生活習慣改善プログラム検討には，健康管理室でオリジナルに作成したLife-Style Modify 表（図表5-2-3 参照）が使用される．

　この表は食事（嗜好品を含む），余暇，運動について，よい生活習慣としてそれぞれ，食事16項目，余暇3項目，運動6項目で構成する．Life-Style Modify 表はホワイトボード上に書かれており，その上に，各項目を短冊形の小片にしたものを貼って使用する．各項目について，従業員自身の尺度で，右の欄ほど「現在，実施している」「実施できる自信あり」の項目を，また左の欄ほど「実施できていない」「実施したくない」項目を貼る．完全にできていることには○印をつけてもらい，健康管理スタッフは介入しないことを原則としている．

　また，「絶対やりたくない」という項目については×印をつけてもらう．例えば「お酒が好きで，やめるくらいなら死んだ方がまし」という人がいた場合，禁酒・節酒についての項目に×印を付けてもらい，介入はあえて避けている．無理な介入は却って反感を買うため，このプログラムでは対象者が嫌だと思うことを強制せず，嫌と思うならそれでもよいという姿勢がとられている．従業員は，「お酒をやめるのは嫌だけど，たばこをやめるのはできそうだ」というような，できそうな項目を話し合いの中から選び，表の項目に大きく○をつける．その後，選んだ項目について，運動をしたいということであれば一度健康測定をしてみるとか，また健康によい趣味について話し合うとか，禁煙はニコチンパッチなのかガムなのか，教育だけでよいのかなど，オーダーメイドの指導内容を決めていくことになる．そして，できそうだと選んだ項目についてどれくらいやってみるかその項目から右に矢印を引いてもらうとともに，具体的な目標を健康管理スタッフと話し合って決めていく．例えば，「ゆっくり食べる」という項目に対して「昼食は○○さんより早く食べ終わらない」といった具体的かつ身近な目標を設定する．あまりたくさんの目標を一度に立ててしまうと後で反動が出ることも多いので，目標は3つ程度に絞って設定される．それぞれの項目についての説明資料は，健康管理室オリジナルのリーフレットを作成し

図表 5-2-3　Life-Style Modify 表

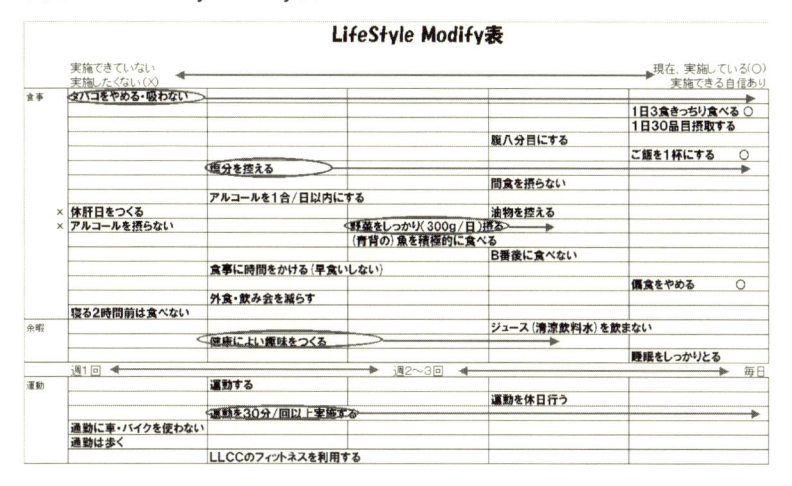

	実施できていない 実施したくない(×)						現在、実施している(○) 実施できる自信あり
食事		タバコをやめる・吸わない				1日3食きっちり食べる ○ 1日30品目摂取する	
					腹八分目にする	ご飯を1杯にする ○	
		塩分を控える			間食を摂らない		
	休肝日をつくる	アルコールを1合/日以内にする			油物を控える		
	× アルコールを摂らない		野菜をしっかり(300g/日)摂る (青背の)魚を積極的に食べる		B番後に食べない		
			食事に時間をかける(早食いしない)			偽食をやめる ○	
		外食・飲み会を減らす					
余暇	寝る2時間前は食べない						
		健康によい趣味をつくる			ジュース(清涼飲料水)を飲まない		
						睡眠をしっかりとる	
	週1回			週2～3回			毎日
運動		運動する			運動を休日行う		
		運動を30分/回以上実施する					
	通勤に車・バイクを使わない						
	通勤は歩く						
		LLCCのフィットネスを利用する					

テキストとしている.

2.8　これまでの事業の結果と今後の課題（2000年度の事例）

　2000年度はCHDリスク評価によるハイリスク群102人のうち頸部エコー・負荷心電図等で所見のあったもの52名に対しプログラムを実施した結果，CHDリスク改善が見られた者36名，悪化した者13名，不変の者3名であった．なお，就業に関する評価では，7名に就業措置を執り，他は就業可となった．

　健診・保健指導・治療・就業措置まで一貫して行えるプログラム，CPAPを開発し，運用した結果，生活習慣や健診データの改善による有意のリスク低下，および整合性のある就業措置が実施できたと，健康管理室では評価している．

　2008年からは特定健診・特定保健指導事業が開始される．職域においては，労働安全衛生法の枠組みで行われてきた健診・事後指導との整合性が必要になる．CPAPについては特定健診・特定保健指導と共通する部分が多く，したがって，本事業所においては，これまでの経験をベースに新事業への対応を行うことになる．しかしながら，これまで労働安全衛生法の枠組みで行ってきた事

後指導の枠組みと今回の特定保健指導の階層化基準をどのように対応させるか，健康保険組合とのデータ管理に関するすり合わせ，医療費分析などのアウトカム評価の枠組みなど検討すべき課題は多い．

しかしながら，メタボリックシンドロームのハイリスクグループである40歳代，50歳代の男性に継続的に介入した経験を持つのは職域健康管理の強みであり，したがって，今回の新しいプログラムの展開にあたってこれまでの職域の経験は貴重なものであり，地域など他の設定で行う場合の参考になるものと考える．

3.「はらすまダイエット」によるメタボリックシンドローム対策

中川　徹

3.1　はじめに

　日立健康管理センタは，茨城県日立地区日立製作所グループ従業員に対して産業保健サービスの充実を図るため，1956年4月に日立病院医務局予防科として発足，1986年2月に名称を現在の日立健康管理センタに改称した．一般健康診断，特殊健康診断，生活習慣病の予防・指導に加え，総合健康診断およびメンタルヘルスの業務を開始し，1996年4月からは，総合健康診断受診枠を1日30名から80名に拡大し，退職者および従業員家族も総合健診受診ができる体制を整えた．

　スタッフは産業医16名（内科医9名・精神科医3名・整形外科専門医1名・放射線科専門医3名），心理カウンセラー3名，保健師24名，看護師25名，薬剤師1名，診療放射線技師8名，臨床検査技師7名，事務部門30名である．

　日立地区の日立製作所グループ90事業所の従業員約3万5,000名に産業保健サービスを提供し，総合健康診断は1日平均75名，年間約1万6,000名が受診している．この他，茨城県内には，従業員や家族，退職者の総合健康診断を実施している施設が3ヵ所あり，35歳以上の従業員の95%以上が，総合健康診断を毎年受診する．

　2005年7月より，産業医科大学公衆衛生学教室，損保ジャパン総合研究所と共同で，日立ヘルスサポート研究会を組織し，従業員を対象としたヘルスサポートプログラムを研究している．この研究会の目的は，行動変容ターゲット集団スクリーニングプログラムを確定させ，個人特性に応じた介入プログラムとその効果を検証し，最終的には都市型市町村モデル（医療機関ベース）を開発することにある．

　具体的には，総合健康診断においてメタボリックシンドロームをスクリーニングして，「はらすまダイエット」という介入プログラムを開発，実際に2006

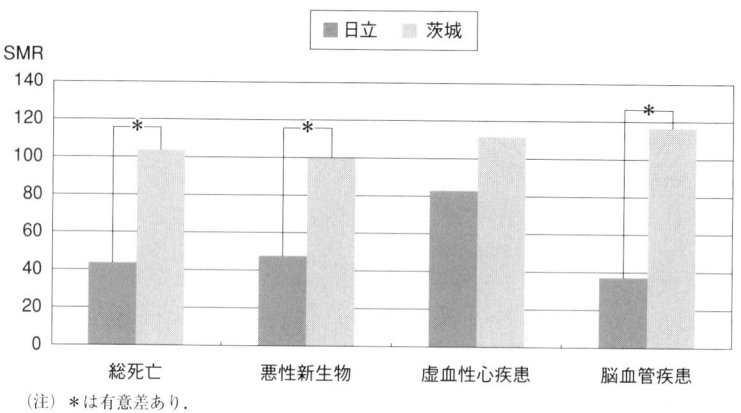

図表 5-3-1　日立地区従業員と茨城県の標準化死亡比

(注) ＊は有意差あり．

年4月の総合健康診断に投入し効果を検証した．

3.2　なぜ動脈硬化性疾患の予防対策が必要なのか

　健康管理センターの総合健康診断では，胃がん，肺がん，大腸がんの早期発見のため，上部消化管造影検査，低線量CT検査，便潜血検査陽性者に対して下部消化管造影検査を実施している．1997年から2002年に，99名の従業員が悪性新生物で死亡したが，総合健康診断の有効性を確かめるため，この6年間のデータを使用し，標準化死亡比（SMR）を算出したところ，2000年の人口動態統計を用いた胃がん，肺がん，大腸がんの標準化死亡比は，それぞれ，38.6，53.6，40.1であった．茨城県と比べ，標準化死亡比が有意に低いことが示され，早期がん発見・早期治療が可能である総合健康診断の有用性がはっきりした．一方，虚血性心疾患の標準化死亡比は，83.7とまったく有意差がなく，循環器疾患予防のための総合健診のあり方を抜本的に見直す必要性に迫られた（図表5-3-1）．

図表 5-3-2　内臓脂肪

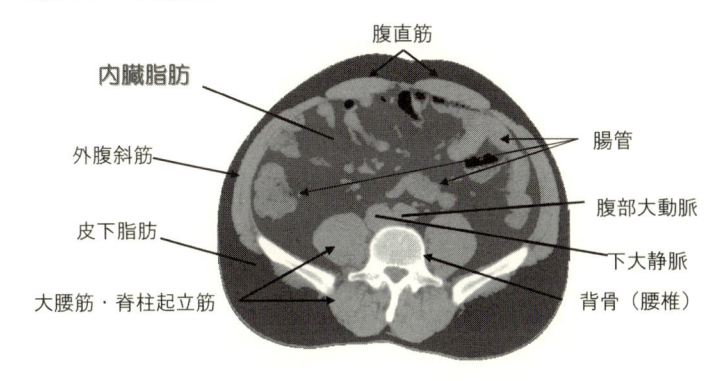

（図中ラベル）内臓脂肪／腹直筋／外腹斜筋／腸管／皮下脂肪／腹部大動脈／下大静脈／大腰筋・脊柱起立筋／背骨（腰椎）

図表 5-3-3　内臓脂肪自動検出システム

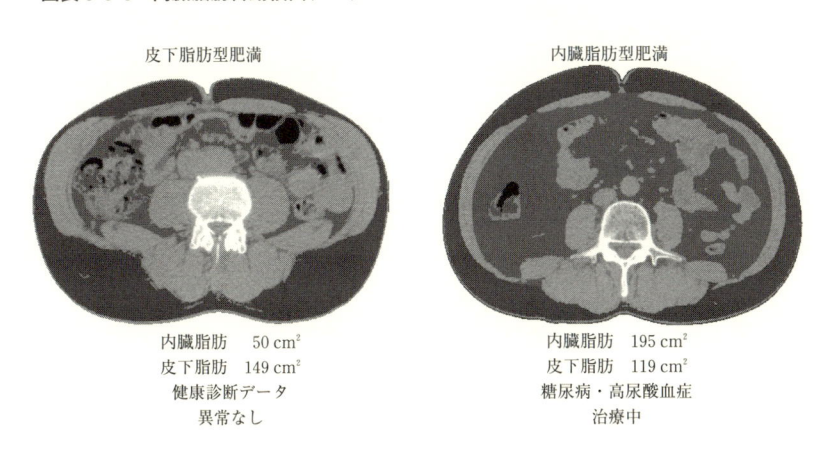

皮下脂肪型肥満
内臓脂肪　50 cm²
皮下脂肪　149 cm²
健康診断データ
異常なし

内臓脂肪型肥満
内臓脂肪　195 cm²
皮下脂肪　119 cm²
糖尿病・高尿酸血症
治療中

3.3　内臓脂肪 CT 検診の導入

　動脈硬化性疾患のリスクを適切に評価すること，早期にリスクを認知させ，行動変容を促すことを目的に，2003年10月より内臓脂肪 CT 検査を総合健康診断に導入した（図表5-3-2）．既に1998年より低線量 CT による肺がん検診を導入しており，胸部検査に引き続き，臍部を1スライス追加するだけで内臓脂肪検査が完了する．また，日立メディコ技術研究所と共同研究で，CT 画像を2秒で自動解析し，内臓脂肪面積，皮下脂肪面積，背臥位腹囲を表示するソフトウ

ェアを開発し，ワンクリックで結果報告書まで印刷できるため，多人数の総合健康診断に対応できるようになっている（図表 5-3-3）．

3.4 内臓脂肪 CT 検診から「はらすまダイエット」へ

2004 年度の総合健診受診者で，CT による内臓脂肪面積を測定した男性 4,221 名中，健診受診時の現病歴による服薬などの治療を行っていない 2,685 名（平均年齢 51.1 歳）に対し，内臓脂肪面積によるメタボリックシンドローム（メタボ）の診断基準を適用した[2]．結果は，検討対象の 22% がメタボに該当した．メタボに該当したうちの約 4 分の 1 は，血圧，脂質，血糖の全ての項目で異常であった．メタボ予備群と考えられる内臓脂肪面積 100 cm^2 以上で 1 項目のみの異常者の割合は全体の 25% を占めた．以上から，産業保健活動の一環として，生活習慣の改善を強力に支援する必要性がはっきりした．

この結果を受け，効果的に内臓脂肪を減らす方法や，特に 30〜40 歳代の多忙を極める世代に，無理なく受け入れられるような行動変容プログラムを，行動科学に関する既存文献を検討し[3]日立ヘルスサポート研究会で議論した結果，「はらすまダイエット」が開発された．

「はらすま（HALSMA）」とは，Hitachi Associates Life Style Modification & Action Diet を略したものであり，日立（Hitachi）の仲間（Associates）が集って，内臓脂肪を撃退するために，これまでの生活習慣（Life Style）を見直し（Modification），実際に行動（Action）をおこそうという意味である．また，はらをスマートにすることが目標であるので，「はらすま」とも呼んでいる．SMART を説明するのに，ビジネスの世界でよく引用される Specific・Measurable・Action-oriented・Realistic・Time-bound を用いることで，「はらすまダイエット」のコンセプトが容易に説明可能になる．

つまり，「はらすまダイエット」は，「できるだけ具体的な数字を測定すること，きっぱり行動に向かえるように目標は現実的であること，そして達成までの時間を区切ること」で，自らがすべてコントロールする行動変容プログラム

---

[2] メタボリックシンドローム診断基準検討委員会［2005］．
[3] 松田・坂巻［2004］，畑・土井［2003］，井上・大野・宗像［2004］，斎藤［2000］，松本［2003］．

なのである．また，SMART とは賢いという意味があるので，一時的には減量することがあるが，多くがリバウンドしてしまう断食（極端な飲食の制限）やりんごだけとかグレープフルーツだけといった巷にひろがったダイエットに対抗したいとの思い入れもある．

「はらすまダイエット」では，2つのポイントを冒頭で説明する．ひとつは1日3食バランスよく食事を摂り，腹八分目で満足を得られるようにすること，もうひとつは筋肉量を今より増加させて基礎代謝を上げ，少々食べ過ぎたくらいでは太らない体質に変えることである．

3.5 「はらすまダイエット」介入研究

［目的］
　総合健康診断においてメタボの診断確定した30～40歳代の男性が，体重減量プログラムに参加することで，メタボ解除となるかどうかを確かめること．
［対象］
　2006年4月3日から4月28日までの17日間に，日立健康管理センタ総合健康診断を受診した男性1,264名のうち30～40歳代の762名（図表5-3-4）．
［方法］
　わが国のメタボ診断基準により，30～40歳代のメタボ診断確定者104名に対し，内臓脂肪減量の重要性および体重減量プログラム内容を説明した．同意の得られた53名は保健師と共に，各人が実施可能なプログラムの選択を行い，90日の減量プログラムに取り組んだ．

　実際のプログラムは以下のポイントにまとめられる．①減量目標：体重の5％を90日で　②減量目標：1日50～100g減　③チェック：100g体重計で1日2回（朝・晩）　④記録すること：これが最重要ポイント　⑤言い訳をすること：なぜ減らないのか？　理由がはっきりすればよい訳で！　⑥がんばらないこと，でも簡単にはあきらめないこと　⑦目標達成のあかつきには，ご自身に対してごほうびを，である．

　評価項目は，介入前と90日後の身体計測・血圧・血液検査（一般生化学およびアディポネクチン・small dense LDL・アポA1・アポB）・空腹時インスリ

図表 5-3-4　年齢層別対象者メタボリックシンドローム罹患状況

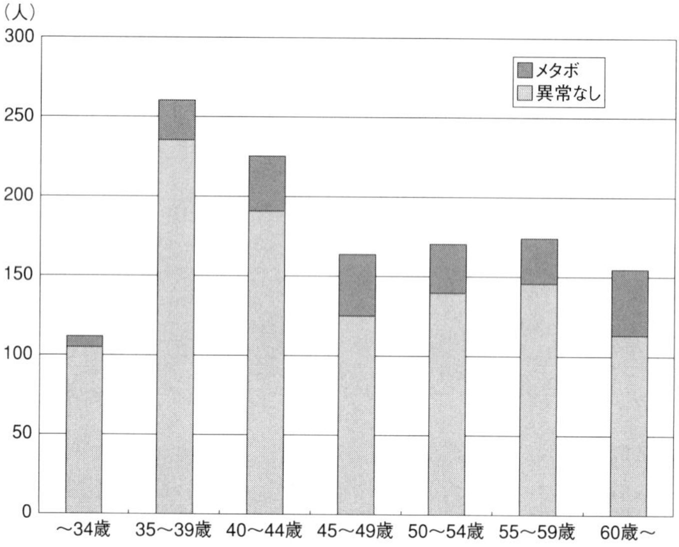

ン・内臓脂肪 CT 検査・血圧脈波速度である．

［結果］

　90 日後に，メタボ解除を確認する検査を終了した 51 名の結果は，メタボ解除 32 名（62.7%），解除あと一歩 11 名（21.6%），解除失敗 8 名（15.7%）であった．介入前後の体重・中性脂肪・空腹時血糖・HbA1c の変化を結果別に図表 5-3-5 に示した．

　メタボ解除群もあと一歩群も，平均約 5 kg の減量に成功しているが，あと一歩の中性脂肪の低下が少ないために，解除になっていない．今回失敗した群の特徴は，比較的若年で，介入時に空腹時血糖が平均で 150 を超えていた．

［課題］

　30〜40 歳代のメタボ診断者に対し，「はらすまダイエット」を勧めたところ，5 割は拒否した．こういった診断者に対し，再度勧誘するか，まったく別の介入方法を開発する必要がある．今回は研究としてインフォームドコンセントを得て参加をお願いし，100 g 体組成体重計と万歩計を提供した．研究費として 1 人あたり実費 1 万円が必要であったが，今後負担先をどうするかの検討や，多人

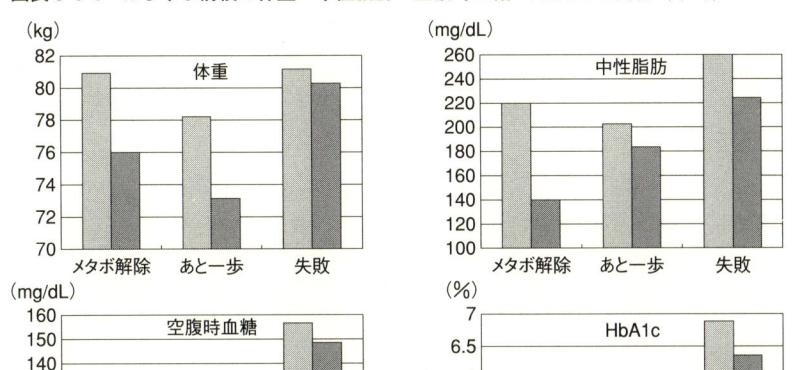

3.「はらすまダイエット」によるメタボリックシンドローム対策   183

図表 5-3-5　はらすま前後の体重・中性脂肪・空腹時血糖・HbA1c の変化（平均）

（体重、中性脂肪、空腹時血糖、HbA1c の棒グラフ：メタボ解除、あと一歩、失敗の3群について、はらすま開始前とはらすま90日後を比較）

数のプログラム参加に対しての対応に，インターネットや携帯電話などを活用できるようなシステムの構築も必要である．

短期プログラム成功後，体重を維持することが最重要課題であり，研究は今後も継続する予定である．「はらすま」で失敗したメタボ診断者への再度のアプローチ方法も重要な課題である．

3.6　健康診断現場でヘルスサポート（一次予防）を推進すること

産業保健領域で，最も重要なヘルスサポートは，禁煙支援と内臓脂肪減量支援である．「はらすまダイエット」では，CT 画像により，内臓脂肪を直接本人が確認して，その減量の意欲の維持に役立っているが，同様に，慢性閉塞性肺疾患（COPD）に対して胸部 CT 画像を活用しているので紹介する．

図表 5-3-6 は低線量 CT により撮影された胸部画像であるが，右画面では，たばこにより破壊されて蜂の巣のように空洞化した気腫性変化部位を色付けして強調している．このシステムは自動的に肺全体の体積に占める CT 肺気腫の割合

図表5-3-6　CT肺気腫自動検出システム

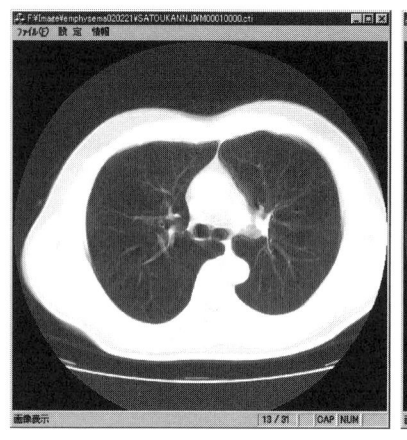

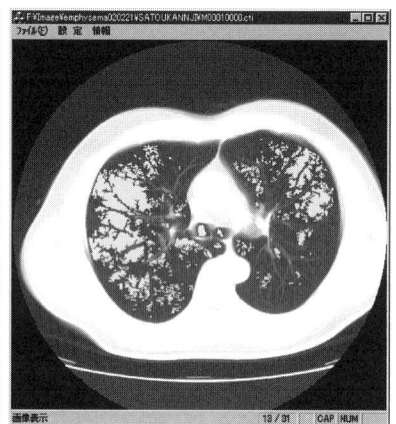

を表示し，視覚的評価から定量化もできる．

　たばこが原因で肺が破壊された状態の受診者には自身のCT画像を供覧して，たばこが原因であること，このままたばこを吸いつづけると更に悪化すること，たばこをやめれば破壊の速度が緩やかになることを説明している．この説明を聞くだけで直ちに約3割が禁煙を実行し，数年以内に5割が禁煙に成功している（もちろん，施設内や事業所診療所にて禁煙外来を開設し，ニコチン置換療法を希望する喫煙者の便宜を図っている）．

　内臓脂肪や肺気腫にしても，CTで割って見せるということは，「わかりやすい」の一言に尽きる．技術革新に伴って得られた利益は医療従事者が診断のみに利用するのではなく，積極的に医療消費者に還元するべきであり，その点でCT画像は非常にわかりやすい，専門家以外でも理解が出来る，興味が持てる画像であるので，積極的に様々な場面で利用すべきである．

3.7　「はらすまダイエット」の今後の展開

　日立製作所グループ従業員数は約30万人に及び，このうちの2割の6万人がメタボリックシンドロームと診断されると予測している．短期間で数万単位に

介入することは現実的に難しいが，解決のひとつのヒントとして，「はらすまダイエット」介入研究は示唆に富んだ結果であった．

忙しい30～40歳代従業員に対し，内臓脂肪の蓄積は自分に責任があり，改善するための措置が，自分でコントロールできるということを自覚し，行動を促進することで現状と将来の危機との間にあるギャップも自分自身の行動によって回避することができる自信を持たせるための行動変容プログラムが「はらすまダイエット」である．ほとんどは自己の責任で実行されるプログラムであるため，導入時に入念な話し合いがありさえすれば，介入中に本人が迷ったときにワンポイント支援をする程度で，8割が目標体重に到達し，7割がメタボ解除となった．さらに長期の経過観察が必要であるが，短期的には，「はらすまダイエット」は，メタボリックシンドローム改善のための有効なプログラムであることがはっきりした．

今回の検討を踏まえ，「はらすまダイエット」のサポート体制を，少数の担当者で多人数の対応ができるような仕組みに強化する必要がある一方，今後とも内臓脂肪減量をサポートするには，どのようなアプローチが効果的であるか，様々な介入方法を開発し，継続して検討していかなければならない．

第5章参考文献

足達淑子・山津幸司［2005］，個別助言をコンピュータ化した非対面の高血圧予防プログラム（第3報），産業衛生学雑誌，第47巻別冊：506

伊藤正人・花田尚志・天野芳子・前山美佐子・中山久美・安部美香・畠中孝子・岩元育子・石川保子・土井武郎［1999］，事業所における冠疾患発症リスクの評価と応用―フラミンガム冠疾患発症予測モデルを用いて―，松仁会医学誌，第38巻2号：169-178

井上修二・大野誠・宗像信子［2004］，肥満症テキスト，南江堂

川島正敏・青木朝海・高田志保・赤羽和久・指原俊介［2005］，血糖コントロール不可群者の追跡調査，産業衛生学雑誌，第47巻別冊：487

木村真紀・大重賢治・栃久保修［2003］，職域における高血圧指導の効果に関する研究，産業衛生学雑誌，第45巻別冊：460

齋藤康［2000］，専門医がやさしく教えるダイエット，PHP研究所

重成知江・高河原美佐子・星山ゆき子他［2002］，糖尿病一次予防に向けた教育プログ

ラム―小型血糖測定器を使って―，産業衛生学雑誌，第 44 巻別冊：302
田中和世・福地知亜紀・平田佳緒・宇都宮千春・若林三津子・清水智意・末滿達憲・宮崎彰吾・堀江正知 [2003]，職域における高脂血症教育後の保健職による支援の効果，産業衛生学雑誌，第 45 巻別冊：386
田中小百合・武藤由香子・岸田理恵・阪本善邦 [2005]，SMBG を利用した生活習慣改善プログラムの試み，産業衛生学雑誌，第 47 巻別冊：495
長田京子・山本ヒロ子・田栗みゆき・美馬富枝・金子多香子 [2004]，システム化した健康の自己管理・生活習慣改善支援プログラムの試み（第 1 報），産業衛生学雑誌，第 46 巻別冊：355
中山恵・山中和子・羽地典子・有江久美子・佐藤末美・吉田広子・茂木晶子・平田千鶴子・伊藤正・仲岡裕右 [2005]，血圧保健指導の効果（第 1 報），産業衛生学雑誌，第 47 巻別冊：488
畑栄一・土井由利子編 [2003]，行動科学――健康づくりのための理論と応用，南江堂
伴野佐知子・炭美子・美崎幸平 [2004]，E メールによる「高脂血症フォロープログラム」の有効性の検討と課題，産業衛生学雑誌，第 46 巻別冊：489
東山正子・三浦克之・森河裕子・石崎昌夫・曽山善之・城戸照彦・成瀬優知・中川秀昭 [2004]，事業所全体でのコレステロール低下教室とキャンペーンの効果，産業衛生学雑誌，第 46 巻別冊：354
古閑由美 [2005]，糖尿病予備群への個別健康教育の効果，産業衛生学雑誌，第 47 巻別冊：368
松田晋哉・坂巻弘之編者 [2004]，日本型疾病管理モデルの実践，じほう
松田正 [2005]，従来の栄養指導の効果の持続性について，産業衛生学雑誌，第 47 巻別冊：640
松本千明 [2003]，医療・保健スタッフのための健康行動理論の基礎，医歯薬出版
メタボリックシンドローム診断基準検討委員会 [2005]，メタボリックシンドロームの定義と診断基準，日本内科学雑誌，第 94 巻(4)：794-809
山岡京子・後藤直美 [2005]，血圧高値者に対する指導効果をさぐる，産業衛生学雑誌，第 47 巻別冊：744
Wilson P. W. F., D'Agostino, R. B., Levy, D., et al. [1998], "Prediction of coronary heart disease using risk factor categories", *Circulation*, 97：1837-1847

第6章

地域をベースとしたヘルスサポートプログラム

　地域における健康づくりの取り組みは，1983年以来，老人保健法に基づいて行われてきた．しかし，参加が任意であること，事後指導の強制力がないこと，医療保険との連動が図られておらず，効果の評価が難しいといった，様々な問題点を抱えている．2008年度から導入される特定健診・特定保健指導事業の実施に当たっては，対象者が大幅に増大することになり，従来の老人保健事業などの取り組みの延長上で考えるのではなく，発想の転換が求められる．企業外労働衛生機関，医療機関への委託を適宜行い，市町村保健師は，ハイリスク集団に特定した取り組みを行うなどの工夫が必要と考えられる．また，地域での利用可能な資源量を考慮したシステム全体の簡素化が必要となる．具体的なイメージを持って，ヘルスサポートプログラムを構築することが課題である．

　具体的なイメージを持つための参考として2つの事例を紹介する．1つめの事例は，あいち健康の森健康科学総合センターが実施している糖尿病予防教室である．同教室の参加者の参加動機は，市町村，医療機関の紹介，自発的参加など様々である．また，年齢，病態も様々である．プログラムは，3カ月間，10回のコースとなっている．集団プログラムが中心となっているが，行動目標作成シート，家庭実践記録表の作成を通じた個別対応が行われ，本人の主体的な行動変容が支援される．プログラムは，例えば，食事に関しては，教室においてバイキング実習を行い，その場で管理栄養士がアドバイスするなど，参加者が具体的な理解ができるよう作られている．同センターでは，ノウハウの市町村活動への提供が課題であるとし，市町村の保健指導者に対する研修会，地域での健康づくり活動を行う「地域づくりリーダー」の養成にも取り組んでいる．

　2つめの事例は，福岡県行橋市において，市と産業医科大学公衆衛生学教室が

実施した，介護予防事業である．当該事業は，軽度の要介護認定者の既往症が骨・関節系の疾患にあり，リハビリテーション，予防運動の利用意向が高いとの調査結果に基づいて，機器を活用した筋力トレーニングによる介護予防プログラムの開発と指導に当たる人材の育成を目的として実施された．2004年に3カ月間に亘って実施されたプログラムでは，統計学的に有意な改善が確認されている．この事例は，介護予防事業が，ヘルスサポートプログラムの3つのコアを含むものであることを示している．

1. 総論

松田晋哉

1.1 はじめに

1983年以来，わが国では老人保健法に基づいて，地域ベースの健康づくりが行われてきている（図表1-2-9）．労働安全衛生法など他の法的枠組みで健康管理を受けていない地域住民は市町村の行う健康診断を受け，その結果に基づいて健康指導や健康相談を受けることができる．

しかしながらこの仕組みについては，すでに第1章で指摘したように事業への参加が任意であること，異常者への事後指導に関しては強制力がないこと，ハイリスクグループの把握および対応の仕組みがないこと，経時的な評価が難しいこと，医療保険との連動が図られていないため，健康づくりの効果の評価が難しい，などといった種々の問題点があった[1]．

2006年度の医療制度改革で2008年度以降に導入される特定健診・特定保健指導事業は，以上のような問題点を解消するために，健康づくりのための健診・事後指導を保険者の事業として再定義しようというものである．

本節ではこの地域をベースとしたヘルスサポートプログラムの推進についてその課題について整理してみたい．

1.2 地域ベースのヘルスサポートプログラムの対象者

2008年度から導入される特定健診・特定保健指導事業において，地域でそのプログラムが提供されなければならないのは，国民健康保険の加入者である．

---

[1] 松田［2003a］．

1.3 地域ベースのヘルスサポートプログラムの課題

① 求められる発想の転換

　地域ベースでヘルスサポートプログラムを運営していく上で，最も重要な問題となるのは，誰が，いつ，どこで，どのようにサービスを提供するかという具体的な方法論である．筆者がこれまでヒアリングを行った地方自治体の関係者の多くは，老人保健事業や国保ヘルスアップ事業の延長線上で対応が可能であると考えているようである．しかしながら，このような認識で特定健診・特定保健指導事業に対応することは難しいと筆者は考えている．なぜならば，第1章でも説明したように，対象者の特性がこれまで地方自治体が対象としてきた集団のそれと異なる上に，対象者数が大幅に増大するからである．

　メタボリックシンドロームを主とした特定健診・特定保健指導事業の最も重要なターゲットは40歳代・50歳代の中年男性である．この集団に対する健診・保健指導は平日の5時以降か土日祝祭日に設定される方が望ましいこと，40歳代・50歳代の中年男性を対象にどのように健康指導を行っていくのかについては，市町村保健師は経験が必ずしも十分でないこと，などを考慮すると，企業外労働衛生機関や医療機関への委託を適宜行いながら，市町村保健師の担当する集団をハイリスク集団に特定するなどといった工夫が必要であろう．

② システムの簡素化

　第2の課題としてはシステムの簡素化を指摘できる．2006年4月から開始された新しい介護予防プログラムの現状に関して，筆者が2006年11月の段階で見聞している限りにおいては，予定通りに事業が進んでいる地方自治体の例はあまりない．新制度の中核となるべき地域包括支援センターが期待通りに機能していないのである．その主たる原因はシステムが重過ぎることにあると筆者は考えている．要支援1，要支援2の高齢者における原疾患としては筋骨格系のものが最も多く，それによる生活の不活発化が要介護度の悪化の主たる原因となっている[2]．生活の不活発化という現象面に着目すると問題の構造は比較的単純である．しかしながら，それを評価するためのアセスメントツールとケアプ

ラン作成シートが,詳細にすぎるのではないだろうか.このために担当者の労力は過重なものになっており,地域包括支援センターは機能不全に陥っている.そして,地域レベルでの介護予防で最も重視されなければならない特定高齢者対策が十分行われない結果となっている.

地域での利用可能な資源量を考慮した上で,システム全体を簡素化することが必要である.それを行わなければ,2008年からの特定健診・特定保健指導事業も運営が難しくなるであろう.誰が,いつ,どこで,どのくらいの人数を対象として,どのようにサービスを提供するか,ということに関する具体的なイメージを持つことが必要である.

本章で紹介する地域レベルでのヘルスサポートプログラムはそのような具体的イメージを持つことに役立つであろう.特に,津下の紹介する事例は,地域での事業展開を考える上で参考になる.具体的には対象者の選定方法とサービス提供の階層化の方法論である.

特定健診・特定保健指導事業の成否は地域における事業展開にかかっているといっても過言ではないだろう.ここでのヘルスサポートプログラムをどのように構築していくのかが,この分野の研究者の喫緊の課題である.

---

[2] 松田[2003b].

2. 糖尿病をターゲットとしたヘルスサポートプログラム

津下一代

2.1 地域における糖尿病管理の課題

　糖尿病が進行すると，網膜症や腎症，脳梗塞などの合併症によるQOLの低下だけでなく，重症化するにつれて増大する医療費や通院時間などの治療コストは大きい[3]．そのため，糖尿病の発症予防（一次予防），適切な生活管理や治療による重症化防止が重要であり，長期にわたる食事や運動等の生活管理や薬物治療を必要とする．

　しかし，境界型や初期の糖尿病では自覚症状がないために，保健行動（食生活の改善や身体活動量の増加）や受療行動（定期的な検査や薬物治療）に結びつかない場合も少なくなく，また長期間の管理を要するために治療中断者も多い．糖尿病患者は700万人を超えると推計されているが，実際に医療機関で管理されている患者数は250万人程度にすぎないという．

　一方，欧米，中国，日本等における生活習慣介入研究において，糖尿病予備群（境界型）に対する生活改善プログラムの有用性が示されてきた[4]．とくに肥満者においては体重の減量や運動習慣の獲得により発症予防可能であるというエビデンスが蓄積しつつある．日本における研究では体重の3～4％の減量や運動習慣獲得により糖尿病発症の予防効果が示されている[5]．

　生活習慣は普段あまり意識することなく繰り返される行動であるため，行動を意識化して修正する行動変容プログラムが重要である[6]．本節ではあいち健康の森健康科学総合センターにおける糖尿病をターゲットとした健康支援プログラムについて紹介する．

---

[3] King et al. [1998].
[4] Tuomilehto et al [2001], Lindstrom et al [2005], Knowler et al [2002], Diabetes Prevention Program Research Group [2002], Pan et al [1997].
[5] 葛谷他 [2005].
[6] 津下 [2006].

2.2 あいち健康の森健康科学総合センターにおける糖尿病予防教室

① 教室の概要

　健診結果から自らの健康状態を自覚し，生活習慣改善の必要性を理解し，具体的な行動目標をたてて実行できるよう支援することを目指して，3カ月間に10回コース（2回の健康度評価日を含む）の糖尿病予防プログラムを実施している（図表6-2-1）．教室前に健康度評価（健診，生活習慣問診，体力テスト，栄養バランスチェック，ストレスチェック）を実施，そのデータをもとに，10～15名程度のグループ単位で教室を開催している．支援スタッフは，医師，保健師，管理栄養士，健康運動指導士，歯科衛生士，臨床検査技師である．

② 教室の目標

　プログラム作成にあたり，達成すべき目標を以下のように設定した．
　a．生活習慣を改善する必要の理解，生活習慣改善意欲の向上
　　(1) 現在の自分の健康状態について客観的に理解している．とくに，血糖やHbA1c等の検査データの見方，HOMA指数などインスリン作用を知る項目について理解する．
　　　インスリン作用機序と，食事・運動・飲酒等の関連を知る．
　　　摂取エネルギーと消費エネルギーの収支の読みとり方を理解する．
　　(2) 自分自身の生活習慣上の問題点や血糖値の悪化する生活習慣を考える．今の生活習慣を継続することによる将来予測，改善することによる将来予測をする．
　　(3) 喫煙，高血圧，高脂血症など，他のリスクファクターにも注意を払うことができる．
　b．健康的な生活習慣の理解と実践……運動習慣の獲得
　　(1) 糖尿病予防のための，運動の必要性を理解している．
　　(2) 日常の身体活動量を客観的に自己評価できる（歩数計の活用，生活記録）．
　　(3) 定期的に運動する，日常生活を活発にするなど，身体活動量を増やす具体的な計画をたてる．

図表 6-2-1　プログラム（糖尿病予防教室日程）

回	月日	時間	カリキュラム	内容
1	分散実施	9:00	健康度評価	オリエンテーション 問診　食習慣チェック，健康度評価総合コース
2	6/19	13:00 13:15 14:30	結果説明 医師講義 運動実技	健康度評価結果説明「なぜ血糖が上がるのでしょう」 個別相談 「ちょっと体を動かしてみよう」
3	6/26	12:00 13:00 13:30 14:00 15:00 15:30	栄養実習 講義・検査 運動講義 運動実技 医師講義	バイキング実習「食事量は適量だったでしょうか？」 「糖尿病自己管理のための食前・食後・運動後の簡易血糖測定」 「自分に合った運動」 「簡単な運動の体験」 「血糖を改善するための工夫」 　終了後アスレチックルームオリエンテーション
4	7/10	13:00 14:25 15:30	運動実技 栄養講義	「目標心拍で運動しよう」 「血糖を上げにくい食べ方」
5	7/24	13:00 14:25 15:30	運動実技 栄養講義	「ウォーキングと家庭でできる筋力トレーニング」 「血糖を上げにくい食事量を知ろう！」
6	8/7	13:00 14:25 15:30	運動実技 グループワーク	「プールで歩こう」 「血糖をコントロールするメリット」
7	8/21	13:00 14:25 15:30	運動実技 歯科講義	「筋トレマシンを使ったトレーニング」 「逃がせない！　糖尿病口腔ケアのポイント」
8	9/4	9:00 10:15 11:30 12:30	検査 運動実技 講義・実技	採血 「総仕上げ！　あなたも運動愛好家」 「糖尿病とうまく付き合うストレス管理」
9			効果測定	健康度評価総合コース（抜粋）
10	9/25	13:00 14:10 15:00	結果説明 グループワーク	効果測定の結果説明 「これからの健康法」

　　（4）好きな運動を見つけ，楽しみながら続けることができる．
　　（5）体調管理をしながら，安全に運動できる．
　c．健康的な生活習慣の理解と実践……食習慣の修正
　　（1）体重を適正に維持（肥満者においては減量）できる食事量（エネルギー）を理解する．

(2) バランスを考えた食品の選択ができる．
　(3) 血糖コントロールを乱す食行動を理解し，回避することができる．
　(4) 自分自身の食事量を評価して，修正することができる．
　(5) 食事を楽しみ，ゆっくりよく嚙んで食べるように意識をしている．
d. ストレスマネジメント，糖尿病の受け止め方
　(1) 生活習慣修正により生じるストレスと上手につきあうことができる．
　(2) 過度なストレスが血糖を乱す原因となりうることを知り，睡眠，休養の必要性を理解している．
　(3) グループワークを通じ，互いに励まし勇気づけあう人間関係を醸成する．
　(4) 自己のがんばりを評価し，糖尿病予防・改善について前向きな意欲をもつことができる．

③ **対象者**

　このプログラムでは介入研究と異なり，一定の条件の人を集めるということはしていない．市町村や医療機関からの紹介，自分で必要性を感じて受講など，さまざまな動機の人が参加している．「なんとかしたい」と思ったときの受け皿が地域で必要であることから，あえて対象者を制限していないが，これは，医師の管理下に実施しているこのセンターの特徴ともいえる．

　そのため，参加者の多様性に合わせた対応が必要となっている．とくに運動プログラムでは，病態や年齢にあわせたグループ分けを行うなど苦労する点が多いが，グループワークでは多様な参加者による盛り上がりがみられる．合併症をすでに発症している参加者が，軽症の人に予防の大切さについて話してくれることなど，多様性のよい面もみられる．

　主な参加者は以下のようである．
　・肥満，糖尿病の家族歴があるなど，糖尿病発症のリスクが高いと考えられる者
　・健診にて，要指導，要医療と判定された者
　・医療機関受診中であるが，主治医より生活習慣改善を指示された者

④　プログラム作成の留意点

- 教室参加時に個別面談を行い，プログラム参加目的，これまでの治療・指導歴を確認する．
- 集団プログラムを中心とするが，家庭実践記録表を活用して個別対応を行う．状況に応じて随時個人面談の時間を確保する．
- 行動目標作成シート，家庭実践記録表を通して，本人の主体的な行動変容を支援する（図表 6-2-2）．
- スタッフカンファレンスにより，情報を共有化する．とくに，行動目標や実施状況を確認している．教室の計画を明確にするためにクリティカルパスを作成している．
- 糖尿病薬を服用中のものもいるため低血糖を防ぐとともに，食後の血糖の上昇を抑えるために食後 1〜2 時間の間に運動実技ができるよう午後 1 時開始としている．

図表 6-2-2　目標設定用紙

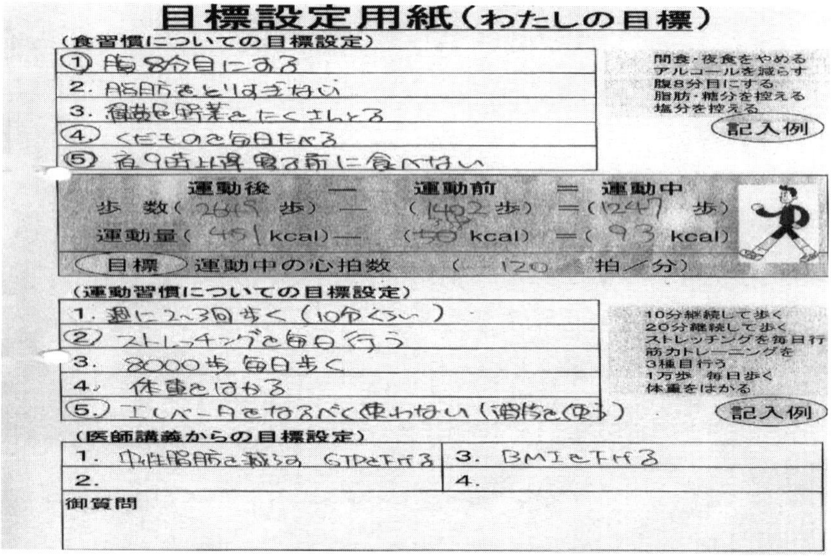

目標設定用紙（わたしの目標）

（食習慣についての目標設定）

① 腹8分目にする	間食・夜食をやめる アルコールを減らす 腹8分目にする 脂肪・糖分を控える 塩分を控える 記入例
2. 脂肪をとりすぎない	
3. 緑黄色野菜をたくさんとる	
④ くだものを毎日たべる	
⑤ 夜9時以降食事する前に食べない	

	運動後	—	運動前	= 運動中
歩数	（2649 歩）	—	（1402 歩）	=（1247 歩）
運動量	（451 kcal）	—	（50 kcal）	=（93 kcal）

目標　運動中の心拍数　（ 120 拍／分）

（運動習慣についての目標設定）

1. 週に2〜3回歩く（10分くらい）	10分継続して歩く 20分継続して歩く ストレッチングを毎日行 筋力トレーニングを 3種目行う 1万歩　毎日歩く 体重をはかる 記入例
② ストレッチングを毎日行う	
3. 8000歩 毎日歩く	
4. 体重をはかる	
⑤ エレベータをなるべく使わない（階段を使う）	

（医師講義からの目標設定）

1. 中性脂肪を減らす GTPを下げる	3. BMIを下げる
2.	4.
御質問	

⑤ **具体的なプログラム**

運動　教室前の健康度評価時に生活習慣記録機を貸与，歩数を毎日確認することで活動量増加への意識を高めている[7]．「楽しく，無理なく」をモットーに運動の必要性や効果を実感してもらえるようなメニューづくりを行い，それぞれのリスク者に対応できるように留意点をスタッフ間で共通のものとしている．第1回目より運動プログラムを導入し，教室以外の日も施設を利用してトレーニングしてもらえるよう，アスレチックルームオリエンテーションを行い，ウォーキングからマシンを使ったトレーニングやプールなど幅広いメニューの中から，自分に合ったものを見つけてもらえるようにする．運動プログラムの最終日には参加者の希望するメニューを行い，運動の楽しさを体験してもらうことで今後の継続への動機づけとする．

食事　インスタントカメラによる2日間の食事記録による評価を行っている．これにより，参加者の嗜好や偏り，飲酒，間食の内容などが明らかにする．教室の2回目にバイキング実習を実施，普段の昼食を想定し，各自が調理された料理を取り分ける方式で，取り分けた直後，管理栄養士からアドバイスを受ける．とりわけ時，アドバイス後，食後の計3回写真撮影し，PFC（たん白質・脂質・炭水化物）比や基準値との比較をした書類を配布する．実習することで印象に残り，目の前で修正するという即時性を狙いとしている（図表6-2-3）．

簡易血糖測定　食前，食後（運動前），運動後の3回測定する．参加者が変動を視覚的に捉えることができるようにグラフを作成し，運動の効果を実感してもらうことを狙いとしている．

グループワーク　「血糖値をコントロールするメリット」というテーマで2グループに分かれて話し合いを行う．具体的な意見が出やすいように「糖尿病をよくするためにがんばっていること」や「これから続けたいこと，これからの人生でやってみたいこと」などについて，短冊に自分の意見を記入し，発表する．

---

[7] 津下他 [1998]，津下他 [1999]，津下 [2000]．

図表6-2-3 バイキング実習時の写真

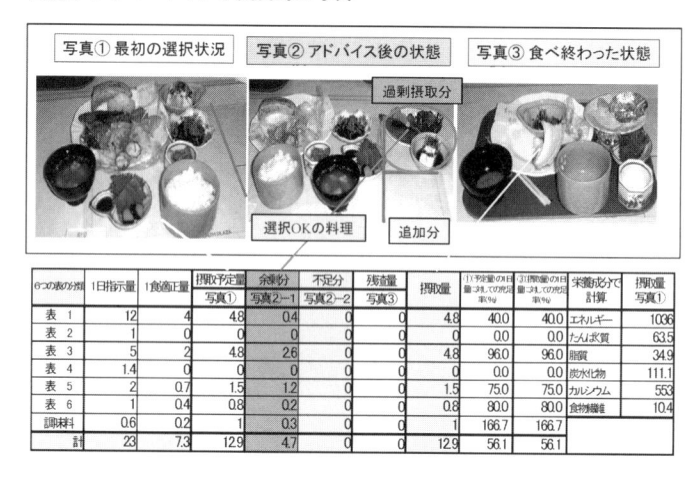

6つの表の分類	1日指示量	1食適正量	摂取予定量(写真①)	余剰分(写真②-1)	不足分(写真②-2)	残量(写真③)	摂取量	1食予定量の1日量に対しての充足率%	1日摂取量の1日量に対しての充足率%	栄養成分で計算	摂取量(写真①)
表1	12	4	4.8	0.4	0	0	4.8	40.0	40.0	エネルギー	1036
表2	1	0	0	0	0	0	0	0.0	0.0	たんぱく質	63.5
表3	5	2	4.8	2.6	0	0	4.8	96.0	96.0	脂質	34.9
表4	1.4	0	0	0	0	0	0	0.0	0.0	炭水化物	111.1
表5	2	0.7	1.5	1.2	0	0	1.5	75.0	75.0	カルシウム	553
表6	1	0.4	0.8	0.2	0	0	0.8	80.0	80.0	食物繊維	10.4
調味料	0.6	0.2	1	0.3	0	0	1	166.7	166.7		
計	23	7.3	12.9	4.7	0	0	12.9	56.1	56.1		

図表6-2-4 糖尿病教室参加者を評価するための指標

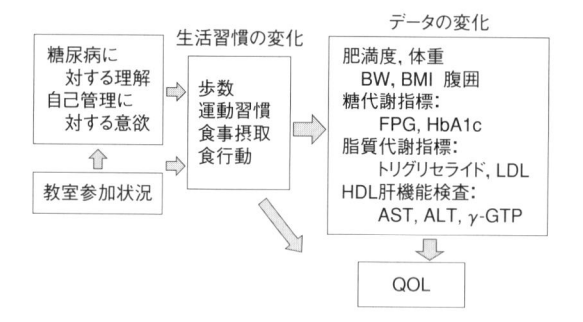

[糖尿病に対する理解／自己管理に対する意欲] → [生活習慣の変化: 歩数／運動習慣／食事摂取／食行動] → [データの変化: 肥満度, 体重 BW, BMI 腹囲／糖代謝指標: FPG, HbA1c／脂質代謝指標: トリグリセライド, LDL／HDL肝機能検査: AST, ALT, γ-GTP] → QOL

[教室参加状況] →

⑥ 健康支援の効果評価

健康支援により，行動変容意欲の向上→行動（生活習慣）の変化→検査データ等の改善→将来の健康確保，QOL向上，（医療費適正化）という各段階に評価指標を設け，個人および集団の評価を行い，プログラムの見直し等に活用している（図表6-2-4）．

2.3 糖尿病予防教室の課題と今後の方向性

① 対象者の多様性と健診結果による階層化

今回紹介した糖尿病予防教室は地域の個人向け公募教室であり，糖尿病の一次予防，二次予防，（なかには三次予防）の各段階の人が混在する．そのため，個別的な運動指導プログラムの実施や個別面談を随時行うなどの工夫をしているが，マンパワー面での負担も大きいという課題がある．

市町村での健診結果から対象者を絞り込むことによって，より均質な対象者を集めることができる．愛知県K市では健診結果に基づき，メタボリックシンドロームに該当する人を中心に募集をかけたところ，比較的均質な健康状態の人を集めることができ，運動プログラムも集団対応が可能であった（図表6-2-5）．今後，保健指導対象者の増加が見込まれる中で，効率的な運用が求められる．しかし，生活習慣については個別性が高いため，集団型指導においても個の視点を大切にしたプログラム運用を心がけたいと思っている．

図表6-2-5　肥満およびリスクの重複に着目した保健指導対象者の選定（K市）

肥満	糖尿病	高血圧	高脂血症	該当者	(%)		
○	○	○	○	39	0.34		
○	○	○		259	2.24	4.26	メタボリック
○	○		○	110	0.95	(492人)	シンドローム
○		○	○	84	0.73		
	○	○	○	67	0.58	0.58	複合リスク
○	○			833	7.20		
○		○		1,000	8.65	18.06	メタボリックシン
○			○	255	2.21	(2,088人)	ドローム予備群
	○	○		587	5.08		
	○		○	238	2.06	8.73	複合リスク
		○	○	184	1.59	(1,009人)	
○				1,323	11.44	11.44	肥満のみ
いずれかに該当する者合計				4,979	43.06		

（注）割合は，健診受診者総数11,560人を母数とする

② 地域医療機関との連携

かかりつけ医から勧められて教室に参加する人が増えてきている．医療機関での生活習慣指導や薬物療法の状況を確認し，方針が一定方向を向くように調整をする必要がある．また，センターでの指導内容を公開し，安心して参加してもらえる（主治医からみれば，安心して勧められる）ような環境づくりを進めているところである．

しかしながら，「主治医には内緒で参加した」という人もまだ少なからずいるため，今後もさらに地域への理解活動を進める必要があろう．

③ センターのノウハウを市町村活動へ

センターは愛知県における健康づくり，生活習慣病予防，健康長寿の拠点として設立されたものであり，できるだけ多くの県民の健康支援を行うことが期待されている．しかしながら遠隔地等の住民が通所型教室に参加するのは困難である．

そこで，市町村保健指導者（医師，保健師，管理栄養士等）に対する「糖尿病指導者研修会」，地域での健康づくり活動を行う「健康づくりリーダー」の養成を介し，間接的に地域住民の健康づくりを支援している[8]．また，地域指導者からのコンサルテーションや現地派遣を通じ，技術支援を行っている（図表6-2-6）．

今後，保険者，健診・保健指導機関との連携を強化し，地域住民の健康支援を推進していく必要がある．

---

[8] 津下他［2003］．

図表6-2-6 センターの機能

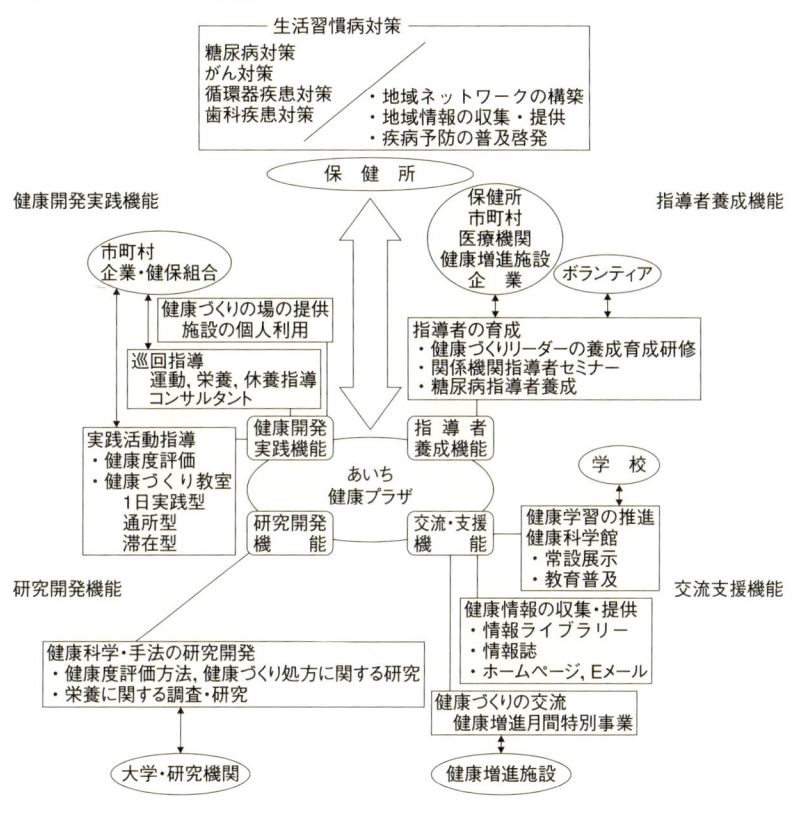

生活習慣病対策
- 糖尿病対策
- がん対策
- 循環器疾患対策
- 歯科疾患対策
- ・地域ネットワークの構築
- ・地域情報の収集・提供
- ・疾病予防の普及啓発

(保健所)

健康開発実践機能

市町村
企業・健保組合

健康づくりの場の提供
施設の個人利用

巡回指導
運動,栄養,休養指導
コンサルタント

実践活動指導
・健康度評価
・健康づくり教室
　1日実践型
　通所型
　滞在型

指導者養成機能

保健所
市町村
医療機関
健康増進施設
企業

(ボランティア)

指導者の育成
・健康づくりリーダーの養成育成研修
・関係機関指導者セミナー
・糖尿病指導者養成

あいち健康プラザ
- 健康開発実践機能
- 研究開発機能
- 指導者養成機能
- 交流・支援機能

研究開発機能

健康科学・手法の研究開発
・健康度評価方法,健康づくり処方に関する研究
・栄養に関する調査・研究

(大学・研究機関)

交流支援機能

(学校)

健康学習の推進
健康科学館
・常設展示
・教育普及

健康情報の収集・提供
・情報ライブラリー
・情報誌
・ホームページ,Eメール

健康づくりの交流
健康増進月間特別事業

(健康増進施設)

3. ヘルスサポートプログラムとしての介護予防

西山知宏・矢野純子・松田晋哉

3.1 はじめに

　2006年度の介護保険法の見直しにより，軽度の要介護高齢者（従来の要支援，要介護1の高齢者）については，ADL（Activities of Daily Living）レベルの維持・向上を目的とした介護予防事業が導入されることとなった．

　これは日本医師会総合政策研究機構が島根県で行った調査等からも明らかなように，本来介護予防的なサービスを提供されているはずの要支援高齢者において要介護度の悪化率が高いといった知見に基づくものである[9]．介護保険のそもそもの目的は，できる限り本人が在宅でQOLの高い療養生活を支援するものであり，もともと介護予防の理念が織り込まれていると考えられる．

　筆者らの教室では，介護保険制度発足当時から介護予防に着目し，その対象者と予防的介入に関する研究を行ってきた．図表1-2-7は北九州市において主治医意見書に記載された傷病名を分析したものである[10]．この結果にあるように在宅の軽度要介護高齢者の現傷病としては，膝関節症や骨粗しょう症による腰痛などの筋骨格系疾患が最も主要なものとなっている．そして，これらの傷病を持った高齢者は認定調査における質問のされ方や答え方，あるいは季節や住居の状況によって，非該当から要介護1までを行ったりきたりする．すなわちほぼ同じ状態にある高齢者の評価結果が異なってしまうのである．

　非該当と判定された高齢者は，そのような結果が出たからといって日常生活における問題はなんら解決しない．したがって，そのような高齢者に対して何も介入を行わないのであれば，後日より重い要介護状態となって介護保険サービスを受けることになる可能性が高いのである．

　このような仮説に基づき，福岡県行橋市は要介護認定で非該当（自立）とな

---

[9] 島根県健康福祉部高齢者福祉課［2003］．
[10] 北九州市［2002］．

った人に対して，独自の調査票による聴取結果に基づく介護予防プランを作って，介護予防のサービス，生きがいデイサービス，ホームヘルプ等を提供する取り組みを実施してきている．筆者らの教室もこの事業の運営に継続的にかかわってきた．本節ではその内容について紹介する．

3.2 行橋市における準支援事業

行橋市は，福岡県の北東部に位置する人口7万2,000人，高齢者人口1万4,000人（高齢化率19.5%：2004年）の地方自治体である．従来，農漁業が盛んであったが，最近は北九州市のベッドタウンとして発展している．

福岡県は，福岡市，北九州市の2つの政令指定都市，72市町村で構成される福岡県広域連合，23市町保険者の合計26保険者で介護保険が実施されていたが（2004年当時），行橋市は単独の保険者として介護保険の諸事業にあたってきた．行橋市の介護保険料は，第1期（2000年度～2002年度），第2期（2003年度～2005年度）ともに3,305円となっている．この間の県下平均保険料は，3,050円から3,725円に増額改定がなされているので，県平均より低い伸び率になっている．この理由としては行橋市の介護認定者平均出現率が，2003年度で13.8%と県下平均より約3%近く低い数字で推移していることがあげられる．行橋市の高齢化率が，県の平均を上回っていることを考えると行橋市の介護財政の健全性は突出している．市の介護保険担当者は，介護認定の適正さ，制度発足当初からの介護予防事業実施の効果によるものと考えている．

行橋市が早くから介護予防事業に取り組んできた理由は，比較的早い時期に「骨関節系疾患既往症対象者」に対して注目していたことにある．1999年4月，行橋市の保健師と産業医科大学公衆衛生学教室は，同市内居住者でホームヘルプ事業，デイサービス事業の利用者を対象に「介護認定予備調査」を行った．その結果，軽度の要介護認定者の既往症が，腰や膝等の骨関節系の疾患にあり，また，サービスとしてはリハビリテーションや予防運動等の利用意向が高いことが示された．現行の認定調査票では軽度の移動障害を持つ者が「非該当」として判定されてしまうこと，またそのような高齢者を放置していると悪化する確率が高いことが先行研究でわかっていたので，改めてそのような高齢者をス

クリーニングするための調査票を作成した．そして，サービス提供についても，介護予防のデイサービス事業，生活援助主体のホームヘルプ事業など，早期予防を意識し実施してきた．この事業に参加した高齢者においては，要介護度の悪化が予防され，財政的にも大きな効果があることが市当局によって示された．この結果を受けて行橋市は独自のサービスとして上限3万円で準支援事業を創設した．

3.3 行橋市における介護予防事業の取り組み

当初は大きな効果が観察された準支援に基づく事業であるが，経過とともに骨関節疾患予防がイメージ通りにうまく機能していない例も散見されるようになってきた．その理由として，本来，介護予防を目的としたリハビリを中心に展開すべきデイサービスが，レクリエーションに重心が傾いていて，期待すべき予防効果が出ていないことが考察された．特に個別評価をしていない例ではその傾向が顕著であった．

このような反省を踏まえて，2004年度から行橋市ではより介護予防的な試みを行うこととした．

従来の取り組みでは集団リハビリテーション活動が中心的であったが，今回はメニューの拡充として機器（マシン）を使用した筋力トレーニングによる介護予防プログラムの開発とその指導に当たる人材の育成を目的として，市と産業医科大学公衆衛生学教室の共同研究事業を開始した．

本プログラムにおいては，在宅介護支援センターのヒアリングやデイサービス利用者の利用状況から，筋力トレーニングが適している人を選定し，戸別訪問あるいはデイサービス利用時に本プログラムへの参加を呼びかけることによって市側が参加者を募集した．2004年度（9月から12月）は8名が本プログラムに参加した．

参加者8名のうち，7名は介護保険における要介護認定・要支援認定において非該当となった者，1名は要支援となった者である．非該当の7名のうち5名は過去に脳卒中を経験した者であった．

本プログラムの下でのトレーニングは，ケアセンターにおいて，2004年9～

3. ヘルスサポートプログラムとしての介護予防　205

図表 6-3-1　プログラムの流れ

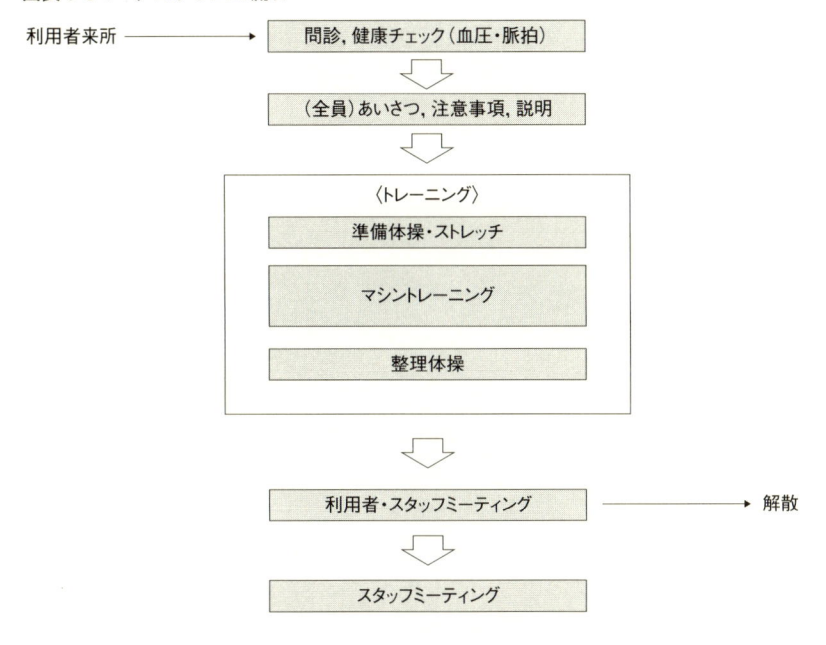

```
利用者来所 ──→ 問診, 健康チェック（血圧・脈拍）
                    ↓
              （全員）あいさつ, 注意事項, 説明
                    ↓
         ┌─────────────────────────┐
         │      〈トレーニング〉        │
         │   準備体操・ストレッチ       │
         │   マシントレーニング         │
         │      整理体操               │
         └─────────────────────────┘
                    ↓
              利用者・スタッフミーティング ──→ 解散
                    ↓
              スタッフミーティング
```

12月の間，週2回のペースで，評価を含めて計28回行われた．本プログラムは，パワーリハビリテーション研究会編「パワーリハビリテーション実践マニュアル」（2004年5月）に準拠している[11]．毎回のプログラムの流れは図表6-3-1のとおりである．

　来所した参加者は，まず血圧，脈拍の測定およびその日の体調に関する問診を受ける．血圧や脈拍に異常がある場合，問診項目の中の2項目以上に該当する場合にはその日のトレーニングを中止とする．

　続いて下記の4種類のマシンを用いたトレーニングが行われる．トレーニングに使用するマシンは，以下の4種類である．

　①　レッグエクステンション：主に太腿の筋肉を使うトレーニング
　②　レッグプレス：主に太腿の筋肉を使うトレーニング

---

[11] トレーニングの中止基準は収縮期血圧180以上，拡張期血圧100以上，脈拍100以上（パワーリハビリテーション研究会［2004］）．

③　ヒップアブダクション：主に股関節の筋肉を使うトレーニング
④　シーテッドロウ：主に背中，腕の筋肉を使うトレーニング

　各参加者に，4台すべてのマシンを交替で使用してもらう．マシンの負荷は，参加者の体力に応じて調節する．各マシンについて，10回を1セットとして計3セットを行う．

　各セットとも，スタッフ主導ではなく，参加者全員で「1, 2, 3, …」と号令をかけ合って，4台同時にトレーニングが進められる．号令をかけ合うことは，その方がやりやすいという参加者の希望でもあったが，声を出すことで力を入れるときに息を吐くことになり，血圧上昇等の事故防止効果も期待できた．

　マシンによるトレーニングが1セット終了する毎に，"Borg Scale"というツールによって，各参加者にトレーニング負荷をどう感じたかについて評価してもらう．Borg Scaleは参加者が感ずる運動の強さを6～20の指数で表したものであるが，現場ではこの指数を，図表6-3-2のように大きく4つ（20～16，15～13，12～10，9～6）に区分して，参加者には「この4つのうちのどのあたりですか？」という聞き方をすることにした．Borg Scaleによる評価の結果により，必要があれば負荷の調整を行った上で，トレーニングを継続する．

　その後休憩をはさみ整理体操を行って，1回のトレーニングが完了となる．

図表6-3-2　Borg Scaleにおける自己評価の目安

20	もうだめ
19	非常にきつい
18	
17	かなりきつい
16	
15	きつい
14	
13	ややきつい
12	
11	楽である
10	
9	かなり楽である
8	
7	非常に楽である
6	

図表 6-3-3　本プログラムにおける体力測定の項目

①10 m 歩行の所要時間
②Timed Up & Go（椅子に座っている状態から立ち上がり，3 m 前方のコーンを回り，再度椅子に座るまでの時間を測定）
③握力
④Functional Reach（90 度に腕を上げ，バランスを保ったままどれだけ遠くまで手を伸ばせるかを測定）
⑤開眼片足立ち状態の保持時間
⑥閉眼片足立ち状態の保持時間
⑦長座位体幹前屈（長座の姿勢で両手をつま先の方向へ伸ばし，柔軟性を測定）
⑧下肢伸展筋力
⑨2 分間の足踏み運動における歩数

図表 6-3-4　筋力リハビリテーション前後において有意な改善が見られた測定項目

		平均値	標準偏差
10 m 歩行の所要時間	筋力リハビリテーション前（秒）	10.8	3.6
	↓	↓	↓
	筋力リハビリテーション後（秒）	7.5	2.0
Timed Up & Go の所要時間	筋力リハビリテーション前（秒）	12.4	4.9
	↓	↓	↓
	筋力リハビリテーション後（秒）	8.1	2.5

　筋力リハビリテーションの効果を評価するための体力測定の項目は図表6-3-3のとおりである．

　8 名の参加者に対し，筋力リハビリテーション開始前（2004 年 9 月），開始後（2004 年 12 月 6 日）における上記項目の測定を行った結果，特に 10 m 歩行と Timed Up & Go の所要時間について，図表 6-3-4 のような結果となり，筋力リハビリテーションによる統計学的に有意な改善が確認された．

3.4　ヘルスサポートとしての介護予防

　最後にヘルスサポートとしての介護予防について 3 つのコアの視点（対象集団，介入，評価）から考えてみる．

① **対象集団**

　介護保険制度は介護予防を必要とする対象集団をスクリーニングする仕組み

が織り込まれている．すでに3.1項で述べたように介護保険サービスを受けるためには要介護認定を受けなければならず，この情報を元に介護予防のための最も重要な対象集団，具体的には「筋骨格系疾患のために日常生活で軽度の移動障害があるが，非該当と判定された高齢者」を選定することができる．

筆者らは介護保険制度が導入される前に，福岡県内のある自治体で虚弱高齢者を3年間追跡するという研究を行った[12]．その結果，膝関節症のある高齢者は3年間で90%が移動能力が低下していた．介護保険制度ではこのような高齢者を拾い上げることができるのである．

② 介 入

軽度の移動障害を持った高齢者に対する介入方法としては種々のものが可能である．本節で紹介したマシンを用いた運動機能向上プログラム以外にも，高知市の生き生き100歳体操のようにマシンを使わずに集団で行う運動プログラムや，タオル体操など各地で種々のものが開発されており，かつその効果についても多くの報告がある．

③ 評 価

介護予防の場合，介入の効果はADLの向上，あるいは介護給付費の変化という指標で評価を行うことが可能である．慢性疾患を対象とした医療の必要度に比較して比較的短期でADL改善が期待できるため，医療に比較すると介護における介入の評価は容易である．項目としては認定調査票の各項目あるいはそれを集約化した指標を用いることが可能である．介護保険は認定調査やいわゆるレセプトがすでに電子化されているため，評価作業を定型的に行うことができる．例えば図表6-3-5は北九州市のデータを用いて，2002年に要支援と判定された高齢者の要介護状態の変化を傷病別に見たものである．このような分析を受けているサービスのパターン別，あるいは年齢階級別や家族構成別など種々の切り口で行うことが可能である．

今後導入される特定健診・特定保健指導事業においてもこのような分析を行

---

[12] 松田他［2000］．

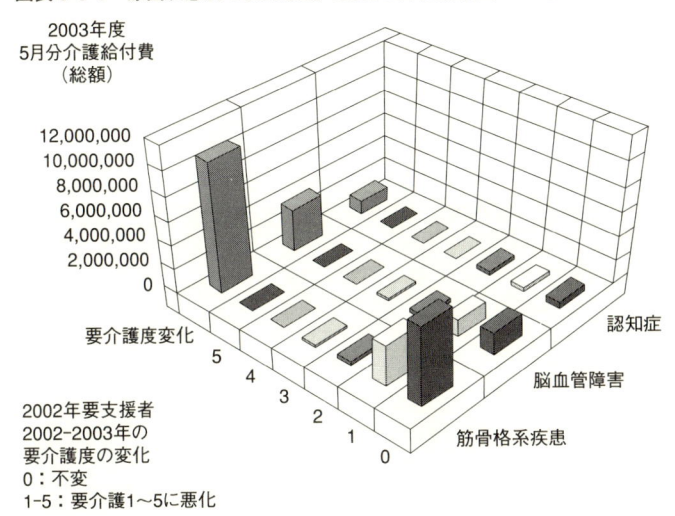

図表6-3-5 原因疾患別の要介護度の変化と介護給付費との関連の分析

うことが求められるが，その前提として医療保険データが電子化されていることが必要となる．その意味で介護保険データを分析する経験を持っておくことは，その準備作業としても重要である．

また，高齢者においては多くの場合，医療と介護のニーズが混在しており，したがって健康づくりの評価については，単に医療を対象とするだけでなく，介護も含んだ分析を行う必要がある．本節で説明したように介護保険制度はヘルスサポートプログラムの3つのコアを考えるための枠組みが内包されている．したがって，この仕組みを用いて今後の地域における健康管理のあり方を考えることが必要であると思われる．

第6章参考文献

北九州市保健福祉局総合保険福祉センター［2002］,「介護保険認定審査会資料解析による地域支援事業」報告書

葛谷英嗣・坂根直樹・津下一代他［2005］,保健サービスを利用した生活習慣介入による2型糖尿病の予防, Progress in Medicine 25：47-51

島根県健康福祉部高齢者福祉課［2003］，「介護サービスの有効性評価に関する調査研究」報告書

津下一代［2000］，運動療法の患者教育とその実際——歩数計の有効利用を中心に，プラクティス，17：496-503.

津下一代［2006］，糖尿病予防のための行動変容，健康・体力づくり事業財団

津下一代・新実光朗他［1999］，多メモリー加速度計測装置付歩数計を用いた糖尿病患者の身体活動量評価，糖尿病，42：289-297

津下一代・早瀬須美子他［2003］，愛知県における糖尿病予防対策——保健指導者に対する実践的な糖尿病指導者研修会を開催して，日本公衆衛生雑誌，50(4)：349-359

津下一代・横地正裕他［1998］，肥満患者の運動療法実施状況—多メモリー加速度計測装置付歩数計を用いての検討—，肥満研究，4：162-167

パワーリハビリテーション研究会編［2004］，パワーリハビリテーション実践マニュアル，パワーリハビリテーション研究会

松田晋哉他［2000］，「地域における高齢者に対する在宅介護サービス提供量の推計に関する研究」報告書（平成10年度～平成11年度科学研究費補助金（基盤研究（C）(2) 一般）研究成果報告書）

松田晋哉［2003a］，保健医療計画策定の策定と現状について，公衆衛生，第67巻（3）：237-244

松田晋哉［2003b］，介護予防・生活支援事業展開の現状と課題，生活教育，第47巻（8）：7-13

The Diabetes Prevention Program Research Group [2002], "The Diabetes Prevention Program (DPP): Description of lifestyle intervention", *Diabetes Care*, 25：2165-2171.

King, H., Aubert, R. E., Herman, W. H.[1998],"Global burden of diabetes, 1995-2025: Prevalence, numerical estimates, and projections", *Diabetes Care*, 21：1414-1431

Knowler, W. C., Barrett-Connor, E., Fowler, S. E., Hamman, R. F., et al. [2002], "Reduction in the incidence of type 2 diabetes with lifestyle intervention or metformin", *N Engl J Med*, 346：393-403

Lindstrom, J., Peltonen, M. and Tuomilehto, J. [2005], "Lifestyle strategies for weight control: Experience from the finnish diabetes prevention lifestyle study", *Proc Nutr Soc*, Feb., 64(1)：81-88

Pan, X. R., Li G. W., Hu, Y. H., et al. [1997], "The Da Qing IGT and Diabetes Study: Effects of diet and exercise in preventing NIDDM in people with impaired glucose tolerance", *Diabetes Care*, 20：537-544

Tuomilehto, J., Lindstrom, J., Eriksson, J. G., et al. [2001], "Prevention of type 2 diabetes mellitus by changes in lifestyle among subjects with impaired glucose tolerance", *N Engl J Med*, 344：1343-1350

第7章

民間事業者の取り組み

　第7章では，ヘルスサポートプログラムを実施する主体に対して，プログラム実施に必要なサービス（ヘルスサポートサービス）を提供する民間事業者の取り組みを取り上げる．

　ヘルスサポートサービスの利用者は多岐にわたる．例えば，健康保険組合，地方自治体などの医療保険者および企業などが挙げられる．事業として成立するためには，収益を誰から，どのようにして得るかが課題となる．そのためには，利用者がサービスの価値を認めることが前提となる．2008年度の特定健診・特定保健指導事業の実施に向けて，ヘルスサポートサービス提供事業は，一気に拡大すると予想されている．しかし，現段階では，厚みがある市場が形成されていない．ヘルスサポートサービスの品質を適切に判断できるような環境を作るため，議論を深めていく必要がある．3つの事例を取り上げるが，何れも株式会社形態による営利事業としての取り組み事例である．企業の中には，米国のディジーズマネジメントを研究し，事業化を実現している事例もある．米国のディジーズマネジメントの研究は，日本のヘルスサポート実践活動を整理発展させる力となり，研究から事業化という流れを促進している．

　1つ目の事例は，厚生労働科学研究費により行われた東京大学医学部附属病院・大江和彦教授を主任研究者とする研究が発展して設立されたヘルスケア・コミッティー株式会社（HCC社）である．HCC社は，国のプロジェクトとして東大病院など複数の大学病院，一般病院，企業からなるコンソーシアムを設立し，20余りの健康保険組合をフィールドとして「健康・疾病管理モデル研究事業」を実施している．モデル事業では，予防プログラムの開発，予防事業の実施，意識啓発・市場創造，効果の評価・判定のためのデータベース構築が行われている．

2つ目の事例は，筑波大学の高齢者向け研究増進プロジェクトに関する研究から誕生した株式会社つくばウエルネスリサーチ（TWR社）である．大学での研究に留まらず，自治体などの健康増進事業の実践を支援し，成果を科学的な証拠として示していくことを目的として設立された．TWR社は，自治体および健康保険組合などの健康増進事業に関するコンサルティング，e-wellnessシステムと呼ぶ情報技術（IT）を活用した運動プログラム提供・管理システムの構築，人材育成事業として，健康増進施設，健康保険組合などの健康増進事業担当者への研修およびウエルネスマネージャー資格の認定・付与のほか，研究開発事業を行っている．2004年度には，全国22自治体が，TWR社のコンサルティングを受けている．

3つ目の事例は，医薬品，医療機器の開発，製造を行う帝人ファーマ株式会社が，重篤な喘息の発作を引き起こす可能性の高い患者を対象とするヘルスサポートプログラムに取り組んだ事例を紹介している．この事例では，患者の日常の肺機能を患者に配布された機器によりモニタリング，センターに送信し，送信されたデータに基づいて，センターからの電話による患者指導および主治医への定期的な報告が行われるというプログラムが運営された．プログラムに関し，昭和大学足立満主任教授との2度にわたる共同研究が行われ，緊急外来受診回数などで有意な減少があることが確認されている．

1. 総論

小林 篤

　ヘルスサポートプログラムを実施する主体は，自ら保有する人材・機材を用いてプログラムを実施することができるが，プログラムを実施するために外部から様々なリソースを調達することも行っている．例えば，検査を実施するために必要な機材を購入することもあるし，検査を外部へ委託するすなわち外部からサービスを購入することもある．

　本節で取り上げる，企業によるヘルスサポートサービスとは，基本的には，ヘルスサポートプログラムを実施する主体に対して対価を得て企業がプログラム実施に必要なサービスを提供することをさしている．

　サービスが提供される領域は，主として生活習慣病を対象とする疾病の発症・重症化を防止する領域，要介護になるおそれのある高齢者などに対して運動プログラムを実施する介護予防の領域，健康保険組合・企業が実施する健康増進プログラムを企画運営する領域，国民健康保険で実施されている国保ヘルスアップ事業などの地域の保健活動を支援する領域，医療機関の指示に従い医療機関に協力して在宅患者の自己管理を支援する事業の領域など多岐にわたっている．

　これらの企業は，大学での研究成果，医療関係機関での実践の成功，保健指導事業の成果をもとに，事業化を進めてきている．企業として活動するには，誰がすなわちヘルスサポートサービスの利用者が，どのような価値を認めて，お金を払うかという問題を解決する必要がある．ヘルスサポートサービスでは利用者は個人とする考え方もあり，個人の利用者がサービスを受けて対価を支払うとの事業形態を実現しようとする試みも多くあったが，成功事例は多いとはいえない．本節で取り上げる企業は，実際に働きかけを受ける個人から対価を得る事業形態を取る事例は少なく，サービスの対価は，個人ではなく組織から得る事業形態がほとんどである．すなわち，企業によるヘルスサポートサービスの利用者は，自治体関係，介護事業者，健康保険組合・企業，医療機関な

どである．次に，どのような価値を提供しているかの問題については，それぞれのサービスによって異なるが，対価を支払う利用者が自前では人材・ノウハウがない面を補う，あるいは専門的で効率的なサービスを利用する方が自前で準備するよりは低廉で品質が高いプログラムが実現できるという点では共通している．

　本節では，株式会社組織の形態を取った営利の企業による，サービスの提供の事例を3例紹介している（ただし，ヘルスサポートプログラムを実施する主体に対して機材を貸与し，事業化のための研究段階として実施された取り組みも含めている）．営利企業形態を取る者によるサービス提供がなされている事実は，既にヘルスサポートに対するサービスに関する市場が成立していると解することができる．企業によるヘルスサポートサービスの発展の経緯をみると，自治体・国民健康保険が健康増進事業または国保ヘルスアップ事業を実施する，健康保険組合等が保健事業を推進する，あるいは介護関係の介護予防事業が展開されるなかで，上記の組織の利用者の需要が拡大して発展してきた．今後は，2008年度から医療保険者が特定健診・特定保健指導事業を本格的に実施する段階になれば，企業によるヘルスサポートサービスに対する需要は一気に拡大すると予想されている．2005年には，資本金10億円程度の企業が，この市場に参入してきた．徐々にではあるが，需要の拡大に伴い，ヘルスサポートサービスが産業として進展している状況にあるといえる．今後も，様々な企業が参入することになるだろう．

　これらの企業のなかには，米国で発展したディジーズマネジメントを研究して，事業化を実現している例もある．米国で発展したディジーズマネジメントは，日本の実践を整理発展させる力になっただけでなく，研究から事業化という流れを促進したという役割も果たしている．

　ヘルスサポートサービスが産業として進展するに伴い，取り組むべき課題も明確になってきた．ヘルスサポートサービス利用者もヘルスサポートサービス企業も，経験の蓄積も少なく，厚みがある市場も形成されていない．このため，ヘルスサポートサービスの品質について判断する手助けをする対応が，利用者・企業にとって有益になる．品質について議論を深め，実際に品質について適切に判断できる状況になることが望まれる．

2. 生活習慣病予防・管理のためのコンソーシアム

古井祐司

2.1 はじめに

　ヘルスケア・コミッティー株式会社（以下，HCC社）の設立の契機となったのは，2001～2002年度の厚生労働科学研究費による研究事業（主任研究者：東京大学医学部附属病院大江和彦教授）である．この事業では高齢化とそれに伴う慢性疾患による医療費増に対処するため，いかに健康づくり事業を行うかについて，被保険者に対する医療機関情報の提供のあり方等を含めて研究を行った．具体的には，この事業においては国や大学，研究機関などが協力し，企業健保組合をフィールドとしてレセプトデータによる高医療費要因の分析や一次予防のための保健事業の検討等を通じて，生活習慣病予防の手法について研究を行った．

　この研究に参画した健保の多くは，著者が2001年の創設当初より顧問として協力している「保険者機能を推進する会」（以下，「推進する会」と呼ぶ）のメンバーである．この会は，保険者機能を活用し，医療機関との連携のもとでの患者への健康情報提供・教育や具体的な予防事業の実践を目指している（現在は92健保が会員となっている．被保険者数は被扶養者を含めて約625万人）．

　厚生労働科学研究の後，保険者の予防事業の活動を支える目的で，2003年6月に有志の研究者の出資によってHCC社が設立された．

　現在，HCC社や東大病院など複数の大学病院，一般病院，企業などが国のプロジェクトとしてコンソーシアムを設立して，推進する会の会員をはじめ約20の健保組合をフィールドとして，生活習慣病の予防・管理を目的とした，「健康・疾病管理モデル研究事業」（以下，「モデル事業」と呼ぶ）を実施している．この事業は，健康サービス産業の創造につながる先進的な取組みとして，経済産業省の補助金を得て実施されている．以下，HCC社におけるモデル事業の概要について説明したい．

2.2 モデル事業の概要

モデル事業では，予防プログラムの開発と事業の試行，意識啓発・市場創造，データベース構築を行っている．それぞれの内容は以下のとおりである．

（1）予防プログラムの開発……効果的な予防を実施するための専門職教育プログラム，対象者への実施プログラム，健康意識啓発プログラム，事業評価プログラムを開発する．

（2）予防事業の実施……20程度の健保組合をフィールドとして，保険者と保健・医療専門機関などが連携して予防事業を実施する．

（3）意識啓発・市場創造……予防シンポジウム，保険者管理者向けのセミナー，保険者専門職向けの研究会の企画・開催，パンフレットの企画・発刊などを通して，生活習慣病の予防を含めた実効性ある予防の重要性，実施内容などに関する情報提供と市場の醸成を図る．

（4）データベース構築……効果のある予防，またその判定のためのデータベースを開発し，プログラムの円滑な遂行を可能にすると同時に，結果の評価やフィードバックを通じて，より良いプログラム開発につなげる．

モデル事業は，HCC社を幹事機関として，東大病院など複数の大学病院，健保組合，医療機関等が連携し，「HCCコンソーシアム」を組織して実施している（図表7-2-1）．

予防プログラムの開発については，HCC社と複数の大学病院が共同で行っている．両者は協力して，一次予防，すなわち生活習慣病グレイゾーンへのヘルスサポート（主に発症防止）のためのプログラムや，三次予防，すなわち既に生活習慣病患者である者へのヘルスサポート（重症化・再発防止を含む）のためのプログラムの開発・実施を行っている．保険者を通じてHCC社が一次予防を提供し，三次予防は医療機関（大学病院，地域・職域医療機関等）とHCC社が協力して行うこととなっている．現在のところ，一次予防のプログラムが開発・実施され，三次予防のプログラムが実施準備されている．

意識啓発・市場創造については電通や三菱地所，HCC社，データベースの構築については，HCC社やNTTデータ，大学病院などが担当している．また，モデル事業の検討・実施にあたり，東大病院の永井院長を統括とし，専門家に

2. 生活習慣病予防・管理のためのコンソーシアム　217

図表 7-2-1　HCC コンソーシアムの組織体制

＜共同モデル研究＞

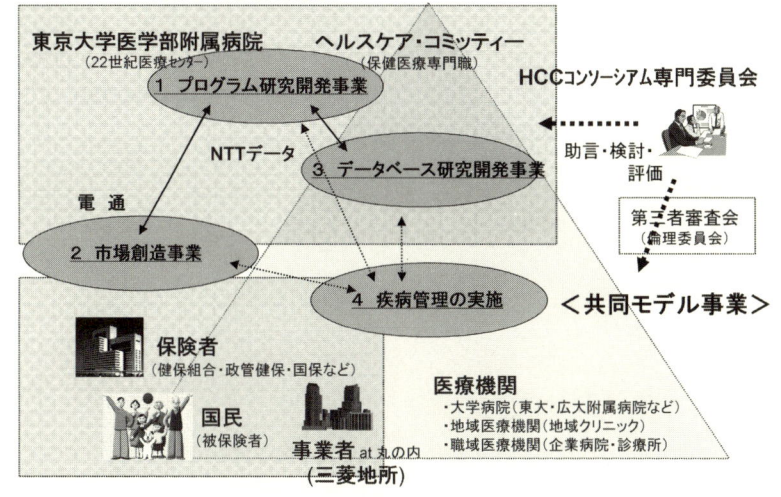

東京大学医学部附属病院（22世紀医療センター）
ヘルスケア・コミッティー（保健医療専門職）
HCCコンソーシアム専門委員会

1 プログラム研究開発事業
NTTデータ
3 データベース研究開発事業
電通
2 市場創造事業
4 疾病管理の実施

助言・検討・評価
第三者審査会（倫理委員会）

＜共同モデル事業＞

保険者（健保組合・政管健保・国保など）
国民（被保険者）
事業者 at 丸の内（三菱地所）
医療機関
・大学病院（東大・広大附属病院など）
・地域医療機関（地域クリニック）
・職域医療機関（企業病院・診療所）

国民・保険者・医療機関の協同による
予防と治療が融合したEBHの創造（疾病管理）

出典：経済産業省平成 15 年度「健康サービス産業創出支援事業（健康サービス産業モデル事業）」
HCC コンソーシアム専門委員会資料より．

よって構成される有識者の委員会である「HCC コンソーシアム専門委員会」がアドバイザリーボードとして助言，検討，評価を行っている．なお，実際にかかる費用については，基礎的な研究・開発については研究費にて，実際のサービスは保健事業費にて負担されている．

2.3　一次予防プログラムの具体的内容

2003 年度に 6 カ月の期間で実施された一次予防プログラムの流れは図表 7-2-2 の通りである．プログラムの対象者は，生活習慣病のリスクがある被保険者を，被保険者全体の中から抽出した．対象者を抽出する作業を行った主体は参加した保険者ごとに異なり，事業所の産業医が行う場合，健保組合の保健師が行う場合，HCC 社が行う場合などがある．

図表 7-2-2　一次予防プログラムの流れ

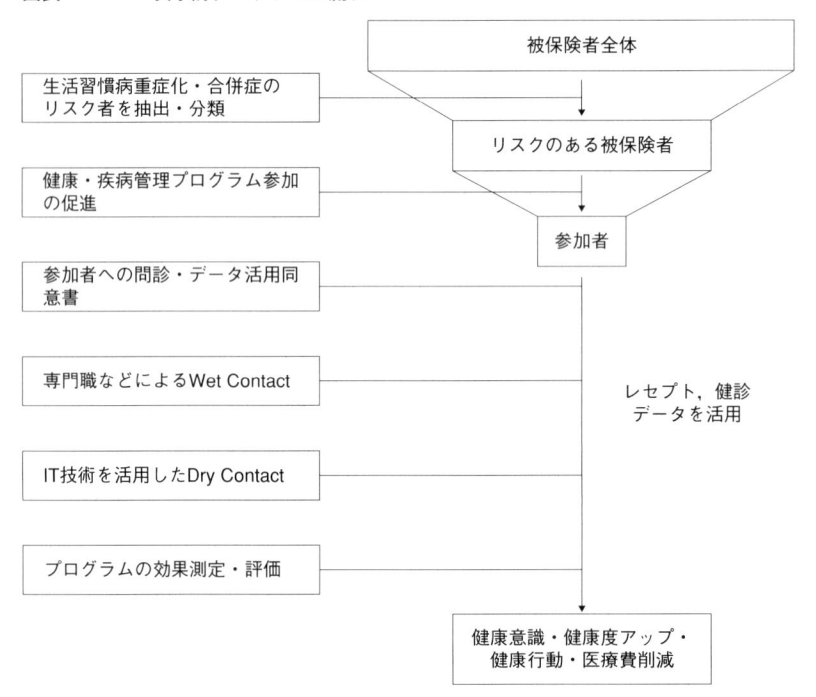

```
生活習慣病重症化・合併症の          被保険者全体
リスク者を抽出・分類
                                        ↓
健康・疾病管理プログラム参加      リスクのある被保険者
の促進
                                        ↓
参加者への問診・データ活用同         参加者
意書
                                                  レセプト，健診
専門職などによるWet Contact                        データを活用

IT技術を活用したDry Contact

プログラムの効果測定・評価
                                  健康意識・健康度アップ・
                                  健康行動・医療費削減
```

　抽出されたリスク者に対して予防プログラムへの参加を募集する方法についても保険者ごとに異なっている．予防プログラムへの参加を表明した被保険者に対しては問診を実施し，データの活用について同意を取得した．

　プログラム参加者に対する介入は，専門職などによる対面での指導と，IT技術等を活用した定期的なコンタクトによって行った．指導スタッフは管理栄養士，看護師，医師など約20名の専門職である．

　2003年度における一次予防プログラムに参加したある健保組合では，プログラム参加者94名（退職者等除く）のうち91名が6カ月のプログラムを最後まで継続した．

　効果測定は，主な健診項目の改善状況と，食事や運動等の生活習慣に関するアンケート調査によって行われた．主な健診項目の改善状況については図表7-2-3の通りであり，それぞれの健診項目について4～7割の参加者に改善が見られ，設定した目標の達成度別に見ると，目標を達成したグループでは，健診項

図表 7-2-3 「生活習慣改善指導」の成果

目標達成度別	体重減少	総 Chol 減少	HDL-Chol 上昇	中性脂肪減少
目標達成者（継続指導不要）	72.7%	63.6%	100.0%	63.6%
目標未達成者	43.8%	50.0%	75.0%	50.0%

(注) 前回健診との比較を割合で示す．なお，上記結果については途中経過であり，プログラム開始及び健診の実施タイミングなどにより，真の効果判定は今後の結果などを待ち，分析・評価する必要がある．

目には顕著な改善が見られる．HCC 社によると，目標を達成したグループではアンケート結果においても生活習慣に関する意識や行動の変化が現れているとのことであり，このことが健診結果の改善にもつながったと見ている．

上記のような成果を生んだ要因として，実施体制による要因，プログラムによる要因，健保組合・事業所の協力による要因という 3 つの要因が挙げられている．

2.4 今後の課題と展開

これまで実施してきた取組みを検討した結果，以下のような課題が残されていると考えている．まず，2003 年度のプログラム参加者のうち設定した目標を達成できなかった者がいたため，この割合を減らしていくための取組みが必要である．これは目標達成者や情報提供レベルの者に対する今後の継続指導として，メールマガジンや健康 e-learning ツールなどを活用した教育システムとして 2005 年度より導入されている．次に，プログラム参加者への継続指導のラインアップを充実させることも今後の課題である．

また，プログラムの対象者として，2003 年度のプログラムは被用者本人のみを対象として実施したが，2004 年度から実施している被扶養者については被用者本人と比較して，分布の点在性などから効率的な働きかけが行いにくいという問題があるため，その対策が必要である．

さらに，保健事業を実施するための基盤システム整備として，健診・人間ドックデータのデータベース化や，疾病リスク予測アルゴリズム，健診情報の標準化等も重要となっており，今後 2008 年度から導入される特定健診・特定保健指導事業との整合性を図って 2005 年度から段階的に開発・導入されている．

3. 大学発ベンチャー企業によるコンサルティング事業

久野譜也

3.1 設立の経緯

1996年茨城県大洋村と筑波大学とが共同して，筋力トレーニングなどを取り入れた高齢者向け健康増進プロジェクトを開始し，学術的にも十分な成果をあげた．従来は高齢者の筋力トレーニングに否定的な見方が主流であったが，筋力トレーニングは体力の維持促進に効果があり，これを行うことで高齢者の健康度，特に生活機能が高まり，さらに医療費の削減に効果があることも実証された[1]．

大学での研究として同じ事例を積み重ねても，学術的な追試以上の意義は見出せないし，限られた個々人に対して直接に健康指導をしても，その波及効果は数百人規模に留まる．より大きな波及効果を持ちながら健康増進を世に広めるにはどうすれば良いかを検討するうち，自治体などの健康増進事業の実践を支援し，その成果を科学的な証拠として示してゆくための受け皿づくりが不可欠との結論に至り，2002年7月1日に筑波大学の教官が中心となり，株式会社つくばウエルネスリサーチ（以下，TWRと略す）を設立した．

3.2 主要事業内容

TWRの主要事業の内容は以下の通りである．

① コンサルティング事業

TWRは自治体および健保組合などの健康増進事業のコンサルティングを行っている．これまで多くの自治体が実施してきた教室型の運動教室では，多くの

---

[1] 久野・村上・馬場他［2003］．

住民が参加できないことに加え,医療費削減効果も小さい.そのような問題に対処するために,どこの自治体においても多数の住民参加を可能とし,また参加者が継続できる仕組みづくりのコンサルティングを行っている.具体的には下記のような項目を含んだコンサルティングを行っている.

- ・ 健康増進施策の立案
- ・ 健康教室運営へのアドバイス,ノウハウの提供(参加者募集方法・事業推進方法・指導方法)
- ・ データ解析・事業評価

② e-wellness システム事業

多数の住民に対して,科学的根拠に基づく個別の健康増進プログラムを提供するために,健康増進事業における個別指導・継続支援に必要な IT を活用した運動プログラムを提供・管理するシステムを構築した.このシステムは,身体活動量・体組成データ・独自の体力評価に基づき,参加者に合ったプログラムを提供すると同時に,日々の実施状況を参加者と自治体担当者が確認できる仕様となっている.

③ 人材育成事業

自治体,健保組合等で,対象者に対して科学的根拠に基づく健康増進プランの1)企画,2)評価,3)運動指導を行える人材の育成を目的としたウエルネスマネージメント研修会を実施している.この研修では,各施設の現状を評価し,それぞれにあった健康増進策を策定できる能力(いわゆるマネジメント能力)も養成する.研修会は5泊6日の1期,3泊4日の2期の2部で構成されており,受講料は1期2期合わせて30万円である.研修会修了後,認定試験を実施し,ウエルネスマネージャー資格の認定・付与を行っている.

2005年までに計7回の研修会を開催し,250名を超えるウエルネスマネージャーが,各地域・職域の健康増進事業の中核的な人材として活躍している.

④ 研究開発事業

その他,研究開発事業として,人間生態システム研究会の運営,製品開発お

よび製品評価の研究受託を行っている．

3.3 具体的取り組みの内容

TWRのコンサルティングを受け，健康増進事業を展開している自治体・企業健保・民間事業者は合計46カ所ある（2006年度までの実績）（図表7-3-1）．

それぞれの健康増進事業の内容は各団体の実情に合わせたものになっているが，基本的な流れは以下の通りである．

事業実施主体は各団体となっており，指導担当にも各契約団体のスタッフ（保健師・運動指導士等）があたる．事業立ち上げ時にはTWRからスタッフ派遣等でサポートすることもあるが，基本的にはウエルネスマネジメント研修を受け資格を取得したウエルネスマネージャーが中心となった体制を構築して実施している．

図表7-3-1　2006年度までの主な実績

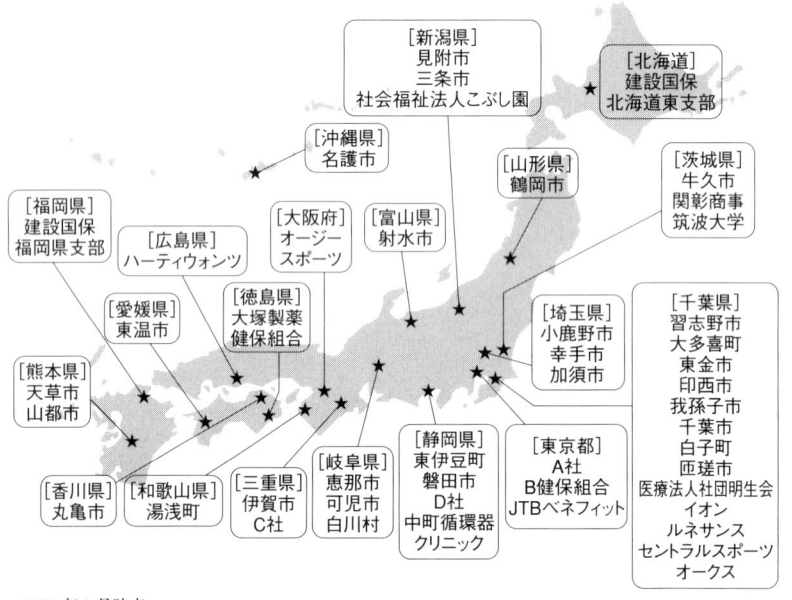

[沖縄県]
名護市

[新潟県]
見附市
三条市
社会福祉法人こぶし園

[北海道]
建設国保
北海道東支部

[福岡県]
建設国保
福岡県支部

[広島県]
ハーティウォンツ

[大阪府]
オージースポーツ

[富山県]
射水市

[山形県]
鶴岡市

[茨城県]
牛久市
関彰商事
筑波大学

[愛媛県]
東温市

[徳島県]
大塚製薬
健保組合

[埼玉県]
小鹿野市
幸手市
加須市

[千葉県]
習志野市
大多喜町
東金市
印西市
我孫子市
千葉市
白子町
匝瑳市
医療法人社団明生会
イオン
ルネサンス
セントラルスポーツ
オークス

[熊本県]
天草市
山都市

[静岡県]
東伊豆町
磐田市
D社
中町循環器
クリニック

[東京都]
A社
B健保組合
JTBベネフィット

[香川県]
丸亀市

[和歌山県]
湯浅町

[三重県]
伊賀市
C社

[岐阜県]
恵那市
可児市
白川村

2006年9月時点

参加対象者は主として健常な中高齢者としている．高齢者のうち80%以上は健常者であり，その層への取り組みが結果として介護予防等へ大きな成果につながるとの考え方が根底にある．また，現在の中年者はいずれ高齢期を迎えることを考えると，中年者への生活習慣病の予防も最優先課題と考えている．

各契約団体で実施する健康づくり教室では，多数の参加者を想定し，継続実施可能な事業として運営するため，受益者負担の原則で，参加者から参加費を徴収することを基本としている．

参加者に対しては，まず，体力テスト（握力，上体起こし，長座体前屈，開眼片足立ち，10 m障害物歩行，持久力テスト）を実施し，各人の体力評価・ニーズ評価を行い，個別運動プログラムが作成される（図表7-3-2）．

自治体の事業の場合，自治体が保有する施設を活用して体力テストを実施することが可能だが，健保組合・民間事業者の場合，測定場所（施設）や人的資源の確保が困難である．そこで解決策として，簡便な方法として，パソコンによる体力診断システム（e-wellnessテスト）を開発し，約5分程度で個人の体力を評価することが可能となった．

図表7-3-2 プログラムの流れ

```
評価
 ・身体活動量／歩数計／歩数・運動強度・消費カロリー等
 ・体力／体力テストあるいはPCによる体力診断テスト(e-wellnessテスト)    3～6カ月毎
 ・体組成／体組成計／体重・体脂肪・筋肉率・内臓脂肪・体年齢等)

評価結果に基づく個別プログラム
 ・個別の運動・食事（栄養）プログラムの提供・指導
 ・毎月の運動実施状況の評価・指導，Webを活用した継続支援

    システムによるプログラムの実践・継続支援は
    職域・地域・家庭等，環境を問わず運用可能

指導者による   日常生活の中でプログラムを実践
サポート   →    ★職域・地域・家庭でライフスタイルに合わせてプログラムを実践
               ★定期的評価，運動実施状況・体組成データ等のWeb上での確認
```

出典：筑波大学久野研究室作成．

個別運動プログラムの内容は，厚生労働省の定めるエクササイズガイド2006に対応したものになっており，個別の目標エクササイズ（Ex）・適正体重・具体的な筋力トレーニングと有酸素運動メニューが提供される（図表7-3-3）．

筋力トレーニングでは，腕立て伏せ，背筋，上体起こし，スクワット，膝のばし，後ろけり出し，かかと上げといった運動項目で各人の体力等に合わせた強度とセット数を設定する．マシン（運動機器）の使用を前提とした内容ではなく，マシンのない施設・家庭でも実行・継続可能な内容で提示することとされている．有酸素運動メニューではウォーキングの活動強度（METS）と歩数等が目標提示される．エアロバイクが使用可能な場合はエアロバイクの実施時間と目標心拍数が提示される．

このプログラムの特長は，筋力トレーニングの重要性に基づいたプログラムであること，そして，マシンがなくてもできる内容でトレーニングを提示している点にある．この理由としては，大洋村プロジェクトにおいて，科学的根拠の収集という目的もありマシンも一部使用したが，家庭の事情で「施設に行か

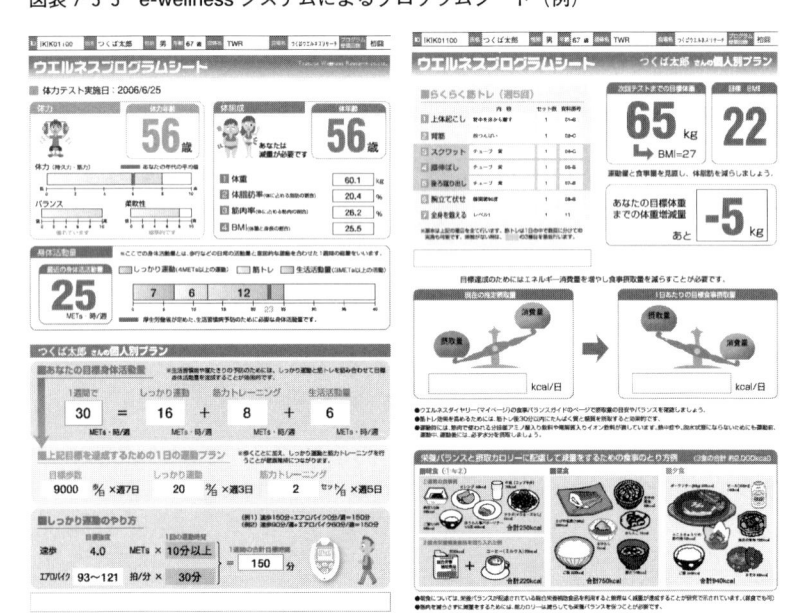

図表7-3-3　e-wellnessシステムによるプログラムシート（例）

なければ運動ができない」ということがバリアになって参加・継続ができない人が出てくる実態や，マシンを前提とすると施設の収容人数や機器数の制約等から多数の参加者に対する実施が困難となること等があげられる．また，メタボリックシンドローム予防を考えた場合，そのほとんどが忙しい就労層が対象となるため，施設に通うのではなく，ライフスタイルの中で無理なくプログラムを実施継続していることが求められる．

プログラム参加に際して，参加者は歩数計を購入することになる．この歩数計で活動量（歩数）が記録されるとともに，体組成データや筋力トレーニングの実施有無も記録される．蓄積された歩数計データは，施設や会社に来たときに歩数計からパソコンにデータを吸い上げることで，実施・継続状況データが収集，集中管理され，参加者にはウエルネス実績レポートとして毎月の運動実施状況と成果を100点満点で評価される．

また，プログラムは体力の向上にあわせて，3～6カ月ごとに体力テストを実施し，個別運動プログラムを修正するというサイクルで運営される．「個別プログラムには終わりがありません．一生続けて，いつまでも元気に健康的に生活できることを目指します」と説明されている．

図表7-3-4 多人数を対象とした健康増進事業の実例

新潟県見附市参加人数の推移

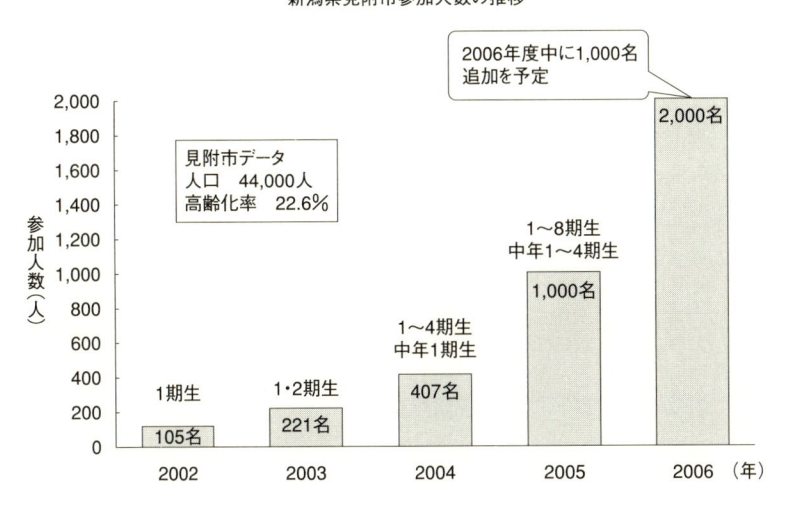

見附市データ
人口　44,000人
高齢化率　22.6％

2006年度中に1,000名追加を予定

- 2002　1期生　105名
- 2003　1・2期生　221名
- 2004　1～4期生　中年1期生　407名
- 2005　1～8期生　中年1～4期生　1,000名
- 2006　2,000名

参加人数（人）

このようにウエルネスマネージャーの養成と，e-wellness システムという具体的な解決策をもって，コンサルティングすることにより事業開始5年目の人口4万4,000人の新潟県見附市では，少ない指導人員の中で1,000人規模の運営が可能となった．さらに，この自治体では，2006年度中には2,000人規模での運営が計画されている（図表7-3-4）．なお，TWR は e-wellness システムの仕組みの中で，管理者機能も充実させ，その料金は自治体からの基本料金および参加者1人当たりの利用料で構成されている．

3.4 取り組みによる効果

① 医療費

大洋村でのプロジェクトでは，非参加者の医療費（歯科通院費，入院医療費を除く国民健康保険からの支払額）が2年間で9万5,614円増加したのに対して，参加者の医療費（同）は同じ2年間で2万3,449円しか増加しておらず，7万2,165円の節減効果が明らかとなった．TWR ではこれまで共同作業を実施し医療費評価を行ったすべての自治体でプログラム参加者の医療費抑制が確認されている．

② 体力年齢

筑波大学の研究成果を基に6項目から構成される体力テストの合計得点から評価した体力水準を示す年齢「体力年齢」をみると，2004年度 TWR のプログラム提供を受けた自治体の参加者1,646人のプログラム開始前とプログラム開始後の体力年齢の変化は図表7-3-5のとおり，プログラム開始前の参加者の体力年齢は実年齢よりも平均2.7歳高かったが，プログラム後の体力年齢は実年齢よりも3.4歳若返ることが示された．また，性別・年齢別の体力年齢の推移をみてもすべての年齢層で向上している．

③ メタボリックシンドローム予防効果

2006年4月より，TWR は自治体のみならず職域への健康づくり支援として，

図表 7-3-5　体力年齢の推移

(歳)

69.2歳（初回）→ 63.1歳（約3カ月後）
平均6.1歳の若返り
平均実年齢 66.5歳

体力年齢の変化（1,646名）

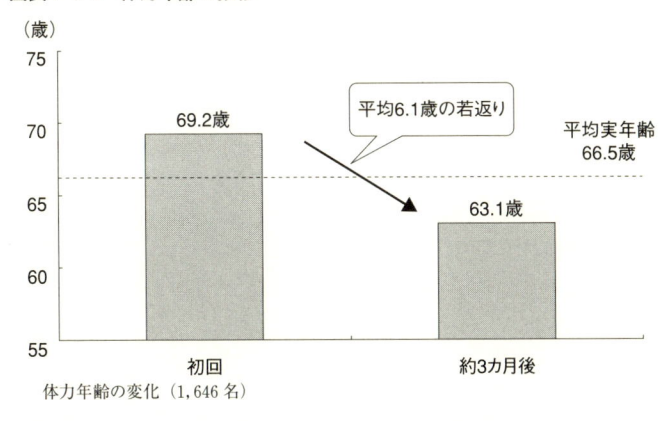

図表 7-3-6　メタボリックシンドローム該当者数の減少

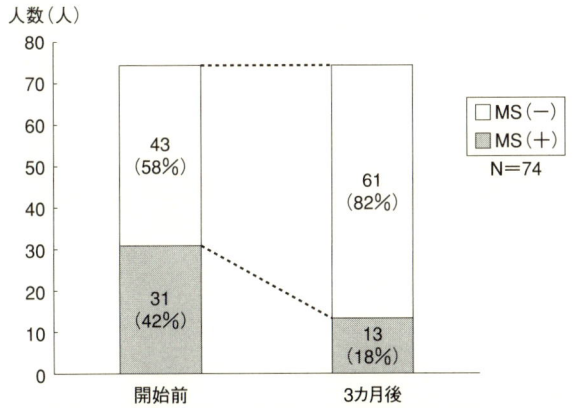

人数（人）　N=74

開始前：MS(+) 31 (42%)、MS(−) 43 (58%)
3カ月後：MS(+) 13 (18%)、MS(−) 61 (82%)

メタボリックシンドローム該当者の定義：以下①〜④の項目の中で，①かつ②〜④で2つ以上該当する者とする．①ウエスト周径男性 85 cm 以上，女性 90 cm 以上の者②血糖 110 mg/dl 以上，③トリグリセライド 150 mg/dl 以上，HDL 40 mg/dl 未満，いずれかまたは両方④収縮期血圧 130 mmHg 以上，拡張期血圧 85 mmHg 以上，いずれかまたは両方．

出典：筑波大学久野研究室作成．

メタボリックシンドロームの予防プログラムの提供を開始している．その第一段は，茨城県の企業との共同プロジェクトである．わずか3カ月経過した段階で図表 7-3-6 に示したように良い結果が示されている．

2006年6月に法案が成立した医療制度改革に伴い，2008年度より国の健康づ

くり行政は大きく「予防」にシフトすることになる．この先駆けとしてプロジェクトは進行しており，全国に大洋村プロジェクトを発信できたように今後はそのプロジェクトを発信することが期待される．

④ 継続率

TWRが提携する各自治体の健康教室の運動プログラム実施状況をみると，すべての自治体で継続率が高く，1年以上実施の自治体でも約9割の方が継続しているという結果が出ている．このプログラムでは参加者から参加費を徴収しているので，ここで継続とはプログラム参加費の支払いを継続しているかどうかで把握している．

教室の継続理由について参加者にアンケートをとった結果，参加者の継続理由としては，「指導が親切である」，「筑波大学と連携して自治体が実施しているので安心」，「歩数計を利用しているので自分で確認できる」，「自分の都合のよい時間にやればいいので続けやすい」などの，プログラム内容，指導者，モニタリング機器，日々の評価が重要であることが示された．

3.5　現状における課題と今後の展開

日本国民は必ずどこかの地域に住んでいることを考えると，健康づくり事業における地域の役割は非常に大きい[2]．さらに就労者という視点では職域の役割も同様である．しかし，これまでの日本の地域・職域保健は，国の政策を含め疾病予防第一主義であった．自治体・健保組合はこの仕組みづくりを中心に取り組んできたため，寝たきり及びメタボリックシンドロームの予防などの事業構築に不慣れであり，戸惑っているという現状認識が妥当といえる．

一方で，TWRのこれまでの取り組みを通じ，予防策をシステム化していくことにより，どの団体においても，具体的な成果が得られることが実証された．したがって，今後の保健指導の現場の課題を解決していくためには，産・官・学の枠組みで役割分担を果たしながら，科学的根拠に基づく健康サービスを身

---

[2] 久野 [2003].

近な生活圏内で提供する体制をつくることが，最も効果的で即効性あると考える．

　今後，保健指導サービスの実施機関との連携も検討しつつ，全国の自治体・健保組合等へ事業を広げ，健康サービス産業としての成功例をつくっていくことが期待される．そしてより多くの人々の健康水準をあげ医療費の抑制をめざす，社会に好循環を生み出すビジネスモデルを目指す必要がある．

4. 喘息テレメディスンシステムの取り組み

中村　岳

4.1　はじめに

　帝人ファーマ株式会社（以下，帝人ファーマ社）では，喘息患者の在宅における日常の肺機能を正確に把握し，これに基づく看護師による電話を活用した継続的な患者への個別指導を行うことにより，治療の最適化と患者の自己管理実践を支援し，発作を回避することを目的とする遠隔医療システム「喘息テレメディスンシステム」を考案した．

　同社は，1996年からその有用性を検討する臨床試験を実施し，入院や時間外緊急外来利用の減少，喘息死誘因の改善等の効果を挙げたと報告している．また，入院や時間外緊急外来の利用を回避することにより，喘息治療にかかる医療費の低減にもつながると考察している．

　以下，喘息テレメディスンシステムの内容と臨床試験結果および今後の課題について紹介する．

4.2　喘息テレメディスンシステムの概要

　喘息テレメディスンシステムは，入院等の重篤な発作をおこすリスクが高いと考えられる患者を対象とし，日常の肺機能をモニタリングするためのデータ記録・送信機能を持つ電子式ピークフローメーター（PFM：Peak Flow Meter），患者データベース，患者への個別指導を実施する看護師（以下，テレメディスンナース）から構成される．テレメディスンナースは医師による患者教育に関する指示に基づき，患者データベースを常に参照しながら電話指導を行う．以下，システムの概要について説明する（図表7-4-1）．

4. 喘息テレメディスンシステムの取り組み　231

図表7-4-1　喘息テレメディスンシステム

```
┌─────────────┐              ┌─────────────┐
│    自宅     │      ⇔       │    病院     │
│患者：エアーウオッチ│              │ 医師：FAX   │
└─────────────┘              └─────────────┘
         ↘                    ↗
           ┌─────────────────┐
           │テレメディスンセンター│
           │テレメディスンナース：│
           │  患者データベース   │
           └─────────────────┘
```

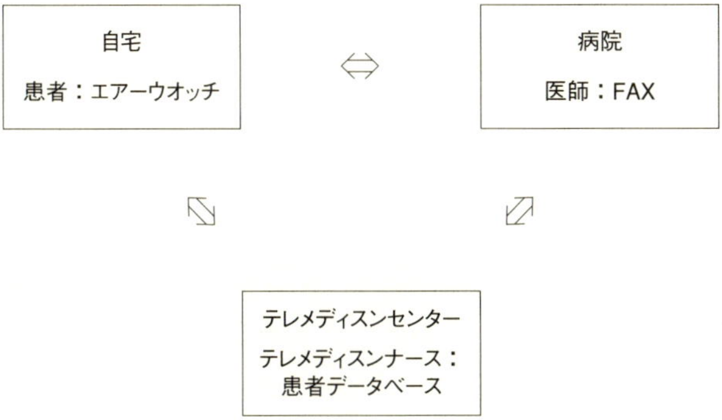

出典：足立満他［2002］．

① エアウォッチ

使用される電子式PFM「エアウォッチ」は，ピークフロー値（PEF：Peak Expiratory Flow Rate）と1秒量（$FEV_{1.0}$：Forced Expiratory Volume in One Second）の測定が可能であり，最大500件までのデータ記録機能と内蔵モデムによる一般電話回線を利用したデータ送信機能を持つ．また，患者のPEF自己最高値を登録することにより，測定したPEFを，後述するゾーンコントロールに適した緑，黄，赤の3つのゾーンに色分けしてグラフ表示する機能を有する．

② 患者データベース

エアウォッチから送信されたデータは患者データベースに蓄積・解析される．患者がデータ送信を行うと，自動的にデータが登録され，1カ月間のPEF，$FEV_{1.0}$，PEFの日内変動率の推移等をグラフ化したレポートとして医師の手元へFAXで定期的に出力する．また，医師は電話を用いた自動応答機能により，患者データベースから随時担当患者のデータを取り出すことができる．

③ テレメディスンナース

テレメディスンナースはガイドラインを中心とした喘息に関する専門的知識

を習得し，喘息患者を指導するための訓練を受けている．テレメディスンセンターにおいて24時間体制で患者からの電話に対応し，患者データベースに登録された患者データを参照しながら，電話により患者への個別指導を行う．

4.3 喘息テレメディスンシステムの運用

喘息テレメディスンシステムを利用した喘息の管理・治療は，喘息管理ゾーンシステムに基づく．このシステムは，PEF自己最高値をもとに，PEF測定値によって患者の状態を，緑（安心），黄色（注意），赤（危険）の3つのゾーンに分け，各ゾーンに対応して服薬等の自己管理や病院での治療等を行うものである．

システムの運用は，導入時に行うゾーンコントロール計画の作成と患者への導入教育，肺機能のモニタリングに基づく治療・患者指導，治療・患者指導効果の確認とフィードバックからなる．そして，モニタリングと治療・患者指導へのフィードバックを繰り返すことにより，治療の最適化と患者の自己管理実践を支援することを狙っている．

毎日のPEFの測定や服薬等の患者の自己管理について，各患者に応じた適度な（高すぎない）目標を設定し，テレメディスンナースによる自己管理のフォローと結果のフィードバックを丁寧に行うことが本システムを運用する上で重要である．

① 運用開始時

主治医が各患者のPEF自己最高値を決定し，ゾーンコントロール計画書の作成とテレメディスンナースへの患者教育指示を行う．次いで，テレメディスンナースが患者教育指示に基づいて導入教育を実施し，喘息テレメディスンシステムに関する説明，定量式噴霧吸入装置（MDI：metered dose inhaler）や粉末吸入器の吸入手技，エアウォッチの使用方法，薬剤に関する理解の指導，その他主治医の指示に基づく補足指導が行われる．また，各患者の自己管理の実践状況評価を行い，患者評価と主治医からの患者教育指示およびゾーンコントロール計画書に基づき喘息看護計画を作成する．

② 患者の自己管理

　患者はエアウォッチを用いてPEF（およびFEV$_{1.0}$）を少なくとも1日2回測定し，そのデータを週1回テレメディスンセンターに送信する．また，エアウォッチに表示された，緑，黄，赤色で区分したPEFのグラフをみて，ゾーンコントロール計画書に基づいた自己管理を行う．患者自身が自己判断に困った時にはテレメディスンナースに電話で指導を受けることができる．

③ 患者指導

　テレメディスンナースは送信されたデータに基づき，看護計画に沿って主に電話と資料送付による継続的患者指導を実施し，患者の自己管理の実践を支援する．ここでテレメディスンナースによる指導は，データが送信された時もしくはデータ送信予定日に電話指導を実施する．ただし，PEFが黄ゾーンの患者に対しては，緑ゾーンに回復するまで連日の指導を行う．またMDIや粉末吸入器による吸入手技，エアウォッチの使用方法等に問題があると判断された場合には，随時面談指導を実施する場合もある．また，テレメディスンナースは，月1回の主治医への定期的な報告を行う．

④ 治療の最適化

　主治医は外来診療時に，患者から送信されたデータとその解析結果，テレメディスンナースからの報告を治療に反映させるために，薬剤処方やゾーンコントロール計画書，PEF自己最高値の修正を行い，治療の最適化を図る．また，テレメディスンナースは看護計画の見直しを行う．

4.4　これまでの研究成果

　帝人ファーマ社では，喘息の治療に関する米国での遠隔医療の実績から，日本においても日常のモニタリングと電話での個別指導によって治療効果を上げられると考え，1995年に米国のENACT社からエアウォッチを導入した．1996年から16名の患者を対象として研究を開始し，その後臨床試験を重ねた成果を

論文として発表している．以下，その概要について紹介する．

① 研究体制

研究は昭和大学病院第一内科の足立満主任教授を中心として，臨床試験に参加した病院の医師（各回の臨床試験により異なる）によって行われ，帝人ファーマ社が，エアウォッチシステムの提供（エアウォッチの提供とテレメディスンセンターの運営）を行った．

② 研究成果

1996年12月から1997年12月までの約1年間に，6カ月間の観察期間で行われた試験[3]では，入院リスクが高いと考えられる緊急外来受診が多い患者を対象とし，喘息テレメディスンシステムによる治療を行う試験群24名と，従来通りの外来治療を行う対照群26名の計50名による非盲検無作為割付比較対照試験が行われた．対象者は，昭和大学病院第一内科をはじめとする4つの研究参加病院において過去1年間に複数回の緊急外来受診がある成人喘息患者のうち，慢性閉塞性肺疾患の合併や心疾患等，試験の遂行に支障があると考えられる患者を除外し，文書による同意を取得し実施した．

この試験では，緊急外来受診回数，入院回数，ADL（Activities of Daily Living）の改善状況についての両群の比較評価が行われた．また，試験群のみを対象として，患者による肺機能のモニタリングの実施状況とPEFの推移，PEFの改善要因に関する評価が行われた．その結果，緊急外来受診回数については，試験開始前1年間と開始後1年間相当に換算した比較において，試験群に有意な減少が見られた．また，ADLの改善状況については，10項目からなるADLアンケートによる調査の結果，試験群に有意な改善が見られた．肺機能のモニタリングの実施状況とPEFの推移に関する評価については，モニタリングの実施状況が良好な患者については，PEFに有意な改善が見られた．

続いて1998年8月から1999年8月までの約1年間に，6カ月間の観察期間で行われた試験[4]は，研究参加病院を13病院に増やし，試験群37名，対照群38

---

[3] 足立他［1999］．

名の計75名による非盲検無作為割付比較対照試験で行われた．対象者は吸入ステロイドによる十分な治療を受けていながらも過去1年以内に3回以上の時間外緊急外来受診歴がある成人喘息患者を対象とし，文書による同意を取得し実施した．

この試験では，先の試験でも評価された緊急外来受診回数，入院回数，PEFの推移に加え，試験群と対象群とのPFMによる測定の実施率，服薬状況といった，患者のコンプライアンスの状況についても評価された．また，厚生労働省研究班による「気管支喘息におけるQOLアンケート」を用いたQOLの評価も行われた．

試験の結果，入院回数，緊急外来受診回数について試験群の方が有意に少なく，PEFについて試験群のみに有意な改善が見られた．PFMによる測定の実施率については，試験群の方が有意に高かった．また，QOLについては，試験群のみにおいて有意な改善が見られた．一方，服薬の状況については有意差は認められなかった．

なお，この試験では，入院や緊急外来受診の低減による経済効果についても考察しており，喘息テレメディスンシステムによって，患者1人当たり年間で直接費（医療費）45.9万円，間接費（休業による生産性損失）29.8万円が節約できると報告している．

これらの研究において，喘息テレメディスンシステムが入院や緊急外来受診の回避に効果を上げることが確認されたため，2000年10月から2001年8月までの約1年間に，6カ月間の観察期間で行われた試験[5]では，喘息死誘因の改善効果に対する評価が行われた．

この試験では，吸入ステロイド薬による十分な治療を受けていながらも，過去1年以内に喘息発作による入院歴または緊急外来の受診歴がある，喘息死リスクの高い患者を対象者として文書による同意を取得して実施した．21名の患者全員に対して，従来の治療法にテレメディスンシステムを付加した治療を行い，日本アレルギー学会喘息死小委員会で定義された喘息死誘因8項目[6]について評価を点数化し，試験開始前と終了時における点数の差を比較した．

---

[4] 足立他［2000］．
[5] 足立他［2002］．

この結果，8項目の喘息死誘因のうち，「患者の認識不足」「医師の患者への教育不足」において著明な改善が見られ，「不定期な受診状況，夜間受診」について，夜間緊急外来の受診回数が有意に減少した．

4.5　今後の課題と展開

① 喘息テレメディスンシステムの運営スキームに関する課題

臨床試験においては，患者指導を行うテレメディスンナースに一定の専門知識と指導スキルが要求され，全ての患者に対してある程度統一的な対応が必要とされることから，帝人ファーマ社側で看護師の訓練を含めてテレメディスンセンターの運営を行ってきた．しかし，将来的には，民間企業として行うことが可能な業務範囲に配慮し，各病院の看護師を患者指導に活用して，帝人ファーマ社側では患者データベースの運営のみを行うような事業スキームとすることが望ましいと同社では考えている．

② 診療報酬上の課題

帝人ファーマ社では，これまでの臨床試験結果から，喘息テレメディスンシステムによる喘息の管理・治療の臨床的・経済的効果などの有用性を証明してきた．しかし，医療機関に通う患者を対象としたビジネスモデルを想定した場合，このような遠隔医療のシステムを活用した患者の管理・治療に対して，診療報酬上の評価がどの程度なされるかが課題であると考えている．

同システムについて一定の効果が確認できたため，現在は，臨床試験は一旦終了している．しかし，臨床試験において同システムを利用した喘息患者の中には，サービスの継続を望む声も強かった．臨床試験後の患者アンケートでは，同システムを利用する際の自己負担額として月5,000～6,000円程度であれば許容できるとの回答が多く，本システムに対する患者のニーズは大きいと判断さ

---

[6]「患者の認識不足」，「受診の遅れ」，「医師の患者への教育不足」，「医師の治療の不適」，「不定期な受診状況，夜間受診」，「仕事，勉強の優先」，「患者の性格」，「吸入，服薬を守らない」の8項目．

れている.

なお,重度喘息である20歳以上の患者に対して治療計画を策定する際に,日常の服用方法,急性増悪時における対応方法に関する指導内容を文書により交付し,週1回以上PFMに加え一秒量等計測器を用い,検査値等を報告させた上で管理した場合には,2006年4月から喘息治療管理料への加算が認められることとなっている.

第7章参考文献

足立満他［1999］,喘息テレメディスンシステムのハイリスクグループに対する有用性の検討,アレルギー 48(7)

足立満他［2000］,喘息テレメディスンシステムによる入院の回避,アレルギー 49(1)

足立満他［2002］,喘息テレメディスンシステムによる喘息死誘因の改善効果,アレルギーの臨床 22(1)

久野譜也［2003］,地域における健康政策の現状と課題,体力科學,52,Suppl：1-8

久野譜也・村上晴香・馬場紫及他［2003］,高齢者の筋特性と筋力トレーニング,体力科學,52,Suppl：17-30

用語集

田中　滋・小林　篤・松田晋哉

1. アメリカのディジーズマネジメント関連

○認証（Accreditation）
　組織，ネットワーク，プログラム，グループ，個人が，所定の基準を満たしていることを認定すること．アメリカでは，第三者の認証機関により，医療プロバイダー，保険者，マネジドケア型健康保険プランが一定の基準に合致するかどうかの認証が行われている．主な認証機関としては，NCQA（National Committee for Quality Assurance），JCAHO（Joint Commission on Accreditation of Healthcare Organization），URAC（Utilization Review Accreditation Commission）等が挙げられるが，それぞれの業務範囲は異なる．

○アセンブル（Assemble）
　保険者等がディジーズマネジメントプログラムを構築する方法の一形態のこと．DMPC（Disease Management Purchasing Consortium & Advisory Council）のAl Lewis氏によれば，ディジーズマネジメントプログラムを自前で構築する場合（Build），ディジーズマネジメントプログラムの構築に必要なサービスを組み合わせる場合（Assemble），外部の事業者からディジーズマネジメントプログラムを一括して購入する場合（Buy）の3つの方法がある．

○人頭払い（Capitation）
　医療プロバイダーへの診療報酬の支払い方式の一形態のこと．HMO（Health Maintenance Organization）のようなマネジドケア型健康保険プランにおいて，一人当たりの想定される年間の平均医療コストを医療プロバイダーとの交渉で決定し，この単価に加入者数を乗じた金額を，前払い（通常は月払い）で支払う．医療プロバイダーは加入者の実際の受療状況にかかわりなく，毎月定額の診療報酬を受け取ることができる．

○ケースマネジメント（Case Management）

高額な医療コストが予想される症例を持つ患者（加入者）に対するヘルスケア供給の管理手法のこと．CIRC（Certification of Insurance Rehabilitation Specialists Commission）の公式の定義によれば，「ケースマネジメントとは，個人のニーズに合わせて，医療の選択肢やサービスについて，その個人の状態を慎重に検討し判断，プランを作成，実行，調整，モニタリングを行い，有効性を評価する共同作業であって，コミュニケーション手法と入手できる医療資源を使って，医療サービスの質とコスト効率の良いアウトカムを向上させる．また，個人の変化進行するニーズに対応して行われる継続的なケア活動の一部を構成する協力的なプロセス」である．

○CMS（Centers for Medicare & Medicaid Services）

アメリカ厚生省に属する，公的医療保障制度メディケアおよびメディケイドの運営主体となっている組織のこと．CMSはまた，HRSA（Health Resources and Services Administration）と共同で，子供の無保険者向けの医療保険制度SCHIP（State Children's Health Insurance Program）の運営を行っている．2001年7月に，連邦医療財政庁（HCFA：Health Care Financing Administration）から，CMSに改称した．

○診療ガイドライン（Clinical Practice Guidelines）

個々の症状・疾患の状態に応じた医療行為の手順について，その利点，リスク，コストを，医学関連文献・専門家の判断に基づき，体系化した定義のこと．特定の臨床状況における医師・患者等の意思決定をサポートするために作成される．診療ガイドラインは，ディジーズマネジメントでは，患者や医師への働きかけの有用なツールとなり，類似の症状・疾患を有する患者に対する一貫性のある治療方法を実現するための手段の一形態である．

○コンプライアンス，遵守（Compliance）

患者が医師の処方箋どおりに服薬することや，医師が一般に認められた治療方法に従う度合いのこと．例えば，医師の指示通りきちんと薬が飲めている場合を「コンプライアンスが高い」，飲み忘れたりきちんと飲めていなかったりする場合を「コンプライアンスが低い」という．

○コンポーネントマネジメント（Component Management）

入院治療，通院治療，ホームケア，長期介護というコンポーネントごとにコスト効果的なケアを供給しようとする，ヘルスケア供給のためのシステム．ただし，個々のコンポーネントのコストを最適化しようとする余り，全体としては高コストになってしまう点や，患者教育に対する償還の仕組みがなく，患者のQOL（Quality of Life）が必ずしも最大化されたわけではなかったとされている．

○継続的な再アセスメント（Continuous Reassessment）

ディジーズマネジメントの基本プロセスの中の1つ．効果測定の結果を受けて，再度アセスメントを繰り返していく．

○データマイニング（Data Mining）

POS（販売時点情報管理），クレジット・カードの利用履歴，電話の通話履歴，生命保険の顧客情報等の蓄積された膨大な量の生データとの対話を通じて，経営やマーケティングにとって，必要な傾向や動向，相関関係，パターンなどを導き出すための技術や手法のこと．ディジーズマネジメントでは，予測モデル（Predictive model）を用いて，ディジーズマネジメントプログラムの対象となる患者集団を階層化し，将来の医療コストを推計する等の手法で，医療資源利用の最適化を図るが，過去の医療コストの支払履歴等のデータを使用し，患者集団の階層化の基準や医療コストの推計方法を分析することをデータマイニングと呼ぶ．

○ディマンドマネジメント（Demand Management）

マネジドケアにおいて，患者のヘルスケアサービスに対する需要を管理する技術のこと．看護師の電話相談等によって，リスク，メリットを患者に十分説明し，健康や医療に関する意思決定をサポートし，結果的に過大な医療サービスの利用が抑制されるとされている．

○DMAA（Disease Management Association of America）

アメリカのディジーズマネジメントサービス関係の非営利の会員制組織の団体．ディジーズマネジメントが普及してきていることを受けて，1999年に設立された．ディジーズマネジメントプログラムやアウトカム評価の基準を定め，過去に4回の年次大会を開催する等，ディジーズマネジメントの普及促進を図っている．

○DMPC（Disease Management Purchasing Consortium & Advisory Council）

ディジーズマネジメントプログラムを実施する保険者等向けにコンサルティングを行っている，有力な組織の1つ．

○ディジーズマネジメントサポートサービス（Disease Management Support Service）

ディジーズマネジメントのサービスの一形態のこと．DMAA（Disease Management Association of America）によれば，①集団を特定するプロセス，②エビデンスに基づく診療ガイドライン，③医師とサポートサービスのプロバイダーの提携による診療モデル，④患者の自己管理を促進するための教育（初期予防，行動改善プログラム，および，服薬コンプライアンスとその状況の監視が含まれると考えられる），⑤プロセスとアウトカムの測定，評価，管理，⑥定例的に繰り返される報告とフィードバック（患者・医師・健康保険プラン・補助的プロバイダー（ancillary providers）とのコミュニケーション，および，診療パターン分析（practice profiling）が含まれると考えられる）の6つの構成要素を全て備えているサービスを「フルサービスのディジーズマネジメントプログラム（Full Service Disease Management Programs）」としている．これに対し，上記6つのうち一部のみを備えているプログラムを，「ディジーズマネジメントサポートサービス」と定義している．

○エンパワメント（Empowerment）

患者教育等を通じて，患者の日常生活において患者が自分の疾病の進行を防ぎ，健康を維持するために望ましい行動を選択するよう患者を支援すること．病気の予防・改善効果を高める働きかけの一種であり，ディジーズマネジメントの重要な観念である．例えば，医師と接している時間だけでは患者の理解が充分には行き届かない場合，ディジーズマネジメントプログラムで患者教育の働きかけを行い，患者の理解を促進することによって，患者が日常生活において適切な行動判断ができるようになれば，治療の効果が確実に得られ，QOL（quality of life）の向上が期待できる．

○エビデンスに基づく診療ガイドライン（Evidence Based Guideline）

最善のエビデンス，臨床医の専門的知識・経験，患者の要望を総合して作成された診療ガイドラインのこと．ディジーズマネジメントにおいては，医師の診療を支

援するサービスとして提供される．

○出来高払い（Fee for Service）
　医療プロバイダーへの診療報酬の支払方式の一形態のこと．医療行為別の料金に従い，積算された診療報酬を医療プロバイダーに支払うこと．伝統的なインデムニティ型健康保険プランで用いられている．

○ヘルスケア（Health Care）
　個人や地域住民の健康の促進・維持・管理・回復のため，健康保険プランのサービス提供者や医師等により供給される医療サービスのこと．ヘルスケアという用語は，医師の治療に限らず，医師による健康管理や，医師の管理下での健康の自己管理までを含んだ広い意味で使われている．

○ヘルスケアコスト（Health Care Cost）
　個人や地域住民の健康の促進・維持・管理・回復に要する費用のこと．アメリカでヘルスケアコストと言う場合，医師の治療に留まらず，医師の監督や健康の自己管理，さらには病院建設費までの費用を含む場合があり，日本で医療費と理解されている内容とは異なることがある．

○HMO（Health Maintenance Organization）
　健康保険プランを提供する一般的な組織の呼称として使われる場合も，特定の健康保険プランの呼称として使用される場合もある．HMOという用語は，元来，任意加入した会員（加入者）が，予め決められた月額の料金の対価として医療サービスを受けることが出来る前払い制組織と定義されていたが，自家保険や前払いによらない支払方式が出現したことによって，この定義は正確とは言えなくなった．現在，この用語が使用される場合には，医療プロバイダーが医療コストに係るリスクを負うようなマネジドケア型健康保険プランを指す場合と，予め登録されたかかりつけ医をゲートキーパーとする健康保険プランを指す場合がある．ただし，後者の場合には，ゲートキーパー制を使用しないHMOもあり，定義が難しいため，より緩やかな語義としてMCO（Managed Care Organization）という呼称を使用することがある．

○健康保険プラン（Health Plan）
　特定のプランまたはプログラムが対象とする加入者に対して給付される，ヘルスケアのサービスのパッケージのこと．そのパッケージを提供するプログラム，プランまたは供給組織を指すこともある．Health Insurance Portability and Accountability Act（HIPPA法）のヘルスプランの定義には，雇用主が従業員等に提供するヘルスケア給付プラン，メディケア・メディケイドが実施するプログラム，供給組織である健康保険会社・HMOが含まれている．

○患者集団の特定（Identification）
　ディジーズマネジメントの基本プロセスの中の1つ．主治医・保険者・家族からの情報や，過去の治療データ，自己申告データ等を参考として，集団構成員の中からディジーズマネジメントプログラムの対象とすべき者を特定する．

○インデムニティ型健康保険プラン（Indemnity Plan）
　出来高払い診療報酬に基づく医療コストの実費を償還払いすることを約した健康保険プランのこと．保険金請求に基づき，加入者個人に支払われる場合と，医療プロバイダーに直接支払われる場合がある．加入者は医療プロバイダーを自由に選択できる．

○働きかけ（Intervention）
　ディジーズマネジメントの基本プロセスの中の1つ．階層化の結果に従い，働きかけを行うが，これには，①患者への働きかけと，②医師，病院等の医療プロバイダーへの働きかけの2つがある．

○JCAHO（Joint Commission on Accreditation of Healthcare Organization）
　アメリカの非営利の認証機関（1951年設立）のこと．アメリカ国民に提供される医療の質の向上を図るため，病院，ナーシングホーム，ホームケア等の医療プロバイダーの認証を行っている．多くのマネジドケア型健康保険プランのネットワークの病院ではJCAHOの認証を受けることが要求されている．また，JCAHOでは医療機関における医療の質の改善のため，医療機関のパフォーマンスデータ統計分析や，教育・出版活動を行っている．

○マネジドケア (Managed Care)

　医療の質を確保しながら，不必要な医療コストを抑制することを目的とするヘルスケアの手法のこと．また，このような手法を用いる健康保険プランを「マネジドケア型健康保険プラン (managed care plan)」と呼ぶ．マネジドケア型健康保険プランは，比較的低廉な保険料で保険加入できるメリットがある反面，加入者の選択の自由は制限され，保険者が様々な介入を行うことが特徴であると言われている．例えば，加入者から医師・病院へのアクセスが制限されたり，医療プロバイダーの診療内容や診療期間の管理が行われたりする．保険者が選別した医師や病院により構成されたネットワーク内の医療プロバイダーへのアクセスを促進するようなインセンティブが働く仕組みをとることもある．保険者から医療プロバイダーへの支払いは，インデムニティのような出来高払いとは異なり，人頭払い (capitation) の場合が多い．

○マネジドケア組織 (MCO：Managed Care Organization)

　HMO (Health Maintenance Organization) やPPO (Preferred Provider Organization) 等のマネジドケア型健康保険プランの総称のこと．最近は，従来の定義に当てはまらないHMOが増加してきて，HMOを定義することが難しくなってきているため，MCOという呼称を使用することがある．

○効果測定 (Measurement)

　ディジーズマネジメントの基本プロセスの中の1つ．働きかけの効果を，医療面の評価・経済的評価・満足度評価等の観点から，多面的に効果測定すること．測定結果をサービス改善につなげるため，ディジーズマネジメントプログラムの運営主体が自ら評価することもあれば，学識経験者等の第三者に委託することもある．

○メディケイド (Medicaid)

　アメリカにおける低所得者を対象とした公的医療扶助制度 (1965年設立) のこと．加入に際しては，資力調査 (means test) が行われ，一定水準以上の資産を有する者は対象外とされる．連邦政府のガイドラインの下で各州政府が運営している．

○メディケア (Medicare)

　アメリカにおける65歳以上の高齢者，少なくとも2年間障害給付を受給している

者，慢性腎不全患者に対する医療保障制度（1965年設立）のこと．運営は連邦政府が行っている．入院費用を補償するメディケア・パートAは強制加入だが，外来費用を補償するメディケア・パートBは任意加入である．パートA，パートBともに診療報酬の支払いは出来高払い方式となっている．メディケア適用対象者は，パートA，パートBに代えてメディケア・パートC（Medicare Advantage）と呼ばれる民間保険会社が提供するマネジドケア型あるいはインデムニティ型の健康保険プランを選択することも可能となっている．また，2006年1月から，薬剤給付を行うメディケア・パートDが導入された．

○NCQA（National Committee for Quality Assurance）

アメリカの非営利の認証機関 National Committee for Quality Assurance（1979年設立）のこと．NCQAは，HEDIS（Health Plan Employer Data and Information Set）と呼ばれる評価基準により，マネジドケア型健康保険プランの認証を行っている．また，消費者が質の高いプランを購入できるように，認証の情報と医療のパフォーマンスに係る情報を提供している．NCQAの認定をプラン購入の条件としている企業もあり，保険会社等にとっては認証が非常に重要となっている．

○アウトカム（Outcome）

過去の予防措置・発症・治療行為の経過に対する結果のこと．患者の回復，QOL（quality of life）の向上などの成果を指標化したもので，ヘルスアウトカムとも言う．

○アウトカム評価（Outcome evaluation）

ある結果をもたらすために治療法が提供されるという前提に基づいて，有効性を評価すること．患者の治療や，事前に定められた基準に反して行われたサービスの実際のアウトカムを測定することにより，基準は改良されていく．

○保険者（Payer）

保険料収入をもとに一定の契約に基づき，医療コスト支払いのための資金を供給する者のこと．連邦政府，民間営利保険会社，個人等が含まれる．

○POS（Point-of-Service Plan）

マネジドケア型健康保険プランの一種．HMOのオプション的な位置づけで，患者

の医療機関へのアクセスの自由度を高めたプランのこと．POSでは，患者がネットワーク内の医療サービスを利用する場合には，かかりつけ医への訪問を義務付け，人頭払い等の定額支払い制といったHMOの特徴が残っている．一方，ネットワーク外の医療サービスを利用する場合には，医療費の支払いは出来高払いとなり，一般的に，患者の自己負担額は高くなる．

○予測モデル（Predictive Model）
　過去の医療コストの支払い履歴等のデータを用いて，予想されるリスクの程度によって，ディジーズマネジメントプログラムの対象となる患者集団を階層化し，将来の医療コストを推計する数理的手法のこと．ディジーズマネジメントでは，予測モデル（Predictive model）により，医療資源利用の最適化を図る．

○PPO（Preferred Provider Organization）
　マネジドケア型健康保険プランの一種で，選別された医療プロバイダーグループが保険会社，自家保険採用企業等と提携し，交渉で取り決めた割引価格で医療サービスを提供する事業体のこと．PPOは，割引価格ではあるが，出来高払い方式をとっているため，医師に対する医療費抑制のインセンティブが弱められている．また，患者がネットワーク外の医療機関からサービスを受けることが可能であり，HMOと比べ，患者が利用できる医療機関の制限は緩やかである．ただし，ネットワーク内の医療サービスの利用を促進するため，ネットワーク外の医療サービスを利用した場合の自己負担額を大きくするなどの対策をとっている場合が多い．

○プライマリケア（Primary Care）
　患者が最初に受診する医師から受ける医療サービスのこと．プライマリケアを提供する医師は，さらに専門的な診療が必要と判断した場合は，患者を専門医に紹介する．

○自家保険（Self Insurance）
　企業等の雇用主が自社（自組織）の従業員を中心とした保険集団を形成し，従業員に対する医療給付および関連費用の支払いに関する経済的責任を負うこと．雇用主自身が保険者の機能を果たし，従業員の医療リスクを負担するが，運営事務は保険会社にアウトソーシングすることが多い．ERISA（1974年従業員退職所得保障法）

の成立によって州の規制に縛られない雇用主の自主的な制度運営が認められたため,普及が進んだ.

○階層化（Stratification）
　ディジーズマネジメントの基本プロセスの中の1つ.収集された情報,医療専門家の知見,予測モデル（predictive model）等を用いて,リスクを判断した上で,その大きさに応じてディジーズマネジメントプログラム対象者を階層化するプロセス.

○URAC
　アメリカの非営利の認証機関 URAC,または,AAHC（American Accreditation HealthCare Commission）（1990年設立）のこと.もともとは,医療資源利用調査（utilization review）を行う独立法人や保険会社・マネジドケア型健康保険プランにおける担当部門の評価を行っていたことから,Utilization Review Accreditation Commission と称していたが,1996年から業務を拡大し,健康保険プランや医療プロバイダーの認証も行うようになったことを機に,法人名を URAC に短縮した.これに伴い,業務内容を表す呼称として AAHC（American Accreditation HealthCare Commission）を用いることもある.なお,医療資源利用調査とは,ヘルスケアサービスの質を高めるため,患者に供給される医療サービスの効率性について調査すること.

2. 日本の特定健診・保健指導関連

●健康増進法
　「健康日本21」の法的基盤を整備し,国民の健康づくりと疾病予防とを積極的に推進することを目的として,医療制度改革の一環として国会に提出され,2002年7月に成立,2003年5月に施行された.
　健康増進法は,国民,行政（国および地方自治体）,その他の関係者について,国民の健康増進を推進する上での責務を定めている.健康な生活習慣に対する関心と理解を深め,自らの健康状態を自覚し,健康増進に努めることは国民の責務と規定されている.国と地方自治体は,健康増進に関する知識の普及,情報の収集・整理・分析・提供,研究の推進,人材養成,関係者への技術的援助を行うよう求められ

ている．医療保険者，雇用主等については，健康増進のための事業を積極的に推進することが責務とされている．また，これらの関係者は，国民の健康増進の総合的な推進を図るために相互に連携・協力することが求められている．

　健康増進に関わる具体的な方策としては，国民健康・栄養調査等の調査・研究の実施，生活習慣病の発生状況の把握，国による健康増進に関する基本的方向，目標設定，達成度の評価等に関する基本方針の提示，地方自治体による健康増進計画の策定等について定められている．

●健康日本 21（21 世紀における国民健康づくり運動）
　すべての国民が健やかで心豊かに生活できる活力ある社会を実現することを目指し，国民による主体的な健康づくりと，社会全体での支援を推進する運動として，厚生労働省の提唱により 2000 年から開始された．
　壮年期死亡の減少，健康寿命の延伸等を図るために，生活習慣病とその原因となる生活習慣等の国民の保健医療対策上重要となる課題を 9 つの領域（栄養・食生活，身体活動・運動，休養・こころの健康づくり，たばこ，アルコール，歯の健康，糖尿病，循環器病，がん）に整理し，それぞれについて 2010 年度を目途とした目標が提示されている．

●高齢者医療制度
　2006 年 6 月に成立した医療制度改革関連法案に基づき，2008 年 4 月から，新しい高齢者医療制度が創設される．具体的には，75 歳以上の後期高齢者の医療の在り方に配慮した独立の保険制度が創設され，65 歳から 74 歳の前期高齢者については，予防を重視して国保・被用者保険といった従来の制度に加入しつつ，負担の不均衡を調整する新たな財政調整の制度が創設される．
　後期高齢者医療制度は，後期高齢者の保険料（1 割），国民健康保険・被用者保険からの加入者数に応じた後期高齢者医療支援金（約 4 割）および公費（約 5 割）を財源とする．運営主体は市町村とした上で，財政リスクを分散・軽減するため，保険運営の安定化措置を講じることとなっている．また，世代間の負担の公平化を図るため，今後，後期高齢者の増加等を勘案して後期高齢者の保険料総額の割合を高め，現役世代の負担の軽減を図ること，後期高齢者一人ひとりに，応益＋応能の保険料負担を求めることが予定されている．
　前期高齢者は，国保・被用者保険といった従来の制度に加入するが，前期高齢者

の偏在に伴う給付費の不均衡については，国保・被用者保険の各保険者が加入者数に応じて負担する財政調整を行う．この際，現行の退職者医療制度と異なり，所要の公費負担を行うこととされている．

●生活習慣病

　生活習慣病は，食習慣，運動習慣，休養，喫煙，飲酒等の生活習慣が，その発症・進行に関与する疾患の総称である．がん，脳卒中，心臓病等の疾病は，従来は加齢に伴って発症する疾病との考えから，「成人病」と呼称されていた．国の成人病対策においては，二次予防（病気の早期発見・早期治療）に重点が置かれていたが，その後の研究により，これらの疾病の発症・重症化の要因として個人の生活習慣が深くかかわっていることが明らかになった．このため，生活習慣の改善を中心にした一次予防（健康増進・発症予防）に重点を置いた対策を推進するために，旧厚生省が新たな概念として1997年に導入した．

　主な生活習慣病としては，インスリン非依存糖尿病，肥満，高脂血症，高血圧症，高尿酸血症，循環器病，肺扁平上皮がん，慢性気管支炎，肺気腫大腸がん，アルコール性肝疾患，歯周病等が挙げられる．

●特定健診

　2006年度の医療制度改革により，2008年度から導入されることとなったメタボリックシンドロームの概念に着目した健康診査をいう．全ての保険者に対して，40歳以上の被保険者を対象とした特定健診の実施が義務付けられる（高齢者の医療の確保に関する法律第18，20条）．従来の健診が個別疾病の早期発見，早期治療を目的としていたのに対し，特定健診は，個人が生活習慣を振り返る機会であり，生活習慣改善のための保健指導の対象者を選定するプロセスと位置づけられている．特定健診の実施に際して，健保組合においては，労働安全衛生法に基づき事業者が実施している健康診断との関係の整理，被扶養者の受診体制の確保，また，国保においては，受診率の引き上げといった課題が挙げられている．健診データの関連者間でのやりとり，データの蓄積を行うため，健診データの電子化・標準化が進められることとなっている．

●特定保健指導

　特定健診と併せて導入される保健指導のことをいい，特定健診の結果に基づいて，

リスクの度合いに応じた保健指導が行われることとなっている．特定保健指導の目的は，対象者自らが生活習慣を振り返り，生活習慣改善のための目標を設定し，それを実践できるよう支援することにある．厚生労働省「標準的な健診・保健指導プログラム（暫定版）」(以下，「暫定版」という)では，特定健診に基づき，特定保健指導の対象者をリスクに応じて，「積極的支援」，「動機付け支援」，「情報提供」の3つのレベルに階層化し，各レベルに応じた保健指導を行うこととされている．また，保険者の特定保健指導の計画策定に当たっては，職域，地域の特性，実情に応じた計画の策定を求めている．「暫定版」では，保健指導は，医学，公衆衛生学その他の関連する学問の発展に伴い変化するものであり，保健指導プログラムの標準化について，常に関連する学問の研究成果を確認しつつ改訂していくことが求められる，としている．

特定健診，特定保健指導とも保険者自らが行うだけでなく，外部の事業者への委託が可能となっている．しかし，外部の事業者へ委託する場合であっても，計画の策定および評価については，保険者が行うことが求められている．

●ハイリスクアプローチ

疾病を発症しやすい高いリスクを持った個人に対象を絞り込んで働きかけを行う手法をいう．対象を絞り込むことにより，個人の生活習慣，意識レベルなどに合わせて，各人に適した働きかけが可能となる．高いリスクを有する少数の集団からの発症率が高い疾病の予防に特に効果的といわれる．働きかけの対象が特定されているため，明確な効果の評価が可能である．

●ポピュレーションアプローチ

対象を限定せず集団全体を対象とする働きかけを行う手法をいう．地域，職域などの集団全体に共通する生活習慣上の問題を改善させる取り組みなどにより，個人の生活習慣の改善を支援しようとするものである．具体的な例として，食生活，運動習慣などの健康づくりのための定期的な情報提供の実施，食堂における料理のカロリー表示の実施などが挙げられる．なお，ハイリスクアプローチとの対比で，リスクの低い層への働きかけについて，ポピュレーションアプローチと呼ぶ場合もある．ポピュレーションアプローチは，集団全体への働きかけのため，ハイリスクアプローチと比べて，効果が定量化しにくいといわれている．

ポピュレーションアプローチとハイリスクアプローチは相互補完の関係にあり，

健康日本 21，また，特定保健指導においても，両者を活用したプログラムづくりが重要であるとされている．

● メタボリックシンドローム（内臓脂肪症候群）

内臓脂肪型肥満を共通の要因として，高血糖，脂質異常，高血圧を呈する病態のことをいい，それぞれが重複した場合は，虚血性心疾患，脳血管疾患等の発症リスクが高まる．

わが国では，2005 年 4 月に，日本肥満学会，日本動脈硬化学会，日本糖尿病学会，日本高血圧学会，日本循環器学会，日本腎臓病学会，日本血栓止血学会，日本内科学会の 8 学会による「メタボリックシンドローム診断基準検討委員会」がメタボリックシンドロームの定義と診断基準を発表した．

ウエスト周囲径が男性で 85 cm 以上，女性で 90 cm 以上（内臓脂肪面積 100 cm^2 以上に相当）を必須項目とし，選択項目である①血清脂質異常（トリグリセリド値 150 mg/dL 以上，または HDL コレステロール値 40 mg/dL 未満），②血圧高値（最高血圧 130 mmHg 以上，または最低血圧 85 mmHg 以上），③高血糖（空腹時血糖値 110 mg/dL）のうち 2 項目以上を有する場合にメタボリックシンドロームと診断される．

● 労働安全衛生法

労働安全衛生法は，労働基準法等に定められていた安全衛生確保のための条文を独立・体系化して 1972 年に制定・施行された．労働災害防止のための危害防止基準の確立，責任体制の明確化および自主的活動の促進の措置を講ずる等，その防止に関する総合的計画的な対策を推進することにより，職場における労働者の安全と健康を確保するとともに，快適な職場環境の形成を促進することを目的としている．

同法において，事業者は，従業員の健康保持増進のために，雇用時およびその後の定期の健康診断を実施し，異常を指摘された従業員に対しては，医師等による保健指導の実施や，作業転換，作業時間の短縮等の就業上の措置を実施することが求められている．

1986 年の改定により，健診後の事後措置の実施が，事業者の努力義務から実施義務となり，事後措置の徹底が図られている．

あとがき

　社会の高齢化と成熟化により，生活習慣病対策が国民の生活の質（Quality of Life）を考える上でも，またわが国の社会保障制度を維持可能なものにする上でも重要なものとなっている．しかしながら，生活習慣という個人の価値観に強く関係しているものを医学的な知見のみで律することは難しい．心理学，社会学，行動科学といった分野の知見が行動変容のためには必要であるし，また問題が経済的なものにも波及する以上，経済学的な視点からの議論も必要となる．さらに，行動変容を目的とする事業の運営には経営学的な方法論から学ぶ点も多い．

　すなわち，生活習慣病対策を進めるためには，まさに学際的なアプローチが求められるのである．このような問題意識に基づき 2006 年 7 月に日本ヘルスサポート学会が創設された．本書はこの学会の会員が中心となって，ヘルスサポート学の概念とわが国における具体的な展開事例と今後の課題について総合的に論述したものである．

　折しも 2008 年度から，40 歳以上の全国民を対象として生活習慣病対策を行う枠組みとして「特定健診・特定保健指導事業」が開始されることとなった．健康に係る事業を行っている関係者はこれをビジネスチャンスとして捉え，欧米等でこれまで行われてきたヘルスサポートプログラムの導入を積極的に働きかけている．また，保健学や看護学，健康科学，栄養学などの分野における研究者は，学問的な裏づけをもとに，種々の洗練された個別プログラムを提案している．このような動き自体は歓迎すべきものである．しかしながら，本書でも再三指摘しているように，現場の制約条件を冷静に検討した上で「誰を対象に，誰が，いつ，どこで，どのようにサービスを提供するか」という具体的な方法論を考える必要がある．また，その前提としてどのような理念に基づいてサービス体系を構築していくかも議論されなければならない．

　ヘルスサポート学はこのような問題を総合的に検証する学問体系である．まだ，創設されたばかりの学問分野であり，個別の議論には未熟な点もまだ多い

のが実際である．研究と実践とを積み重ねながら，徐々に学問体系として洗練し，そしてわが国の健康政策に寄与していければと思う．

　本書がヘルスサポート学という新しい分野に関心を持つ多くの関係者の方々の何らかの参考になれば幸いである．最後に，企画から発刊まで多くの助言をいただいた東京大学出版会の池田知弘さんに感謝の言葉を申し上げたい．

2007年1月　北九州にて
松田晋哉

索引

ア 行

アウトカム　54, 108, 131, 136, 137, 246
　　──評価　39, 176, 246
悪性新生物　8, 178
アセスメント(Assessment)　110, 116
アセンブル　239
胃がん　178
一次予防　40, 147, 199, 215-217
1秒量　→「FEV」
医療費適正化　9, 19, 22-24
医療プロバイダー　77, 79, 88, 98, 100, 134, 136
インターネット　112, 133
インデムニティ型　79, 83
　　──健康保険プラン　244
ウエルネスマネージメント研修　222
　　──会　221
ウエルネスマネージャー　221, 222
　　──資格　221
うっ血性心不全　95, 101, 103, 115, 130
うつ病　115
エアウォッチ　232
営利健康保険(Commercial Health Insurance)　75
エビデンスに基づく診療ガイドライン
　　19, 34, 106, 133, 242
遠隔医療　230, 233
エンパワーメント　106, 111, 242
オプトアウト　91
オプトイン　91

カ 行

介護保険法　14, 202
介護予防　213, 223
　　──事業　14, 202-204, 214
階層化(Stratification)　110, 116, 191, 199, 248
　　──基準　176
介入　147, 174, 176, 185, 202
　　──プログラム　177
かかりつけ医　149, 150, 152, 200
川崎病　69
がん　8, 81, 85, 115, 249, 250
肝機能異常　11
冠疾患　65, 169, 173
　　──発症予測モデル　172
　　──発症リスク　65, 169
　　──発生予測モデル　62
患者集団の特定(Identification)　109, 116, 244
冠状動脈性心疾患　63, 95, 101, 103, 115, 130
希少疾病　115
狭心症　169, 173
虚血性心疾患　6, 8, 9, 136, 147, 178, 252
筋骨格系疾患　15, 202, 208
継続的な再アセスメント　114, 118, 135, 241
継続率　228
ケースマネジメント(case management)
　　37, 103, 133, 240
血圧　21, 23, 63, 65, 148, 149, 181, 182, 205
　　最高──　171, 173
　　最低──　171, 173
血管合併症　159
血中脂質　21, 23

血中尿酸値　21
血糖　21, 23, 148, 149, 180, 193, 195, 196
　　——値　6, 24, 154
　　空腹時——　182
健康管理総合データベースシステム　43
健康サービス産業　215, 229
健康診断　17, 18
健康増進法　248
健康日本21　249
健康保険プラン(Health Plan)　77, 78, 243
健康保険法　11
検査値の比較可能性　47
現状分析・目標設定コア　36
効果測定(Measurements)　113, 118, 245
高血圧　9, 11, 12, 21, 24, 147, 148, 165, 168, 170, 193, 252
　　——症　24, 250
　　——性疾患　8
高血糖　12, 21, 165, 252
高脂血症　9, 11, 12, 24, 147, 165, 168, 170, 193, 250
公衆衛生　24
行動変容プログラム　192
高尿酸血症　9, 24
高齢者医療制度　249
コールセンター　82, 112, 133
国保ヘルスアップ事業　23, 190, 213, 214
コメディカルスタッフ　34, 38
根拠に基づいた医療　→「EBM」
コンプライアンス(遵守)　113, 156, 240
コンポーネント・マネジメント(Component Management)　87, 241

サ 行

最小二乗法　58
サポートサービス　40
　　——事業者　122, 131, 132
産業医　11, 172, 177, 217
産業看護職　172
産業保健師　11
産業保健職　11, 13
三次予防　40, 199, 216

自家保険　76, 77, 99, 100, 247
脂質　180
　　——代謝異常　170
疾病管理　19, 33, 147, 157–159
　　——パスウェイ　39
　　——プログラム　19
死の四重奏　13, 24
社会保険(Social Insurance)　75
重回帰分析　52
重症化予防　40
手術・処置等1　69
手術・処置等2　69
手術等サブ分類　69
主要診断群MDC　67
循環器疾患　165, 170
遵守　→「コンプライアンス」
情報提供レベル　23
視力障害　6, 24
心筋梗塞　24, 148, 169, 170, 173
心血管疾患　173
人工透析　24
人材育成　48
心疾患・心臓疾患　148, 157, 171
腎症　157
心臓病　8, 81, 99, 130, 250
人頭払い　83, 92, 239
心不全　130, 136, 148
腎不全　8
診療ガイドライン　37, 108, 153, 154, 159, 240
生活習慣病　6, 8, 17, 22–24, 28, 147, 152–154, 165, 168, 171, 177, 213, 215–217, 223, 249, 250
　　——におけるリスク　21
積極的支援レベル　23
喘息　81, 93, 99, 101, 103, 112, 115, 130, 136, 147, 231, 233
　　——死誘因　235
　　——テレメディスンシステム　230, 232, 234–236
選択バイアス　53
総コレステロール　63, 65, 171, 173
　　——値　45

索 引　257

タ 行

対照群　54
大腸がん　178
耐糖能異常　20, 70, 170
体力年齢　226
多重回帰モデル　58
地域(医療)モデル　40
地域包括支援センター　14, 190, 191
中性脂肪　182
つくばウエルネスリサーチ　220, 222, 226, 228
ディジーズマネジメント　33, 48, 79, 82, 85-88, 91, 97, 105-107, 160, 214
――サービス　101, 121
――サポートサービス　107, 122, 242
――事業　20
――事業者　98, 101, 121
――の概念　168
――プログラム　51, 89, 92, 97, 100, 103, 115, 122, 147
ディマンドマネジメント　241
定量式噴霧吸入装置(MDI)　232, 233
データマイニング　109, 241
出来高払い　79, 243
デモグラフィック・データ　52
電子カルテ　52, 153, 156-160
電子レセプト　70
伝染病　115
動機付け支援レベル　23
統計解析ソフト　44, 52
透析　70
糖尿病　5, 6, 8, 9, 24, 28, 40, 57, 63, 70, 81, 93, 95, 99, 101, 103, 107, 112, 115, 116, 126, 130, 136, 147, 148, 150, 152, 157, 158, 168, 170, 171, 173, 192, 195, 197, 199, 249
――性腎症　152, 157
――性網膜症　24, 119, 152
動脈硬化　173
――性疾患　178
特定健診　250
特定健診・特定保健指導　27, 28, 36, 165, 168, 175, 208, 214
――事業　5, 6, 8, 25, 147, 175, 189-191, 219
特定保健指導　176, 250

ナ 行

内臓脂肪　24, 180, 183-185
――型肥満　9, 22-24, 147
――CT検診　178
――症候群　→「メタボリックシンドローム」
二次予防　40, 199
入院種別　69
妊産婦医療　115
認証　137, 239
認知症　15
年齢・体重・JCS条件　69
脳血管疾患　171
脳血管障害　8, 9, 15, 96, 147
脳卒中　8, 81, 204, 250

ハ 行

肺がん　178
肺気腫　184
ハイリスク　57, 99, 108
――アプローチ　251
――グループ　45, 165, 168, 176, 189
――群　171, 173, 175
――者　171, 173
――集団　190
白内障　69
働きかけ(Intervention)　111, 117, 244
はらすまダイエット　180
パレートの法則　49
ピークフロー値(PEF)　→「PEF」
ピークフローメーター　112, 230
非営利民間健康保険(Private Noncommercial Health Insurance)　75
肥満　12, 21, 23, 24, 165, 170, 195, 250
――度　21
評価指標　48
標準化死亡比　14
標準的な健診・保健指導プログラム(暫定版)

23, 251
標準的な保健指導　47
品質管理　35, 39, 41
副傷病名　69
服薬コンプライアンス　132
プライマリケア　247
　──医　34, 38, 113
プラセボ　55
フラミンガムスタディ　62, 172
フラミンガムスタディの冠疾患発症予測モデル　169, 171
ブルークロス・ブルーシールド　100
フルサービスディジーズマネジメント事業者　122, 127, 130
平均値への回帰　53
ベストプラクティス　113
ヘルスケア　243
ヘルスケア・コミッティー社　215-217
ヘルスサポート　20, 71, 147, 148, 150, 151, 183, 207, 213, 214, 216
　──学　7
　──サービス　213, 214
　──システム　160
　──プログラム　54, 147, 148, 189-192, 209, 213, 214
保健医療制度　42
保健指導における学習教材集（暫定版）　23
保険者（Payer）　77, 98, 134, 165, 246
　──モデル　40
保検者機能　215
　──を推進する会　215
骨関節系疾患　15
ポピュレーションアプローチ　251

マ 行

マネジドケア　19, 86, 245
マネジドケア型　79, 83, 84
慢性心不全　147, 150
　──患者　148
慢性腎不全　6, 24
慢性疼痛　115
慢性閉塞性肺疾患（COPD）　103, 115, 124, 125, 130, 136, 183, 234
無作為化比較試験（RCT）　55, 56, 137
メタボリックシンドローム（内臓脂肪症候群）　9, 22-24, 165, 176, 177, 180, 181, 184, 190, 199, 225, 227, 228, 252
メディケア（Medicare）　75, 93, 100, 245
　──近代化法　96
　──ヘルスサポート　138
　──ヘルスサポートプログラム　96
メディケア・プラス・チョイス（Medicare＋Choice）　93, 95
メディケイド（Medicaid）　75, 92, 100, 245
盲検化　55
網膜症　6, 157

ヤ 行

陽性適中率　→「PPV」
腰痛　202
　──関節炎　115
予測指標　51
予測モデル（Predictive model）　36, 49, 51, 54, 56, 82, 109, 110, 247

ラ 行

リスク者　217
リスク評価　173, 175
リスクファクター　9, 58, 63, 147, 148, 170, 193
リスク予測指標　57
労災保険　13, 165
老人保健事業　190
老人保健法　16, 165, 189
労働安全衛生法　11, 165, 175, 189, 252
ロジスティック回帰モデル　58

ワ 行

わかしお医療ネットワーク　153

アルファベット

ACG（Adjusted Clinical Groups）　56

索引

acgPM 57, 59
ADG(Adjusted Diagnosis Groups) 57
ADL(Activities of Daily Living) 15, 202, 208, 234
Assemble 123
Build 123
Buy 123, 138
CHD リスク 169, 171, 173
── 改善 175
CMS(Centers for Medicare & Medicaid Services) 96, 240
COPD → 「慢性閉塞性肺疾患」
CT 肺気腫 183
DMAA(Disease Management Association of America) 19, 34, 91, 106, 241
DMPC 89, 242
DPC(Diagnosis Procedure Combination) 67, 71
　基本── 69
EBM 99, 100, 112, 128, 148, 153
e-wellness システム 221, 226
fee risk on the total patient 89
FEV 231, 233
HbA1c 119, 126, 158, 182, 193
HCC コンソーシアム 216
── 専門委員会 217
HDL コレステロール 63, 65, 171, 173, 252
HMO(Health Maintenance Organization) 84, 101, 243
HOMA 指数 193
IADL(Instrumental Activities of Daily Living) 15
ICD 10 70
IDMA(International Disease Management Alliance) 97
integrated care 38
Japan Coma Scale 69
JCAHO 137, 244
LDL コレステロール 63, 119
LOHAS 26
MEDIS 標準病名 70
NCQA 106, 137, 246
no network restrictions 89
OLAP(On-line Analytical Processing) 44, 45
Payer → 「保険者」
PDCA サイクル 35, 45
PEF 231-235
PFM 235, 237
Population Health Management 37
POS 101, 246
Positive Predictive Value 59
PPO 247
PPV(陽性適中率) 59
Predictive Model → 「予測モデル」
Provider → 「医療プロバイダー」
QOL 8, 19, 100, 108, 128, 147, 202
RCT → 「無作為化比較試験」
RDDL(Receipt Data Download) 69
ROI(Return on Investment) 137
Sensitivity 59, 62
SMR 14
Threshold-based Model(閾値を基準としたモデル) 50, 53
TQM(Total Quality Management) 88
URAC 106, 137, 248

執筆者一覧 （執筆順．*は編者を示す．所属は初版刊行時）

田中 滋*（たなかしげる）：慶應義塾大学大学院経営管理研究科教授
小林 篤*（こばやしあつし）：(株)損保ジャパン総合研究所代表取締役常務研究主幹
松田晋哉*（まつだしんや）：産業医科大学公衆衛生学教室教授
坂巻弘之（さかまきひろゆき）：名城大学薬学部臨床経済学教室教授
矢倉尚典（やくらなおのり）：(株)損保ジャパン総合研究所主任研究員
平井愛山（ひらいあいざん）：千葉県立東金病院院長
田中政幸（たなかまさゆき）：産業医科大学公衆衛生学教室産業医
伊藤正人（いとうまさと）：松下電器産業(株)パナソニック AVC ネットワークス社南門真健康管理室室長
中川 徹（なかがわとおる）：(株)日立製作所日立健康管理センタ放射線診断科主任医長
津下一代（つしたかずよ）：あいち健康の森健康科学総合センター副センター長
西山知宏（にしやまともひろ）：(株)日立製作所情報・通信グループ健康管理センタ産業医
矢野純子（やのじゅんこ）：産業医科大学公衆衛生学教室産業医
古井祐司（ふるいゆうじ）：ヘルスケア・コミッティー(株)代表取締役
久野譜也（くのしんや）：筑波大学大学院人間総合科学研究科スポーツ医学専攻助教授
中村 岳（なかむらたかし）：(株)損保ジャパン総合研究所研究員

ヘルスサポートの方法と実践

2007 年 3 月 30 日　初　版

[検印廃止]

編　者　田中滋・小林篤・松田晋哉
発行所　財団法人　東京大学出版会
代表者　岡本和夫
　　　　113-8654　東京都文京区本郷 7-3-1　東大構内
　　　　http:///www.utp.or.jp/
　　　　電話 03-3811-8814　Fax 03-3812-6958
　　　　振替 00160-6-59964

印刷所　株式会社平文社
製本所　誠製本株式会社

Ⓒ2007　Shigeru TANAKA, et al.
ISBN 978-4-13-060407-9　Printed in Japan

Ⓡ〈日本著作権センター委託出版物〉
本書の全部または一部を無断で複写複製(コピー)することは，著作権法上での例外を除き，禁じられています．本書からの複写を希望される場合は，日本複写権センター(03-3401-2382)にご連絡ください．

川上憲人・小林廉毅・橋本英樹 編
社会格差と健康　社会疫学からのアプローチ　　　　　　　　　　A5・3400 円

園田恭一
健康の理論と保健社会学　　　　　　　　　　　　　　　　　　A5・3800 円

園田恭一・川田智恵子　編
健康観の転換　新しい健康理論の展開　　　　　　　　　　　　A5・4800 円

山崎幹夫　監修／望月真弓・武立啓子　編集代表
医薬品情報学　［第 3 版］　　　　　　　　　　　　　　　　　B5・4200 円

東京大学医学部保健社会学教室　編
保健・医療・看護調査ハンドブック　　　　　　　　　　　　　A5・2500 円

山崎喜比古　編
健康と医療の社会学　　　　　　　　　　　　　　　　　　　　A5・2800 円

金川克子　編
地域看護診断　技法と実際　　　　　　　　　　　　　　　　　A5・2800 円

折茂　肇　編集代表
新老年学　［第 2 版］　　　　　　　　　　　　　　　　　　　B5・36000 円

ここに表示された価格は本体価格です．御購入の
際には消費税が加算されますので御了承ください．